智慧树通识教育系列
中国科学技术协会2016年度全国科学道德和学风建设宣讲教育专项
复旦大学教育发展基金一健康基金专项

医学与人文交响曲

主　编　闻玉梅　彭裕文

副主编　陈勤奋

编　者（以姓氏笔画为序）

王　宾　王一飞　王吉耀　王红阳
王登峰　巴德年　宁　光　朱　伟
刘华杰　刘学礼　汤钊猷　汤其群
杨秉辉　吴根诚　陈勤奋　周良辅
胡庆澧　胡善联　俞吾金　闻玉梅
秦伯益　黄　钢　彭裕文　葛均波
傅　华　戴尅戎

协　编　陈燕青

復旦大學出版社

献给复旦大学上海医学院

（原上海医科大学）创建90周年

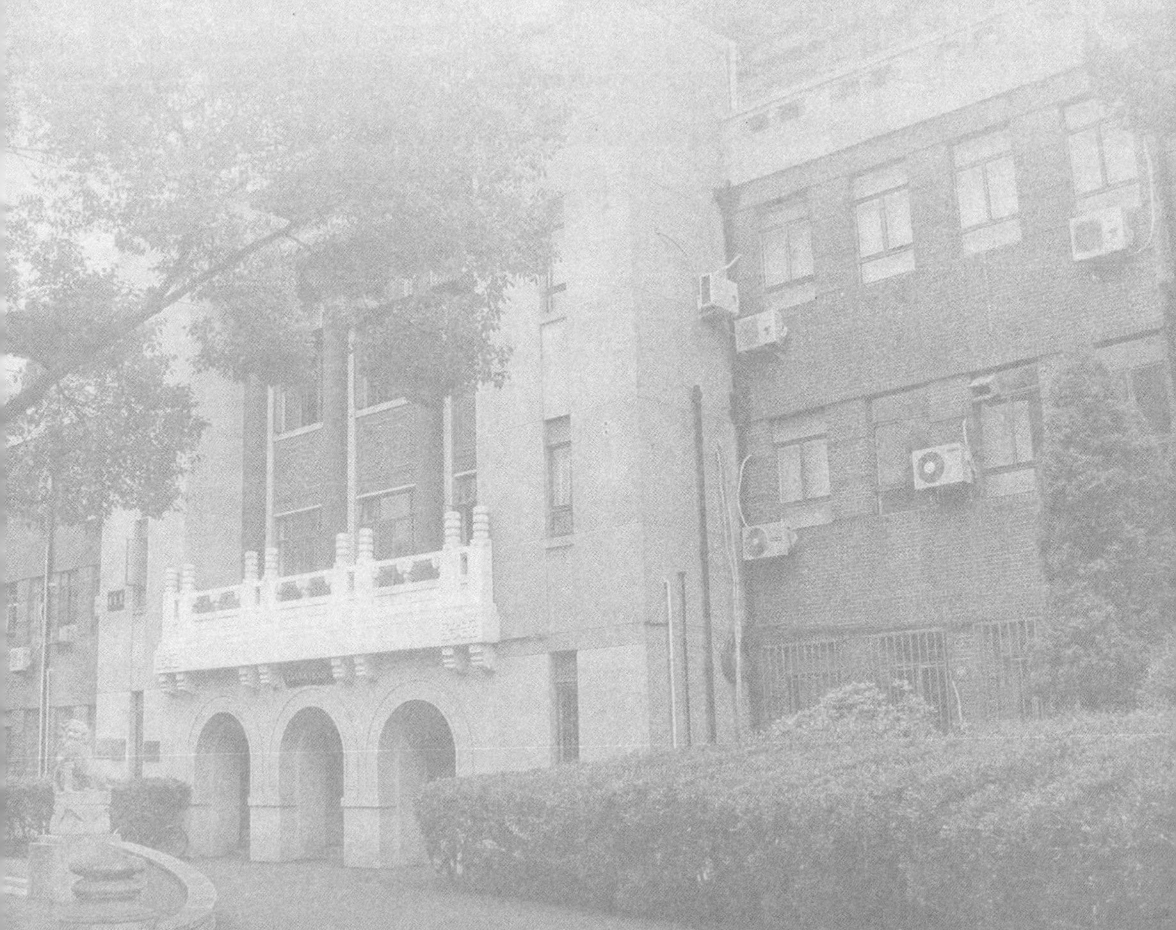

序

韩启德

闻玉梅院士领衔的新书《医学与人文交响曲》,让我在书前说几句话,我十分愿意,因为闻院士悉心关注的医学人文话题也是我近十年来萦绕在心的问题。

医疗救治与人文关怀的结合有着悠久的传统,在漫长的历史时期里,医生们通过经验的积累与传承,凭借简单的诊疗手段与药物,辅以同情与宽慰,为舒缓病人的疾苦而竭心尽力。19世纪后期,借助于科学技术的导入,现代医学开始高速发展。时至20世纪末,医疗技术和就医模式完全更新,人类大多数传染病、寄生虫病、营养缺乏性疾病等得到了有效的控制,疾病谱转变为慢性、退行性疾病和肿瘤等为主。面对这样的变化,我们是相信依靠技术能治愈所有疾病,还是对生命保持敬畏?是仅仅面对疾病,还是依然采取剿灭病菌的战争模型,选择调理、共存的生态模式?面对老龄化社会的到来,我们应当如何处置衰弱与临终,是逢死必救,还是舒缓痛苦?为此,我们需要重新审视医学的目的与价值,调整我们的行进方向与策略。我认为特鲁多大夫的墓志铭"有时去治愈,常常去帮助,总是去安慰",深刻揭示了医疗技术自身的限度与边界。我们迫切需要医学人文来拓展救治病人的边界,彰显人性呵护的魅力。

当代医学突飞猛进,基因组学、循证医学、转化医学、精准医学纷至沓来,临床高精技术的应用日益增多。诚然,科学技术为维护人类健康、减少病痛提供了有效的手段,但医学依然还要承担照料病人、临终关怀等传统责任。因此,医学不仅应关注探索新知、技术进步,也应珍惜人心人性、厚生厚道,重视人的整体健康和幸福。这几年,我一直在倡导叙事医学,为什么应重视这个以"讲故事"为特色的医疗方式呢?这是因为叙事医学告诫高科技时代的医生们,不能只信证据,不信直觉;只信标准,不懂人情。无论高新技术如何发达,共情、反思的医师情怀不能丢,共同决策是医患和谐的基石。前不久召开的全国卫生健康工作会议上,习近平总书记代表党中央将健康中国上升到重要国策,要求将健康融入一切政策,就是一次人性与人文的价值回归。从重视医疗回归到促进健康,从优化生活方式入手、控制危险因素着手、提供公共卫生服务出手,注重常见病的早期防控,慢病系统管理与长期照顾,生命终末期的人文关怀,直至哀伤的疏导,将生活方式的自律自新、健康责任的共享共治融为一体,这就是医学人文的回归。

医学人文并非文人雅士的清谈,而是对当代医学困境的回应。面对慢病时代的挑战,需要更新我们的医疗观、疾苦观、生死观。健康中国的新国策带来的国民生命品质与尊严的诉求,要求医学界应更关注与环境、心理压力、生活方式攸关的疾病因素,更加关注那些躯体失能、失智、生命失意并由此而产生的心理折磨,心灵痛楚等。

闻玉梅院士领衔著述的这本《医学与人文交响曲》,充满了她与她的团队医学人文方面的理论见地与探索。该书通过介绍当今医学发展趋势及医学模式转换,从人文与医学永恒的双重奏,生命科技发展与伦理,审美、艺术与医学,传统医学与医学人文,疾病诊断与治疗的辩证法,对付疾患的同盟者以及老龄化社会的人文医学等问题,多维度地审视了医学的人文关怀,启迪读者思考当今社会的医学文化现象,传递积极向上的医学教育理念,充分体现科学性与人文性。我有幸先睹为快,乐意在此向读者推荐。我也希望日后有更多的医学大师投身到医学人文的探索与传播行列,让医学人文成为他们学术生涯中新的精神高地与思想巅峰。

2017 年 8 月

前　言

闻玉梅

医学中的人文要素是贯穿医学发展史始终的核心。离开了为人类解除疾苦、保障人类健康这一核心，医学的发展不仅失去了动力，也失去了方向。

传说至今，上古时代，我国神农尝百草故事的核心是，神农为了解决百姓不敢吃谷物而严重饥饿的问题，不惜牺牲自己，通过尝百草来区别谷物、药物与毒草，为民解忧。隋唐学者孙思邈(581—682)是中国及世界医学史中伟大的医学家和药物学家，被后人誉为“药王”、“医神”。他的核心格言是：“若有疾厄来求救者，不得问其贵贱贫富，长幼妍媸，怨亲善友，华夷愚智，普同一等”，“医人不得恃己所长，专心经略财物”，提出了从医者必需具备的道德情操。直至新中国成立后，周恩来总理给下乡医疗队的寄语是：“有病送医疗，无病送温暖”。1991 年我国教育部正式公布的医学生誓言中写道：“我决心竭尽全力，除人类之病痛，助健康之完美，维护医术的圣洁和荣誉，救死扶伤，不辞艰辛，执著追求，为祖国的医药卫生事业发展和人类的身心健康奋斗终生”。其进一步突出了医学中的人文要素。

西方公认的医学之父希波克拉底(公元前 490—377)也曾立下过如下誓言：“我愿尽余生之能力与判断所及，遵守为病家谋利益之信条，并检柬一切堕落和害人行为”“无论至于何处，遇男或女，贵人及奴婢，我之唯一目的，为病家谋幸福。”在两千年前，他已把人文的要素融入医学实践之中。至 1964 年，美国大学医学生在“希波克拉底誓言”中更加入了：“我要牢记，医学既是科学又是艺术，温暖、同情和理解可能比手术刀或药物更为有效。”可见，高尚的医德是全球从医人员必备的核心品德，具有与时俱进、不断丰富的特点。

近年来，社会与医学界均出现了缺乏医学人文的教育与宣传的现象，令人十分担忧。为此，复旦大学哲学学院已故俞吾金教授、医学院彭裕文教授和本人，自2013年联合发起开设了《人文医学导论》通识教育课，希望在医学与非医学生中，重新点燃医学中的核心火焰，燃向社会。

本书《医学与人文交响曲》是基于2015—2016年复旦大学与全球知名的在线教育平台“智慧树”网联合创办的《人文与医学》共享视频课及见面课的内容。全书共分两部分：第一部分为视频课的讲解内容，第二部分为向国内多所学校直播的见面课内容。学生们通过新颖的学习方式，与难得见面的专家们互动，师生都有丰硕的收获。

虽然医学的人文要素如音乐中最根本的七个音符“do，re，mi，fa，sol，la，si”经久不变，但医学的人文核心随着时代的变迁而不断发展与更新。当前医学与人文的各种乐曲正在由各个不同领域、不同人物创作出更美妙的新篇章。目前，我们身边有德艺双全、不顾个人安危、全力救治患者的模范医生，有不怕脏不怕苦、尽心尽责护理患者的先进人物，有夜以继日奋斗在科研一线、率先确定突发传染病病因的科研人员，也有为了献身国际卫生医疗事业、长年累月工作在援外医疗事业的医疗与防疫卫生人员，更有默默无闻走街串巷、为保障基层百姓健康、在我们身边的家庭医生。他们都是奏响医学人文乐曲的重要成员。人文科学与医学的交叉也随着时代的发展而更丰富、更融洽。医学中哲学的思维、美学的设计、法学的管理、经济学的参与、伦理学的关注、人类学的分析等，也在共同弹奏出新型和谐的乐曲。医学与人文内涵的庞大队伍，正在以其多元化与时代性的特征向前迈进。

愿以本书作为一个新的探索，联合有志于发展医学人文学的同道们，共同努力，为人类创造出更优美、更有影响力的《医学与人文交响曲》。

2017年8月

[目录]...

序 …… 韩启德 1

前言 …… 闻玉梅 1

第一篇　视频课

第一章　人文与医学永恒的双重奏 …… 闻玉梅　彭裕文 3

第二章　人类的进化与退化 …… 彭裕文 21

第三章　内因与外因 …… 闻玉梅　王　宾 29

第四章　健康与疾病 …… 傅　华 46

第五章　医学模式的转变 …… 刘学礼 57

第六章　生命科学与医学的发展 …… 汤其群 72

第七章　干细胞研究和应用中的伦理问题 …… 朱　伟 79

第八章　审美、艺术与医学 …… 俞吾金 87

第九章　传统医学与医学人文 …… 吴根诚 101

第十章　疾病诊断与治疗的辩证法 …… 王吉耀 113

第十一章　医患：对付疾患的同盟者 …… 陈勤奋 125

第十二章　老龄化社会的人文医学 …… 杨秉辉 136

第二篇　见面课

第十三章　当前生命伦理的热点问题与挑战 …………………… 胡庆澧　151
第十四章　精准医疗 ……………………………………………… 戴尅戎　157
第十五章　呼唤医学人文精神的回归 …………………………… 秦伯益　163
第十六章　医学、人文与名画 …………………………………… 黄　钢　169
第十七章　神经外科与科技进步 ………………………………… 周良辅　177
第十八章　博物人生 ……………………………………………… 刘华杰　183
第十九章　自我与健康 …………………………………………… 王登峰　190
第二十章　全球健康与医学科学展望 …………………………… 王一飞　197
第二十一章　中国式控癌 ………………………………………… 汤钊猷　203
第二十二章　健康老龄化：不只是希望 ………………………… 宁　光　209
第二十三章　小康与健康 ………………………………………… 胡善联　215
第二十四章　医学科学研究中的人文元素 ……………………… 王红阳　222
第二十五章　将心比心 …………………………………………… 葛均波　227
第二十六章　健康中国与当代大学生的使命和作用 …………… 巴德年　234

后记 ………………………………………………………………… 彭裕文　240

第一篇

[视频课]···

扫码看视频

第一章　人文与医学永恒的双重奏

闻玉梅　彭裕文

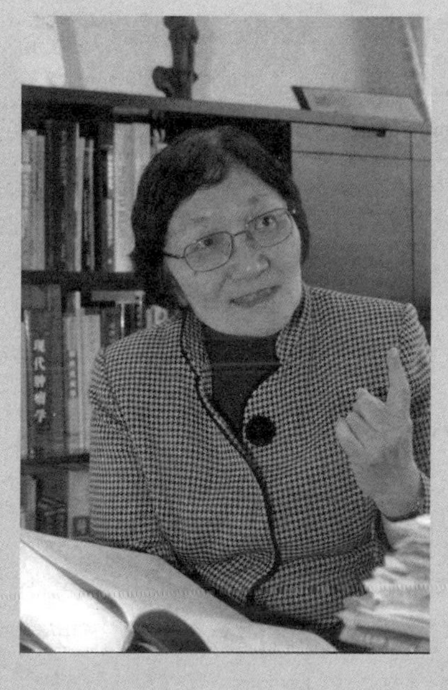

闻玉梅

中国工程院院士，教授，博士生导师，中共党员。1956 年毕业于上海第一医学院医学系，1999 年入选为中国工程院院士。

闻玉梅院士长期从事医学微生物学教学与研究，特别是在研究乙肝病毒的分子生物学与免疫学领域中作出了系统、有创新性的贡献。她所研究的乙肝治疗性疫苗已进入三期临床研究，被认为是研制治疗性乙肝疫苗的开拓者之一，被德国艾森大学授予名誉博士学位。

根据国家需求，组织院士及专家们递交老年医学发展战略，受到重视及采纳。

根据医学界及社会缺乏人文医学素养，率先开设人文医学课程，经转为共享视频课后，已有百余所学校 5 万余名学生选修。

在国内、外已发表学术论文 300 余篇，主编《现代医学微生物学》(获第十届全国优秀科技图书一等奖)等。曾多次被邀请赴英、美、加、法、日等国际会议作学术报告。

曾获国家自然科学奖三等奖，国家科技进步三等奖，何梁何利科技进步奖，全国首届“新世纪巾帼发明家”，第十届全国优秀科技图书一等奖，国家“863”高科技先进工作者(一等奖)，全国先进工作者，全国优秀留学回国人员，抗击“非典”全国优秀共产党员，上海市育才奖，上海市三八红旗手，上海市劳动模范，上海市教育系统优秀共产党员，上海市教书育人楷模。

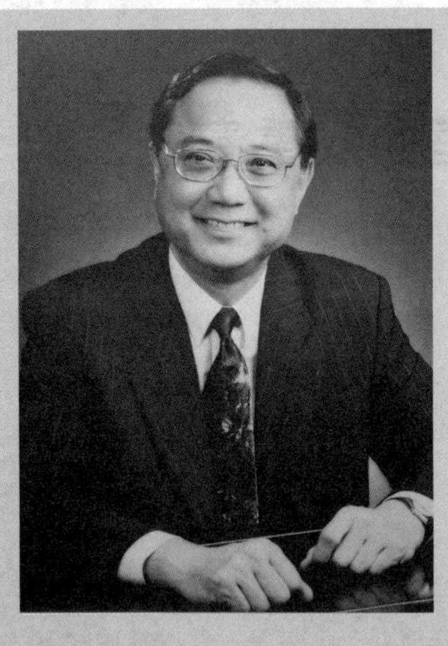

彭裕文

医学博士，复旦大学上海医学院人体解剖学教授，博士生导师。复旦大学克卿书院院长，复旦大学校务委员会副主任，上海市欧美同学会常务副会长，上海医科大学校友会会长。大学本科、硕士和博士研究生均毕业于上海医科大学。先后以客座研究员和高级访问学者的身份，在日本大阪大学和美国斯坦福大学工作和学习。历任甘肃省农宣队武威分队队员，中共甘肃省委宣传部干事，兰州医学院第一附属医院外科医生，上海医科大学讲师、副教授、教授、教育处长、副校长、党委书记兼研究生院院长和复旦大学党委副书记等职。曾获国家教委和国务院学位委员会授予的“做出突出贡献的中国博士学位获得者”称号。

闻玉梅：

各位同学，很高兴和大家见面，一起开始“人文与医学”这门课。其实，人文与医学是一个浩瀚的大海，我们带着你们一起去遨游，实际上我们只能带你们走下沙滩，走到水里面去，遨游还是要靠你们。为什么呢？因为人文和医学是两门学科，也就是说，人文是属于文科，医学是属于医科。它们好像分割成了完全不同的科学领域。其实它们是不可能分割的，为什么它们不可能分割呢？主要的原因就是从我们人生开始的时候，人文和医学就交融在一起了。

我举一个例子，从你开始生下来，首先你是剖宫产，还是自然生下来的？现在提倡生二胎了，如果头胎剖宫产了，第二胎生的时候就有点问题了，可能会大出血。另外，说起来还挺有意思的，婴儿哺乳，到底是选择妈妈喂奶还是喝奶粉，这些都有医学的问题，也有人文的问题。那么再大一点呢，你生病了，要到医院急诊去看病了，给你一量体温，没到 39 摄氏度，靠边。这爸爸妈妈可不答应了，38.5 摄氏度就很高了，为什么不让我看呢？医学跟人文是一直要有互相配合的美妙的音乐，所以它应是一种和谐的双重奏。

所以到了最后，这个音乐好还是不好？其实是取决于你本人，还有社会。为什么呢？假如你自己还不知道，在医学的过程中有没有人文的问题，你的父母也不知道医学里面有人文问题，离开了人文去谈医学，实际上你这一生奏出来的音乐可能是很难听的。真正的应该是什么呢？应该是非常和谐的。我觉得可以是大提琴和小提琴，也可以是钢琴和提琴，甚至也可以是琵琶。我们古典的中国音乐跟西方音乐拼在一起，但我们需要的是双重奏的和谐。假如不和谐，声音大了就变噪声，声音再大一点耳朵都振聋了。医学和人文之间必须要有相互的维系。假如医学缺失了人文的情怀，我们老百姓又失去了对医学人文含义的理解，这样社会就马上乱了，噪声出来了，是不能得到非常好的生活和安宁的社会的。

第一节　人文与医学合奏的魅力与阻力

闻玉梅：

下面我想谈一谈人文和医学有什么魅力，还有什么阻力？魅力，我觉得是很好的。我当年想做医生的时候，就觉得我可以给人服务，随时随地见到人以后，他们有问题问我，我能帮他解答。举个例子，有次我坐飞机到美国去，飞机上有个大男孩，肚子疼得不得了。结果乘务组就叫：有没有大夫，飞机上有没有大夫？我是啊，我就去了。去了主要摸他的肚子软不软，肚子软的话说明没有大问题。我摸了他的肚子，全摸好以后，我就知道他是肠痉挛。于是我就问，飞机上有阿托品吧，有阿托品给他解痉就好了。那时自己就非常开心，这个是我们做医生非常开心的事情。

现在我觉得应该是除了我以外，很多人从事医学也有各种想法。想的是什么呢？有的人想，我爸妈说的，家里有个医生看病方便；还有一些人想，做医生挂号方便，免得排队挂号。最近有个八年制的学生跟我说，他们在三四年级的时候就愿意去做导医，六点半就要去，挂号的人六点多钟就排队了，他们就带着去排队，去挂号，去拿药，他说体会体会病人的困难。我认为这个是很好的。后来他又说，到了四五年级的时候，学了血吸虫病。他就想，这个血吸虫病为什么在湖南还有啊？所以他就跟同学一起跑到那里去调查。他说他妈妈说不能去，万一你下水了，感染了。他就跟妈妈说是去旅游的，骗骗他妈妈，还是去了。他说，老师您知道吗？我们穿的高筒靴子，高筒的那种雨靴，虽然是橡皮的，我们还是很害怕。于是他们怎么样呢？就用保鲜膜在脚上裹了好几层，保证水进不去。我说你还挺有创新的。到了后来，他说进入七八年级的时候，就开始研究为什么结核在中国那么严重，耐药的情况怎么样？

我认为这就是内因，就是医学带给人文的内因。我很高兴，很希望能够贡献自己的力量。我觉得这个就是人文的情怀，跟医学之间进行沟通，能够很和谐地奏好。可是最近我们看到，很遗憾，有一些杂音。杂音怎么来的呢？就是不信任。病人不信任医生，医生也有戒心。病人带了录音机来看病，跟你谈话的时候就把医生讲的都录下来了。我作为医生，首先就不高兴了，你到底是来看病的还是来找茬的？有个医生人品非常好，他跟我说，我就想着，他可能怕看病的时间短，听不清楚，所以他就把我的话录下来，他回去再听。所以，人文与医学建立合理的、高效的能够满足人民对健康医疗需要的这样一个体系，是能够做到的。

医学的问题一直是全球的问题，没有解决好。另外还应该看到，一个是体系，一个就是医生本身，医生有高超的技术，他的道德好不好？另外一个我认为很重要的就是我们自己要学习，让社会来了解我们。这三大元素，要和谐的三大元素，一个是要好的体制；一个是医生本身的素质要好，技术要好；第三个宣传上要跟上。不知道你对这个问题怎么看？

彭裕文：

我也觉得是这三个方面。刚才闻老师讲到了人文与医学要双重奏，那么人文与医学之间，究竟是什么关系呢？

自从去年和闻玉梅院士、哲学学院俞吾金教授，我们一起开设“人文医学导论”的克卿书院新生研讨课以来，我一直在思考这个问题。

现在，闻院士又提出来，她说：“人文与医学是不可能分割的，他们相互的依赖，相互的融合，就像钢琴和提琴，中国乐器和西方乐器等等这些双重奏。”而且，她进一步提出来，她说：“人文与医学是永恒的双重奏。”

这就使我想起我国一位知名的医学人文学者，就是北京大学的王一方教授，他有一篇题目叫做《在医院，或者在去医院的路上》的著名文章。他在文章里面说：“我们每个人都与医学和医院有着不解之缘。我们出生在医院，往生在医院；我们生病去医院，不生病体检还得去医院。”出生在医院我们可以理解，往生是什么意思呢？后来我去查了一下字典，佛教的经典上面讲，往生就是西方的阿弥陀佛走向这个极乐世界，所以往生就是离开我们现在的世界。他说我们出生在医院，往生也在医院，我们生了病也要去医院，不生病体检还得去医院。他也讲到，我们希望医院是一个温暖的地方，是一个技术精湛的诺亚方舟，也是一个通情达理的桃花仙境。而这一切,都有赖于医学人文的润物无声、春风化雨。所以根据他讲的,医学是需要非常好的一个人文的环境！我们每一位医生,每一位患者,都是非常向往这种和谐的人文与医学双重奏的。

另外我还记得,北京协和医院有一位著名的妇产科专家,叫郎景和教授。郎景和教授给协和医院的青年医生们做了一个专题讲座,题目叫做《医生的哲学理念和人文修养》。他说:“医学是什么？我们知道科学是分为两大类：一类叫做自然科学,一类叫做社会科学。这两类所含的意义是不同的。”那么医学是什么呢?他认为医学不完全是自然科学,也不完全是社会科学,甚至也不完全是人文科学。医学是自然科学、人文科学和社会科学三结合的一个综合的学科。所以,他认为,医学不是一种纯的科学技术,医学是人类情感或者是人性的一种表达方式。我们现在的医学科学技术发展,他认为都是在其他学科的推动下前行的。比如分子生物学、内镜学、影像诊断学、药物治疗学等,我们医学是在其他学科的推动下一步一步地发展的。

然而,今天在药物、仪器、设备和手术不断更新,医学的诊断和治疗技术日新月异、迅猛发展的情况下,我们不少患者的经济水平提高了,富裕了,口袋里有钱了,而就医的感受,在医院里就诊的体验,反而变得越来越差。我们有的医生现在本事是越来越大了,但是从医的感受、在医院里工作的体验反而变得越来越糟糕,挨骂、挨打,甚至挨杀的事件时有发生。

在低技术的时候是高满意度;在高技术的时候反而是低满意度。医学现在占据了技术的制高点,却面临失守道德制高点的危险。

在中国的历史上,曾经有过仇富或者仇官的情结,但今天的中国社会,竟然出现了仇医的情结。为什么医学科学技术的水平越来越高,医生的本事越来越大,而老百姓的抱怨却越来越多？为什么现在的医患关系似乎变得越来越差、越来越脆弱呢?

我看,原因之一,是有些医务工作者本事大了,却把医学看作为是冷冰冰的科学技术,而对患者的人文关怀变得少了,医生的责任感、神圣感和使命感变得少了。而有些患者富裕起来了,口袋里的钱多了,却变得任性了,不尊重科学,不尊重医生。有些人认为,我找你看病,我就是花钱买你对我的服务,我是花钱买健康,买药到病除,买术到病除(术就是手术),买我的长生不老。

闻玉梅:

医学就变成单单是服务了,或服务性行业了。

彭裕文：

大家知道生老病死是自然规律，有时候药到病除、术到病除，但有时候也会人财两空啊。救过来皆大欢喜，人财两空了就要找医生算账。有的时候就动拳头，甚至动刀子。

我的大学同学是现在的全国政协副主席，也是中国科协主席。他是北京大学医学部的，他的名字叫韩启德。韩启德院士曾经说过这样一段令人深思的话，他说："我们现在的医疗出了问题，不是因为它的衰落，而是因为它的昌盛；不是因为它没有作为，而是因为它不知何时为止。在宗教强盛、科学幼弱的时代，人们把魔法信为医学；而在科学强盛、宗教衰弱的今天，人们把医学误当作魔法。"

也正如闻玉梅院士刚才说的："当医学缺失了人文情怀，当人们失去了对医学中人文内涵的理解与尊重，社会就会出现大量不可容忍的噪声，扰乱原本美好的生活和安宁的社会。"

闻玉梅：

我非常同意你刚刚给我的补充，可是我还想提一下。我觉得除了医学，除了病人之间，还有社会和政府的问题。

彭裕文：

这是非常重要的。

闻玉梅：

我觉得现在有一些体制可能还需要改进。你说每天医生看那么多的病人，他们从早上一直看到下午三四点没吃饭。他们跟我讲，病人现在都到三级医院去看病。这个体制是不是可以改进一下呢？病人尽量到全科医生那里去看，到我们的二级医院去看。可是病人不去啊，因为制度改了，说他可以随便到哪里看。这样的话大家都会到三级医院去看了。我认为这个问题也不能怪哪一国哪一家的政府。这个问题还是比较复杂的，有的是属于政府的问题，有的是属于体制的问题。医生工作量太大了，还有一个政策和体制怎么来改进的问题。所以我认为今后可能我们还是要进一步把这三方面的关系调整好。

彭裕文：

所以要医改呀，医改任务非常重。

闻玉梅：

医改再加上我们对医生、医务人员的教育，另外还有社会环境。我觉得这个恐怕也是很难解决的一个问题，这就是人文和医学相互的双重奏的魅力和阻力。

下面，我们是不是应该要考虑一下，是不是我们还有教育这方面的问题，因为我们都是在做教育的人。于是，在 2014 年的时候，我们开了一门课。

彭裕文：

“人文医学导论”。

闻玉梅：

开了“导论”以后，我们还请学生每人写写体会。我觉得有些学生写了很好的心得，我这里想展示一下。这位学生说：“医学其实是很锋利的刀，它可以切除病患，也可以伤害患者。”还说：“提高医学道德修养是我们帮助别人而不是伤害别人的关键。”其实我们是不想伤害病人的，可是你不知不觉，假如你的道德修养不好，你就会伤害病人。有位学生还说了：“有句古语，假如你的才能不如仙就不可为医，道德不如佛也不可为医。”

所以我觉得我们这门课、这个教育本身还是起了一点作用的。我们当时开课的时候，学生不都是医科的，也有非医科的。他们说，我们希望我们有一颗人文的心，有一副科学的脑。我觉得这也是我们对非医科教育起了一定的作用。我认为，我们开这个课，可能我们改变不了制度，可是我们可以推广医学，在学生里面推广道德医学人文；另外，在我们的社会里面，我们都可以发挥作用。通过医学和人文医学，我们不单单让医生提高，让社会上人们的意识也提高了。

彭裕文：

刚才闻老师提到，就是人文、医学合奏，医学教育也是非常重要的。那么这个合奏的魅力怎么才能够体现出来呢？到底靠什么才能够使得人文、医学能够和谐地合奏呢？刚才我注意到闻老师说要靠三个方面的实践。

第一个就是要建立一个合理、高效、能够满足人民对健康与医疗需求的完整体系，就是我们讲到的医改问题。

第二，我们要教育我们的医务人员不但要有高超的学术水平与技术，还需要有高度的人文理念与情怀，这应该是贯穿医学教育的重要内容。她也提到，我们现在这个人文医学的课程，只不过是带领大家走到沙滩上去下水，但在这个水里面、在人文医学的大海里面遨游，还是要靠我们自己的实践。

第三个就是要发扬优良传统与文化，来提高我们社会人群的素养。

这三条一条都离不开，我是完全赞成的。

首先关于建立高效、能够满足人民对健康与医疗需求的完整体系。这个医改是需要我们的政府部门,努力学习世界各国的经验和教训,而且要紧密结合我们中国的实际,以提高广大人民的满意程度作为努力的方向,要把中国特色的医疗卫生改革的任务完成好。这也是一项长期的艰巨的任务,但是我们希望是越来越好。

第二个就是刚才讲到的,要发扬优良传统与文化,要提高社会人群的素养。这个是需要我们全社会的共同努力,包括媒体在内。我们在抓物质文明的同时,一定要努力提高我们中华民族的精神文明水平。要尊重生命,关爱生命,尊重科学。医生要尊重患者,患者要尊重医务人员。

第三就是刚才闻老师提到我们现在开这个课的目的,就是怎么提高我们学生、医学生和医务人员的人文素养和水平。刚才特别提到了,就是同学在谈体会的时候说到"才能不如仙就不可为医,道德不如佛也不可为医"。所以我们广大的医务人员和医学生,不但要努力掌握全世界最先进的医学科学技术,还要有持之以恒的忠诚和热情,要给患者人文关怀,要给患者温暖和安慰,要给患者战胜病魔的力量。因为战胜病魔是要医生和患者携起手来,要人文医学的双重奏。

这样我们才可以在自己的岗位上面,实践好人文与医学和谐的这种合奏。如果我们能够这样的话,就可以在全社会的层面,找回医学中的人文内涵,奏出最美妙的、最和谐的、人文与医学双重奏的旋律。

闻玉梅:

对,这样音乐就很美妙了。

第二节　人文与医学的发展历史

闻玉梅:

我有一点想法,我们谈这个人文与医学,我提到这是永恒的双重奏。谈到永恒,我觉得我们一定要回顾历史。"永恒"在过去是怎样的呢?我认为我们应该看看医学的发展历史中有没有人文的因素。

古时候,人只为了生存,慢慢有了医学发展。历代的朝廷御医,他们的待遇是很好的,奴隶是没有看病的,对吧?这说明医学一开始就跟人、跟社会性都是结合在一起的。真正被称为"医学之父"是谁呢？是希波克拉底。他生于公元前460年，逝于公元前377年。虽然当时的医学发展是很差的，还有巫术，但是他建立了医学学科。由此，希波克拉底迄今为止还是被大家公认为"医学之父"。

希波克拉底提出来要成立医学学科，而且，这个医学学科也是人文的。当时，用的是古希腊文，后来被翻译成为英文，保存在美国。我们再用中文来表述，他说："我们要用我们的技术能力和判断力来真正地给人们来治病。假如我们不能够真正地治病而损害了他们，对他们不公正，你就不是一个好医生。"

他还说，无论我到一个什么地方，我都要为病人做，可是不能有不当的行为。不论是男性还是女性，不论他是贵族还是奴隶，我们都要公平地对待。这里已经体现了医学公平、人文的内涵。我不能把病人告诉我的事情、病人的隐私随便告诉别人，其实这也是现在我们人文里面基本的方面。另外，在现代版里还提到不要过度医疗，这个都有了。所以，医学是一门艺术，也是一门科学。这里要有同情，要有理解，要真正地用自己的手术刀，用同情和理解来起到手术刀起不到的作用。从历史上来看，医学人文的内涵是很深的。

在我们国家还有孙思邈，他也是我们国家传统医学的鼻祖。他18岁的时候就立志学医了，到20岁的时候参加了很多诊治。他最大的功劳是什么呢？他把我们古代医学分成了内、外、妇、儿科了。他说，医者一定要由非常积极的、知识面非常广博的人来学习；不管他是美的，是丑的，我们都要平等地看待。我觉得很有道理，说明从历史发展看，人文和医学是永恒的，医学在历史上就是跟人文相结合的。

现在我们中国医学生也要宣誓。1991年国家教委定了一个医学生誓言，我们的学生现在都要宣誓的，进入临床就要宣誓，就是要维护医术的道德和荣誉。医学是圣洁和荣誉的，而且能救死扶伤。现在，我觉得很遗憾，我们讲医学发展史的时候，过多地强调科学史，很少强调人文。

彭裕文：

强调医学的科学和技术的发展。

闻玉梅：

对了。比如说讲到居里夫人，大家觉得堪称奇迹的就是她发现了镭，可以放射治疗，这个是最早的。可是大家是不是知道她辛辛苦苦跟她先生两个人当年在巴黎的时候做的是什么呢？他们发现了第一个放射性元素叫钋，就是"polonium"。因为居里夫人自己是波兰人，虽然她丈夫是法国人，但她有爱国的人文情怀。还有,白求恩,我们对白求恩宣传他的医德比较多一些,可是没有从他的技术上进一步宣传。其实他是一个胸科治疗医生,是个肺科医生,那时候在加拿大很有名,很赚钱。可是他到我们中国来处理的都是创伤,都是骨科。这其实也说明他为了我们中国人民的抗日战争,牺牲了自己的专业,而且他在这方面有所发展。所以有的时候只是宣传科技,还应该宣传一点人文。SARS 的时候,当时我们还不知道这个病,因为这个病以前没有的,不知道要隔离。你记得吧,有些医生,有些护士,都牺牲了。

彭裕文:

主要是广东那边。

闻玉梅:

他们去护理这些 SARS 病人的时候,因为要给病人吸痰,有的时候痰就喷出来了,这些医生、护士都没有躲避,继续进去,后来才知道应该要防护。这说明什么呢?我们通常讲 SARS,说的是这是什么病毒呀?我们怎么把它分离出来?它是怎么传播的?没有人文的东西在宣传。还有像现在,我们去非洲援助,在非洲有一些病人是有艾滋病的。我就认得一个医生跟我说,他戴了 3 副手套去给病人开刀,可是病人喷出来的血进到眼睛里了,就有感染的可能,就得服药来预防。预防用药,要吃几个星期,他说这才知道艾滋病病人为什么服药不能坚持,因为这种药的不良反应是很严重的。

所以我们在看历史的时候要注意,这个永恒的双重奏,从历史发展我们应该说既要讲科学的发展,也要讲哲学的发展。而且,讲历史是好像我们知道了过去是怎么样的。而哲学的发展,如果也认真地总结和学习,是指导我们前进的一个烛灯,就是蜡烛一样的灯。这是人家讲的,不是我讲的,我很欣赏。我觉得有关医学人文的事情变迁,我们要很好地进一步发展和学习。因为只有这样,通过认识历史,我们就可以不断地学会新的解决问题的方法。医学和人文总是相伴相形的,所以我喜欢提出来。“永恒”两个字应该体现在回顾历史,联系现在,应该看到这盏明灯今后怎么指路。你同意吧?

彭裕文:

我同意。刚才,闻院士从人文医学的发展史谈到人文医学的关系。她谈到了被西方尊为“医学之父”的希波克拉底。希波克拉底不仅把医学从巫术和宗教引向了科学,引向了技术。实际上他还为世人留下了一笔丰厚的人文医学的财产。刚才闻院士已经讲到了，也就是充满人文精神的、著名的“希波克拉底誓言”。“希波克拉底誓言”的内容包括很多方面，包括：为病人谋利益，对待病人一视同仁，保护病人隐私和医生应该具备的品行等等各方面。

闻院士刚才也介绍了，而且特别强调我们中国的中医开创人，隋唐的孙思邈。她是强调了医生要医德为先的。她的讲话使我想起了在中外人文与医学发展史上，还有两位伟大的女性。第一个是开创了全世界护理事业的、现代护理教育的奠基人弗洛伦斯·南丁格尔。

南丁格尔生活在19世纪50年代，当时英国、法国、土耳其，还有俄国，他们在进行克里米亚战争。英军士兵伤病员的死亡率非常高，当时达到了42%。南丁格尔主动申请上前线，她是一个富家子女，但是她主动申请，而且带领了38名护士到达前线，在战地医院为这些伤病员服务。她竭尽全力，排除各种困难，对伤病员一个一个地认真护理。仅仅半年左右的时间，英军伤病员的死亡率就下降到2.2%。而每个夜晚，她都拿了一盏风灯在巡视，看看伤病员的情况，所以伤病员亲切地称她为“提灯女神”。战争结束后，南丁格尔回到英国，她被英国人民推崇为民族英雄。1860年，南丁格尔用英国政府奖励的4 000多英镑，创建了世界上第一所正规的护士学校。

南丁格尔说：“护士是神圣的工作”“人是最宝贵的，因为护士能够照顾人并且使他康复，所以护士是神圣的工作。”她还说，“护士应由品德优良、有献身精神的人、由高尚的人担任。”她要求护士做到“服从、节制、整洁、恪守信用”，还有“正直、诚实、庄重”。

另外，我也想到第二个，就是中国妇产科专业的奠基人之一林巧稚院士。林巧稚是中国科学院第一届里面唯一的女学部委员，现在我们叫院士。她一生没有结婚，却亲自接生了5万多婴儿，所以被群众称之为“万婴之母”或者叫“生命天使”，也有人称她为“中国医学的圣母”。

闻玉梅：

知道吗？我还是她接生的呢。

彭裕文：

林巧稚曾经说：“我存在的场所便是在医院、病房，我存在的价值便是治病救人”“我用非凡的爱做平凡的事”“我就不会觉得每天的工作琐碎、无聊、没出息了”。

闻玉梅:

我很高兴我们还补充了护士这一块,确实护士工作也是医学非常重要的一部分。另外还让我想起了我还是林巧稚接生的,很开心。

第三节　尊重生命,关爱生命

闻玉梅:

下面我们讨论最后一个问题,我想讨论一下人文和医学的核心是什么? 我认为人文医学的核心就是尊重生命,关爱生命。

这个核心不仅仅是我们医生应该要知道的,全人类都应该知道。其实生命是最可贵的,万物都是生命。植物也有生命,每年要落叶,树叶又长出来了,还要生根。动物要繁衍后代,它们处在进化过程当中,因为它们在很激烈、很残酷、优胜劣汰的这种环境里生长。可是人跟它们不一样,因为人是有思想的,是有心理活动的,是有社会活动的。所以人的生命是最宝贵的,人可以创造,可以改造社会,而动物不可能。

作为医务工作者,不管是护士,还是医生,病人把生命放在我们手里了,我们就应该非常自觉地要尊重生命,爱护生命。另外对社会来说,宣传生命的伟大也很重要。你是一条生命,你就有自己必须完成的任务,有生之年你为社会做了什么,你为家庭做了什么,这就是一个很根本的原则。现在有些人轻生,碰到一点点挫折就要自杀,就要跳楼,就要跳河。这就是教育的不够,我们自己要珍惜生命,尊重生命,爱护生命,关爱生命。我们要宣传,生命对一个人来讲是最最可贵的。刚才讲到妇产科,我也想说一下,我们上海医科大学附属妇产科医院的王淑贞教授,她是我的老院长,是我的老师,虽然我没有从事妇产科工作。

她确实很不容易。她是现在大家都知道的上海红房子医院以前的院长。上海红房子医院是很有名的。她是在 1918 年的时候就开始到美国去学医,1925 年回来。她念的是什么学校? 就是现在 Johns Hopkins 大学的医科,获得了医学博士。她 1925 年得到博士学位,1926 年就回国了。当时就开始做医生,当时你知道是什么? 妇孺医院,西门妇孺医院,就是妇产科和小儿科放在一起的。后来她当了主任以后,她就把它分开了。分开了以后,她又进一步研究妇女的问题。她真的是很不容易,她发现产科很重要,很多妇女当年死于产科,特别是难产。所以她就想,因为你知道生孩子是跟骨盆的大小有关系的,生产顺利不顺利跟骨盆是有关系的。所以她就做了一个很细致可是又非常烦琐的工作,做了2 500个中国妇女的骨盆检查。

彭裕文:

我是搞解剖的,我知道,因为中国人的数据和外国人是不一样的,所以她要经过调查后获得中国人的数据。

闻玉梅:

王淑贞院长就这样,她通过测量骨盆,提倡产前检查。

彭裕文:

掌握中国人的规律。

闻玉梅:

所以,她真的是很不容易。另外,抗日战争的时候,上海的外国人租界叫"孤岛",日本人暂时还没有侵略到租界区。她继续在那里为妇女服务,一直到抗战胜利,重新再有红房子医院,她担任院长。一直到了 80 岁的时候,她还在编教材,她要把自己的经验、大家的经验、中国的经验,写到妇产科学教材里。她那时已经岁数很大了,后来秘书跟我讲,那个夏天,她的腰不行,她就站在那里写稿子,要把她的经验总结出来。审稿的时候,上海很热,那个时候没有空调,只有电风扇。她不开电风扇,汗流满面。为什么不开电风扇呢? 一开电风扇,稿纸就吹掉了,对审稿有影响。她去世以后,遵照她的遗嘱,她跟她的先生,就是倪葆春教授,一位外科医生,他们把房产捐给了卫生事业。直到现在,上海红房子医院里还竖立着王淑贞教授的塑像。大家都是以她为标杆,我们要向她学习。

说到关爱生命,她关爱病人的生命比关爱自己的生命还要多,她是我的前辈。现在我说说我的同代人,就是华山医院的顾玉东教授。顾玉东教授有句名言,他说:"人有两件宝,双手和大脑,大脑会思维,双手去创造。"他跟我说他本来根本不想做外科,他想做内科医生。内科医生是分析问题的,外科医生是开开刀的。他大学毕业的时候工作是分配的,后来他才知道分配他去做外科了。他说:"你知道吧,人有 19 块小的肌肉,能够做多少事情呢? 能够做 75 万个动作。"

彭裕文:

对,手上的肌肉。

闻玉梅：

你都知道了。所以假如手受了外伤以后，会给人的生活带来很大的困难。有的人手指断了，没有了，手指头是长不出来的。顾玉东特别说："人手的大拇指是最要紧的，因为没有了大拇指，你没有办法合掌"。

彭裕文：

相当于只有半只手了。

闻玉梅：

小手指头丢掉关系不太大，无名指丢掉关系也不太大，大拇指最重要。可是有的人大拇指没了，也没办法给他移植。怎么办呢？他就想到把脚上的大脚趾移到手上来，代替手上的拇指，就可以合掌了。他后来居然就成功了，这是个创新啊！

那时，我记得是1972年刚刚开始的时候，美国有一个医学代表团，知道他做这个，就点名要去华山医院，要去看他怎么做，说明这个确实是创新。顾玉东那个时候做脚趾移植手术的成功率大概只有百分之九十几，没达到百分之百。有一天，有一个妈妈带了女儿来，就是要他做这个手术。他就跟她说："我们没有做到百分之百，我不可能保证你成功。"她妈妈说："你就做一做，反正我愿意做。"不巧的是真的就没成功，因为移植以后血管、神经要长好了才能算成功。

彭裕文：

对，脚趾头的血管和手指上残端的血管要对起来。

闻玉梅：

结果就没有对好，不是没有对好，对好了它就是不"工作"，没有成功。后来他就特别特别自疚，他说："我一定要做到百分之百成功。"所以他就一个人晚上跑到我们解剖室。

彭裕文：

他在我们解剖实验室就解剖了好多好多的脚趾头和手指头。

闻玉梅：

他把脚趾头和手指头都解剖过来，就一个人。我说你胆子还够大的！他说："我不怕的，我一定要百分之百成功。"后来他才发现，原来脚趾头和手指头的血管有变异。

彭裕文：

对，他要找到这个变异的规律，30%是怎么样，40%是怎么样，另外20%又怎么样。找到规律以后，他心中就有数了，他就可以做了。

闻玉梅：

后来，他就100%成功了。所以，对每一个病人的要求，医生千方百计地去做，就是真正的尊重人和关怀人。后来，他又进一步研究，为什么有的人手好了，可是手臂举不起来，又跟你们解剖有关了。

彭裕文：

对。

闻玉梅：

他后来就学习臂丛神经，研究怎样能够把颈部的第7神经，它叫颈7，把它接到臂丛神经。

彭裕文：

还有把膈神经移植过来，也做了很多。

闻玉梅：

膈神经移植做了后，病人的肩膀就能够抬起来了。

彭裕文：

可是他还担心膈神经移过来以后会影响呼吸，影响膈肌的活动。后来也在我们解剖实验室里做了好多的实验，包括动物实验。

闻玉梅：

真是了不起。我还跟他开玩笑，我说你们外科医生是很赚钱的。他说："闻玉梅啊，你要知道，手外科是最不赚钱的，因为手受伤的都是劳动人民。我们不管他是有钱的、没钱的，我都要努力给他接好。"他还说了："其实，病人提供了医生很多的学习机会，医生只有把从病人身上学到的东西，学到的技术，来治疗病人，为病人服务，这才是真正的医生应该做的事情。"所以我觉得，我们关怀生命是要用实际行动来做的。人是不一样的，每一个细微的地方，哪怕它是一个大拇指，哪怕它是肩膀不能抬起来，哪怕这个孩子难产……还有我们的感染科也有很多有名的医生，他们做了诊断、治疗了很多的病人。真正我们应该做的，就是关爱生命，尊重生命，而且要把这种理念推广到社会上去，让大家知道，尽量减少伤害。有人为了一点点小事情就要投毒了，要杀你，这些我们都要进行教育和化解，以及正能量的传播。你看看好不好？

彭裕文：

所以只有关爱生命才能够做一个好医生。刚才闻院士讲到了，她说："人文和医学双重奏的核心是尊重生命，是要关爱生命。"她认为："每个人，不管你是不是医务工作者，都应该要尊重生命、珍爱生命，这是我们做人的一个根本的原则。"她也说道："医学的特殊性、医学的核心，就是尊重人的生命和关爱人的生命。"

刚才闻院士给我们举了两个例子，这两个例子出自我们老一辈的、德艺双馨的医学家。一位是妇产科学专家王淑贞教授，另一位是手外科学专家顾玉东院士。听了这两个例子，我想起了我们附属中山医院还有一位年轻的专家，他是著名的心血管专家葛均波院士。葛均波院士说过："医学是良心的科学。"他说："良心就是听从内心道德的召唤。对医生而言，就是敬畏生命，就是治病救人，没有什么比生命更重要的了。"

葛均波院士给我们说过一个动人的故事。他说有一个深夜，在山东五莲县的一个医院，一个刚上初中的少年被匆匆送了进来。他的左臂在骑自行车的时候摔断了。一看是骨折，有两位年轻的值班医生马上凭经验就把他的断骨给接上了，而且把石膏也绑上了。1 个月后，这个少年来复诊，两位医生傻了眼，把石膏拆下来以后，本来应该康复的左臂竟然一动都不能动。他父母都陪着来的，急了，这个孩子的手残废了，将来一辈子怎么办啊？无奈之下，他们一家人四处求医。用了很多的偏方都不管用。又隔了几个月，父亲打听到有位老中医，他治骨伤很有名，就骑上自行车带着儿子，一早就出发，等到赶到老中医家时，天已经漆黑了。父亲马上送上一袋自家种的花生给这位老中医。这位老中医一把就把父亲送的礼，就这一袋花生米推掉了。他说："我什么也不要。快让我看看病人吧。"

老中医仔细地问了几句，又看了看眼前这个患病少年，他把少年的胳膊抓起来一推，离奇的是他的左臂立刻就能够恢复活动了。这时候，眼泪在少年的眼眶里打转。泪水不只是因为疼痛，当然这个一动是很痛的，更是出于佩服。"做医生，我要治病救人！"从此成为这个少年一生的理想。20 多年后，这个从山东农村走出来的少年，成为上海医学院派往德国著名医学院去留学的医学博士。他在"心肌桥"，就是冠心病的"心肌桥"领域的突破性发现，震惊了全世界的医学界。他就是刚才我们故事的主人公，就是国内外著名的心血管病专家、年轻的葛均波院士。

葛均波说："行医就如同是做人，最重要的是要讲良心。对医生来说，良心不是别的，就是你如果不全心去救病人，就会睡不好，就会呼吸不畅，就会内心不安。如果不为病人考虑，而以自己的利益为先，就不是真正的医生。"他还说："医学不是冰冷的技术主义，医学应该注入良心的温暖。医生不仅是生命的工程师，更要紧的是要努力成为患者心灵的按摩师。"

关于葛均波医生，还有一个故事。有一位 80 多岁的冠心病患者，从外地慕名找到葛均波。病人说："葛医生，请你给我做心脏介入手术吧，听说你在这方面是最行的。"葛均波详细了解老太太的病史以后说："在您的心脏血管里放个支架，对我来说，只是 15 分钟的事。但是依照您现在的情况，没必要做这个手术。"患者就不解了，她说："我们当地的医生说我的病很严重，不放置支架是不行的。"葛均波说："您的心脏病我看来，现在是属于稳定型的病变，只要你不干重体力活，只要你不去赶公交车，估计不会出问题。以您现在的年龄，我看这两种情况都不会出现吧。而放置支架后，需要长期服用抗血小板凝聚的药物，对您来说，反而有脑出血的风险。所以，我看对您来说，放支架的弊大于利。"葛均波是在耐心解释，但是患者和家属都急了，他们那么远的路赶来，他们不理解为什么葛均波就是不愿意做这个手术。葛均波进一步说："假如您是我的母亲，我一定不建议您做这个手术。"

一句"假如您是我的母亲"这句话终于说动了患者。所以葛均波说："医生和患者之间，绝不是利益交易的关系，否则，医学技术虽然进步了，但医患之间的情感，却会越来越疏远。"

闻玉梅：

所以我们今天两个人在这里呢，谈谈我们的心得，也谈谈我们的学习榜样。说明了什么呢？说明了在人文和医学里，尊重生命、关爱生命的内容是非常丰富的。我们不仅仅是在医院里面，在平常的时候就要全方位地、全天候式地关爱生命，要为生命服务。

我们还应该要更多地向社会宣传人文科学和人文与医学，刚才我一开始就讲了，我们是在浩瀚的大海里游泳，也许我们今天的课只是走到了沙滩，湿了湿脚，还没有下海呢，真正下海去，还是很深的。

彭裕文：

要靠实践。

闻玉梅：

要靠实践，要靠你自己游泳，要靠我们全社会的理解。我们这个课程今后还有很多其他的老师来进一步地阐明，从不同的角度来阐明。我们唯一的希望，是希望这门课程能够使我们的医务人员、我们的学生能够在德艺双馨方面更上一个台阶；也希望我们非医学的学生，在社会上对医学有更多的认识、更多的理解。我们共同来把人文和医学这个双重奏继续奏得更美好。谢谢！

彭裕文：

谢谢！

第二章　人类的进化与退化

彭裕文

同学们,我们开始上课了。

我们知道,医学是研究人的学科,是关于人的学科。谈到人文与医学,我想,我们首先应该思考:我们人类是从哪里来的?在人类进化的过程中,究竟发生了什么?我们还要思考:医学研究的对象是疾病,还是人?是患病的人,还是健康的人?

今天与大家讨论的内容,包括五个方面:①对于人类,颈肩腰腿痛是进化病,还是退化病?②达尔文进化论应该理解为达尔文演化论;③人,一半是野兽,一半是天使?④人脑的进化以及怎样理解遗传、变异、畸形、返祖现象和先天性疾病?⑤生老病死是自然规律,死亡是生命终结的自然过程。

好,我们现在开始讨论第一个问题。

第一节　对于人类,颈肩腰腿痛是进化病,还是退化病

我先讲一下关于自己的故事。"文化大革命"中,我从上海第一医学院(现在的复旦大学上海医学院)毕业以后,到我国的大西北——甘肃省工作了8年。在兰州医学院附属医院做外科医生的时候,碰到许多患有颈肩腰腿痛的病人。有的表现为颈椎病,有的表现为腰腿痛,严重影响到病人的生活质量和劳动能力。当时,"病人腰痛,医生头疼",往往没有什么好的办法。

1978年,国家恢复了研究生教育制度,我从兰州考回了母校上医。我的导师

是50年代获得美国哈佛大学博士学位的、我国著名的人体解剖学教授。他对我们研究生说,你们就研究颈肩腰腿痛吧!

我们首先拜访了复旦大学人类学家邵象清教授,在他的悉心指导下,为了观察人体脊柱的形态与颈肩腰腿痛的关系,我们从上海医学院人体解剖学教研室仓库内储存的几百具人体尸骨中,通过仔细鉴定并分类,整理出了120具完整的人体骨骼,其中男性60具,女性60具;老、中、青各40具。通过观察和测量,并用生物力学测试结合组织学技术,还研究了44具由福尔马林即甲醛溶液固定的尸体脊柱和21具(没有固定)新鲜尸体脊柱。

结果发现,与胸椎交接的第5、6、7颈椎,以及与骶骨交接的第4、5腰椎,随着年龄的增长,骨质增生、椎间盘脱出和黄韧带肥厚等形态学改变越来越明显。而这些改变,可能压迫神经组织和周围血管,与颈肩腰腿痛有直接的关系。

在与导师的讨论中,我渐渐悟出了一个道理:人类是从四足动物一步一步进化来的。在漫长的进化过程中,随着人体的站立行走,在人体脊柱的不同部位,负重和应力会发生变化,从而形态也会逐步发生改变。处于动静交界的、负重和应力最大的颈胸交接部(下颈部——第5、6、7颈椎)和腰骶交接部(下腰部——第4、5腰椎)自然最容易发生骨质增生、椎间盘脱出和黄韧带肥厚等情况。怪不得中老年人群发生颈肩腰腿痛是那么常见,怪不得很多病人的X线检查和CT、磁共振的结果都提示下颈部或下腰部出现了问题。

我进一步想到,人的颈肩腰腿痛与人从四足动物进化到直立行走密切有关,颈肩腰腿痛是不是应该属于进化病呢?但是,人出生以后,随着年龄的增长和从事体力劳动,骨质增生、椎间盘脱出和黄韧带肥厚等人体组织器官退化的情况才慢慢发生,颈肩腰腿痛也往往要到中年以后才会出现。现在,全世界外科临床都把颈肩腰腿痛列为"退化病"(degeneration disease,即退行性疾病)。

依我看,人的颈肩腰腿痛应该既是进化病,又是退化病吧?从种系发生(或者系统发生)上看是进化病;从个体生长、发育和老化上看,才是退化病吧?

看来,人体在发育—成长—老化的过程中,一边在进化,一边也在退化(degeneration),退化的过程和进化的过程是伴随的!

医学的任务,是不是应该想办法通过怎样延缓人类的退化过程,来保持人的健康和长寿呢?

第二节　达尔文进化论应该理解为达尔文演化论

达尔文进化论是 19 世纪中叶达尔文创立的科学的生物进化学说。达尔文进化论对生物界的发生、发展，做出了唯物的、规律性的解释，推翻了唯心主义和形而上学在生物学中的统治地位，使生物学发生了一个革命性的变革。

现在，国际上公认，除了对生物学外，达尔文进化论对人类学、心理学及哲学等人文学科的发展，也都有非常重要的影响。

达尔文进化论认为，生物最初都是从非生物而来，目前地球上生存的各种生物有共同的祖先。生物在进化过程中，通过遗传、变异和自然选择，由低级到高级，从简单到复杂，种类也由少到多。

达尔文进化论的英文是“Darwin's theory of evolution”。我们现在把“evolution”翻译为进化。而我们知道，“evolution”的原意是演化、变化。演化、变化就应该既包括进化，也包括退化。

人体在进化的过程中，由于各种原因，有些器官功能发达了，就会变大；有些器官功能减退了，就会变小，甚至完全消失。阑尾就是人类一个典型的退化了的器官(即阑尾炎的阑尾)。

实际上，在 1859 年出版的《物种起源》第一版中，达尔文甚至并未使用“evolution”这个词。因为，evolution 这个词在当时的生物学上的意义，是指胚胎发育的过程，具有“进步”的含义。而达尔文不同意将“进步”之类的用语，来描述生物演化的过程。

达尔文在《物种起源》中说：生物的这种改变，“应该包括生物的进步(advance)及退步(retrogression)两种现象”。

所以，与我们一起上复旦大学克卿书院新生研讨课“人文医学导论”的著名哲学家、复旦大学俞吾金教授(已故)，在与我讨论达尔文进化论的时候，明确表示，“达尔文进化论”应该理解为“达尔文演化论”。

我们还知道，达尔文进化论的重要内容，就是“重演律”。那么，什么是“重演律”呢？

“重演律”的主要观点是，生物在其个体胚胎发育的过程中，总是重演其所有祖先在进化过程中的每个发育阶段，即：生物的、相对比较短暂的“个体发育”过程，具有重演其祖先的、漫长的“系统发生”或者“种系发生”过程的规律。

也就是说，人的十月怀胎的“个体发育”过程，要重演人的祖先亿万年的“系统发生”或者“种系发生”的过程。

1866 年，海克尔对生物重演律又做了进一步的说明：①生物发展史可分为两个相互密切联系的部分，即个体发育和系统发育。个体发育史是系统发育史的简单而迅速的重演。②生物重演律既包括了机体形态、结构方面的重演，也包括了生理功能方面的重演；既包括了生活习性方面的重演，也包括了心理活动方式的重演。

第三节　人，一半是野兽，一半是天使

我们说，医学的服务对象是人，医学的目的是维护人类的健康。

人类是自然界中的一员。人类不是上帝制造的，也不是从石头里蹦出来的，人类应该是大自然的有机组成部分，与大自然相互依存。如果大自然被破坏了，我们人类也就失去了生存的基础。

人类从动物中脱颖而出，具有超强的能量。如果朝着健康的方向发展，人类就成为大自然最富活力、最具有正能量的一部分。人类以自己的聪明才智，可以为大自然做出卓越的贡献，让大自然变得更加美丽、更加和谐、更加富有生机；相反，如果朝着不健康的方向发展，人类就会变成破坏大自然的“癌细胞”。人类的负能量越大，对大自然的破坏力也越大。最终，在危及大自然的同时，也必将危及人类自身的健康生存。

保护大自然，与自然界的万物和谐相处，正确认识自己在自然界中的位置，不仅关乎我们的子孙后代，关乎我们人类的未来，实际上，也直接关乎现在我们的每一个人，关系到我们每一个人能否拥有一个美丽、富饶和健康的家园，关系到我们能否拥有生命的欢乐与幸福。

在达尔文的《物种起源》广受争议的背景下，赫胥黎写了《人类在自然界的位置》一书。他认为，人类是进化的产物。但是，他深信，文明人和兽类之间有着巨大的鸿沟。

人类是生活在人类社会的高级哺乳动物，人类能利用工具改造大自然，人类是能说话、有思想、有理智的动物！人是什么？许多名家作了精辟的论说。

斯芬克斯出了一个谜语：“在早晨用四只脚走路，中午用两只脚走路，晚间用三只脚走路。在一切生物中，这是唯一用不同数目的脚走路的生物。脚用得最

多的时候,正是速度和力量最小的时候。"谜底是"人"。因为"在生命的早晨,人是软弱无助的孩子,他必须用两脚两手爬行;在生命的中午,他是青壮年,可以用两只脚走路甚至奔跑;但到了老年,临到生命的暮年,他需要扶持,因此,他拄着拐杖,把拐杖作为第三只脚。"

弗洛伊德早期侧重从心理学的角度剖析人的心理,后期则侧重从哲学的高度剖析人的心灵。他强调,真正的"人",应该是依据理性做出行动的人。这种所谓的理性,不是理论上的理性,而是实践的理性。这种理性不是"天生的",是要在后天的"实践活动"中逐渐感悟并积累的。

这样的人,可能就是我国古代孔子所谓的"随心所欲而不逾矩"的人,也就是自由而守规矩的人。

所以,一个活生生的人、现代社会的人,既是物质的人,生物的人,肉体的人,具有本能、冲动和欲望;但是他更应该是有丰富心理活动的人,有精神的人,具有理性、理智和灵魂。

一个社会的人,如果时时处处都用法律与道德约束自己,就会懂得克制,就有理性,就能够战胜本能、冲动和欲望,就会是文明的人、高尚的人、优秀的人,就是"天使";反过来,就会任性,就会野蛮,就会卑劣,就会成为"野兽",甚至魔鬼。

一个人,既要有智商,还要有情商。情商比智商还要重要。

第四节 人脑的进化以及怎样理解遗传、变异、畸形、返祖现象和先天性疾病

人脑不是上帝设计的产物,人脑是在长期进化过程中自然形成的人体重要器官。

有人生动地说,人类有三个大脑: 爬行动物脑、古哺乳动物脑和理性的脑,三位一体,共同构成了完整的人类大脑。在小小的颅腔内,存留着人类亿万年进化的遗迹。每一段人类重要的进化历程,都在人脑内刻下了时光的印记。

是的。实际上,人类的脑在长期进化过程中,祖先的那部分古旧的结构,并没有消失,仍然存在,不过是发展得慢一些,占据的体积小一些,处于从属地位而已;而后来出现的那些新的结构,发展得快一些,占据的体积大一些,在大脑中处于优势地位。可以说是"新旧共存,新的占于优势,旧的处于劣势"。

人类有异常发达的大脑皮层,这是人类进行高级神经活动的物质基础。人

与其他动物最根本的区别就是异常发达的大脑皮层。

大脑皮层是人的最高司令部。人体各种功能活动,在大脑都有最高中枢,它们在人的大脑皮层上都具有一定的定位。我们称为"大脑皮层的功能区"。譬如,有运动区、感觉区、视觉区、听觉区、嗅觉区,与语言有关的有说话语言中枢、阅读语言中枢、书写语言中枢和听觉性语言中枢等;我们学外语要"四会","四会"就在四个语言中枢上面都能找到定位。大脑皮层的功能区就像我们国家的各个"部委",分工明确,各司其职。但是,由于它们相互之间具有密切的联系,大脑皮层功能定位的概念是相对的。

在长期的进化和发育的过程中,人类大脑皮层的结构和功能在不断地分化,而且,左、右大脑半球的结构和功能也在分化,呈现一定的不对称性。人类左侧大脑半球与语言、意识、数学分析等关系更加密切;而右侧大脑半球则主要与音乐、图形、时空概念等非语言信息有关。左、右大脑半球各有优势,互相协调配合,完成各类人类的神经和精神活动。据研究,不同的性别、不同的人(譬如擅长用左手和擅长用右手的人),优势半球是不同的。

不知道你们有没有注意到,人的大脑皮层表面有许多皱褶。我们把深深凹陷的称为"沟",凸起在表面的称为"回"。大脑皮层为什么会有沟和回呢?原来,在人类的胚胎早期,大脑表面是光滑的。随着人胚胎的生长发育,脑在不断发展变大,由头颅骨形成的颅腔也在不断发展变大。但是,人脑发展变大非常快,而头颅骨形成的颅腔容积的发展变大,在速度上,是跟不上人脑的发展变大的。这样,人的大脑皮层就逐步出现了许多皱褶。发展慢的部分,就会深深凹陷,形成了"沟";发展快的部分,就凸起在大脑的表面,形成了大脑的"回"。

如果我们把大脑进化中最古老的部分称为"古脑",大脑进化中较古老的部分称为"旧脑",大脑进化中较新的那部分称为"新脑"。你们想想看,"古脑"、"旧脑"和"新脑",谁应该在深面?谁会暴露在表面呢?当然是表面的"新脑"遮蔽了位于深面的"旧脑"和"古脑"。

大脑表面最最凸起、最最发达的,我们最容易看到的那部分大脑皮层,是人类大脑进化最新的部分。它们不是特定的大脑皮层功能区,因为它们不局限于某种功能,它们的功能是对各种信息进行加工和整合,完成高级的神经精神活动。我们把这部分人类大脑进化最新的部分,称为"联络区"。它们的功能就像一个国家最高领导层的"智囊团"。

联络区在高等动物,特别是人类,会显著增加。譬如,大脑皮层的前额叶皮层,是脑在系统发育过程中最后出现、个体发育过程中成熟最迟的神经组织,它有着丰富的皮层间及皮层下的交互联系。人的前额叶皮层的发育,直到 20 岁后才会逐渐成熟。

而深陷在人类大脑深部的那部分大脑皮层,我们称为“边缘系统”。“边缘系统”是在人脑进化中被边缘化了的那部分皮层。“边缘系统”是人类大脑皮层最古老的部分。它的功能与内脏调节、情绪反应和性活动等有关,在维系人类的“个体生存”和“种族生存”——延续后代方面,发挥了非常重要的作用。它们就好比我们的基层政权和管理部门,和我们的“个体生存”和“种族生存”是有关的。

在临床上,如果大脑的“边缘系统”受到损害,可能会影响到人的“个体生存”和“种族生存”;如果大脑皮层的功能区受到损害,可能会出现具有特定表现的功能障碍。而大脑皮层的前额叶皮层等进化最新的区域“联络区”一旦损害,不但不会死亡,我们甚至还比较难发现患者有明确的定位症状。你们想想,这是什么原因呢?

在临床上,我们还常常会遇到遗传、变异、畸形、返祖现象和各种各样的先天性疾病。一般人都会感到难以理解,我们的祖先甚至认为是因为得罪了妖魔鬼怪。

实际上,各种遗传、变异、畸形、返祖现象和各种各样的先天性疾病,我们都可以从人类的“个体发育”和“系统发生”中找到原因,发现规律。

近年来,对人类遗传基因的深入研究,人们已经逐渐从 DNA 水平上找到了遗传、变异、畸形、返祖现象和各种各样先天性疾病的原因,发现了其中的某些规律,从而不断提高我们预防、控制、诊断和治疗先天性疾病的能力。

最近,有人通过最新的分子生物学研究,发现了人类在远古时代就能够从周围环境中获得必需的基因(生物学上称之为“基因水平转移”),而且证明了基因水平转移会在多种生物的机体间发生。

于是,有科学家断言,此项研究打破了进化论认为的生物完全依赖祖先基因的观点。他们认为,发现人类具有外来基因,将会否定达尔文进化论。

然而,任何新的研究成果,都不是对达尔文进化论的彻底推翻或者完全否定,而是对达尔文进化论的进一步补充、修正和完善。

第五节　生老病死是自然规律,死亡是生命终结的自然过程

有人说,达尔文把人类从顶峰上拉了下来,而 DNA 将人类碾成为生物学意

义上的浆汁。

看来,科学技术的发展,在一步一步无情地撕掉笼罩在人类表面的面纱,让人类一步一步露出了原来的面目。

作为一个一个的个体,生存在人类社会的每一个人,随着年龄的增长和机体的老化,都必将面临各种各样形态和功能的退化。

譬如,有的人发生了骨质增生、椎间盘突出;有的人听觉退化(耳朵不灵了)、视觉退化(看不清了)、味觉退化(吃东西没味道了)、嗅觉退化(闻不出香臭了);有的人发生了认知退化——老年性痴呆(早老性痴呆,阿尔茨海默病)等等。也有的出现了各种代谢性疾病和心脑血管病;有的由于免疫功能的退化,患上了恶性肿瘤……

医学科学技术正在突飞猛进地发展。然而,直至目前,在疾病面前,人类永远处于被伤害的地位。现在,危害人类健康的最主要疾病,已经从传染病和营养不良,转向了慢性病和生活方式病。医学进入了需要认真面对人类退化病的时代。

医学是一门永远不会完善的科学。实际上,科学本来就是不会完善的。医学科学技术必然会在否定之否定中与时俱进。

"生命是偶然的机遇,而死亡是必然的过程"。生老病死是自然规律,死亡是生命终结的自然过程,是自然界给人的限数,到时间就会发生。

"向死而生"。坦然和从容地面对死亡,是人类应有的积极的生命态度。去向彼岸,应该是生命中最宁静、最庄严的时刻。

医学要求我们,要热爱生命,热爱亲人;同时,也要勇敢地面对死亡,临终前也要保留人的尊严。

作为医生,应该始终保持独立思考,并对一切科学技术和观点看法,持有一定的、批判的态度。譬如,过去那种医学的任务就是"消灭疾病"的思维,现在应该转变了。

医学要从以疾病为中心,转变为以人的健康为中心。这个健康,不仅是躯体的健康,还要包括人的心理和精神的健康。

如果我们从人文的角度来看医学——医学研究的对象将不是疾病,也不仅是患病的人,应该包括所有所谓的健康人。

我们的医学,应该朝着人的健康管理——预防疾病、延缓退化和个性化关怀的方向发展。

第三章　内因与外因

闻玉梅　王　宾

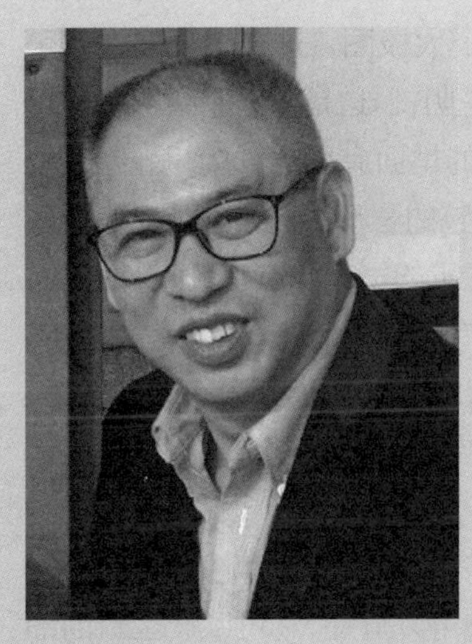

王宾

博士，教授，博士生导师。毕业于美国辛辛那提大学儿童医院获博士学位，美国 Wistar 研究所博士后。曾任美国宾夕法尼亚大学医学院助研和助教，新疆大学特聘教授，中国农业大学特聘教授。现任复旦大学特聘教授和治疗性疫苗国家工程实验室主任，同时还担任国际疫苗研究所科学委员会委员，国际疫苗学会会员，美国免疫学会会员，国际 DNA 疫苗学会理事和美国 GEN Advisory Board 委员，美国 *DNA & Cell Biology*、*Human Vaccines & Immunotherapeutics*、*Emerging Microbes & Infections* 、《中华微生物学和免疫学杂志》和《微生物学报》等杂志的编委。主要研究领域：治疗性疫苗和新型佐剂，免疫耐受机制等。

自 1995 年以来，发表了 140 多篇 SCI 收录论文，获得了 35 项美国发明专利、15 项中国发明专利。完成一种新型佐剂的科研部级鉴定和农业部批准新型佐剂进入临床试验。完成一项人用治疗性疫苗佐剂临床研究和一项临床免疫学检测平台建立。获两项农业部颁发的重组疫苗生物安全证书及生产评价证书。发明的免疫耐受疫苗技术，在全世界 40 多个国家申请注册，并完成了 4 项相关发明专利项目的技术转让。主持和参与了国家“863”重大项目、自然科学基金重点项目、传染病重大专项和新药创制专项等国家及省部级科研课题 20 多项。获得科学中国人 2015 年度人物奖和 2 项发明专利奖。

闻玉梅：

同学们，今天，我们讨论的课是关于内因和外因。内因和外因其实是在我们平常思考问题、观察问题和面对现实的时候，经常要用的一种思维方式。今天我们就讨论健康和疾病里面的内因和外因，希望这个能够跟我们医学结合起来。其实健康和疾病当中包括很多的内因和外因的哲理，所以这个健康和疾病与其说是一个医学的问题，其实也是一个哲学的问题。

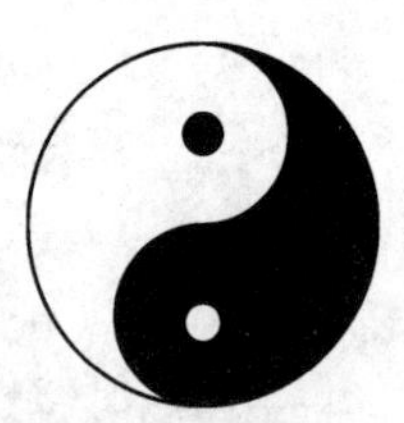

内因和外因普遍的关系是要有外因，也要有内因，就是相互依存。内因是依据，外因是条件，外因可以通过内因来起作用。从医学的健康和疾病来看，他们的关系是什么呢？我给大家先看一张图，这张图是一个太极图。这个太极图你们可以看到的是一分为二，它一边是阴，一边是阳。它结合的位置不是一条线，而是一个弧形，黑的里面有白的，白的里面有黑的，这说明什么呢？就是阴里面有阳，阳里面有阴，最后就合了一个完整的圆形。这张图是我们中国文化底蕴非常高深的一个理念。就是说什么事情正的里面也有反的，反的里面有正的。健康人有疾病的因素，有病的人其实也有健康的因素，也就是说，其实是合二为一的。另外，假如说我们把这个阴和阳，一面是代表人，一面是代表环境，其实也有一个天人合一的理念在。就是说人要处于阴阳平衡，人和所处的环境之间也应该有相互平衡的关系。

那么我们身体里面有什么机制使得我们能够平衡呢？比方说细胞会分裂。当然有的细胞不能分裂，脑细胞不能分裂；肝细胞可以分裂，它可以产生新的细胞。但是细胞也会凋亡，凋亡了以后就被消灭了。神经会被刺激而兴奋，可是你过度刺激它，它反而就抑制住了，就没反应。身体里有激素，各种的内分泌激素，比如甲状腺素，还有促甲状腺素。脑垂体分泌以后，它们有一个互相抑制、互相相生相克这样一个关系。所以人可以正常地生存，而且又健康，就是跟这个平衡有关系。随着年龄的增长，就朝衰老这个方面去发展，那么平衡就逐渐地失去，就向衰老方面发展。其实生命的活动，生老病死是平衡的，所以生态平衡是指地球上的万物，也就是生物之间就能平衡了。

第一节　基因是决定健康与疾病的重要内因

我们要讲的第一个问题是，人体的内因最重要的是什么？可能就是基因了。

因为一个人从受孕—胚胎，然后生长发育，其面貌、性格，甚至思维方式都好像跟父母有一定的关系，你说对吧？所以基因就组成了人内因的很重要的部分。

认识到了基因是重要的内因，可是不等于说是唯一的内因，因为基因是核苷酸的序列、编码，它要表达成为蛋白。就是核苷酸本身起作用，变成蛋白，蛋白它还要互相之间的作用调控，才能够发挥作用。还有的时候，人的基因还可以出现突变，突变了以后那么它就跟父母的特性可能不一样。所以我们怎么来对待，怎么来看待这个基因？随着生命科学的发展，基因的测序已经获得了非常飞跃的改进。最早的是一段短短的 DNA 核苷酸测定要好几天，甚至好几个星期。我们当时做的时候就是这样。

王宾：

当时我们做测序还要拿那个凝胶上的条带一点一点去读，读完之后再转到计算机里。

闻玉梅：

对呀，很麻烦的，超慢的。到了 1979 年，比如说举个例子，*Nature* 发表了乙型肝炎病毒的全基因组，这个是什么？几个实验室合作几年形成的。所以说，那个时候好像很神秘、很费劲，我们大家都经历过那个时期。那么到现在技术改进了，技术改进了后就提出来启动测定人的基因组。这个要六个国家，当时的时候六个国家大量的专家参与了。现在测定一个人的基因组很快的，价钱也便宜，而且普遍受欢迎，大家都很喜欢。今后也许 1 000 元钱人民币就可以检测，现在是 1 000 元美金。

王宾：

对，现在是 1 000 元美金。

闻玉梅：

测一个人的全基因组，那就要 6 000 多元人民币，希望能下降到 1 000 多元人民币那就不得了了，就能成为对人类的健康和疾病重要的、不可以没有的一个内因分析的推力。

人类基因组计划早在 1990 年就已经启动了，那个时候是美国科学家先提出来的。1985 年的时候提出来的计划是六个国家，美国、英国、法国、德国、日本，还有我国一起参与。这个计划就要把人的 23 对染色体的短臂、长臂，每一个核苷酸都要测序，都要测清楚，然后就拼出来一个人基因组的一个图形。希望这样就把人体密码给解了,就知道哪些信息跟人的健康和疾病有关系。到 2000 年,这个计划就完成了。完成了以后就是已经画好了人类的基因组图。这个完成其实蕴藏着大量的商机,就有这么一个公司,它在 1997 年的时候就分析有一个基因和脑肿瘤有关系,一下子它就得到了 3.7 亿美金,就这样融资融来了。

所以我们应该看到的是什么呢? 这个人类的基因组计划有点像是把人的内因做了一个全面的解剖,解剖完了以后可以分析,出来的东西都是密码。我告诉你,看不懂。所以我说就有点像过去通信的电报用阿拉伯数字组成的电文,要有一个"密电码本",才能够把这个数码翻译出来。可是翻译出来不是那么容易的。虽然这么多年,2000 年到现在已经 16 年了,有一些基因变异与疾病的关系是弄清楚了,特别像什么乳腺癌呀、直肠癌呀,还有一些遗传的疾病。可是有的是少见病,什么小耳朵了,这种很少的,大多数还是没弄清楚。还有就是人的疾病是非常多种多样的,多数的病不是单基因,不是一个基因变异了。有问题了,我们就可以查出来,而它是多基因的,好几个基因,这好几个基因又是分在 23 对不同的染色体上。所以这样的话,破译人类的基因与疾病和健康的关系,好比瞎子摸象,有的摸了象鼻子,有的摸了象尾巴……实际上还是很难的。

所以我认为,其实基因测序不能完全把人的内因中健康和疾病全部弄清楚。那么最近二三年来呢,又出来一个叫做"精准医疗",或者叫精准医学,风靡全球。

王宾:

最近炒得很热。

闻玉梅:

炒得很热,这个是主要的,大大地依赖于基因的测序。我们过去说"个体化医学",但因为针对的个体化还不够,现在称为"精准医学"。其实就是通过科学手段渐渐地把人体的内因弄清楚。2015 年 1 月,奥巴马在美国提了一个精准医学计划。他要美国继续占领解决人民疾病和健康问题的高地,很厉害。他说到"测序",还要"精准医学"。他说的就是要把人类的疾病治疗得更好。他就提出来选择 100 万名美国人,进到这个基因组计划里面去,进行精准医学的实验。就是 100 万人不能随便退出,也不能随便进去。通过测得他们全部的基因组序列,还要长期地随访,要看他们的生活习惯,他们吃什么,生活环境怎么样,把这个内因和外因结合起来,这样预防疾病更有针对性、更有可信度。

我们国家其实在 2014 年的时候,是在奥巴马推出"精准医学计划"之前,卫生和计划生育委员会已经出台了多项关于基因测序的一些相关的政策。就是说我们国家应该怎么来管理，怎么来应用，更合理地让这个基因测序发挥更大的医疗作用，我们已经在做了。所以去年国家主席习近平亲自指示科技部，要开一个国家级的专家会议，精准医学的战略专家会议。会议确定我们国家在 2030 年以前，要把我们中国的精准医学开展起来。可见在这个方面，基因作为内因的重要性受到了国内外的空前重视。可是我看基因，只是内因的一项，不知道你同意我的意见吗？

王宾：

很同意。

闻玉梅：

而且刚刚又说了，基因要通过调控、表达翻译成蛋白，蛋白再参加人类的代谢，所以我认为这不是单纯基因测序能够解决的一个问题。我想你比我懂得多，你来说说。

王宾：

您太谦虚了。您前面讲的对我很有启发。所以我也想通过我的一些学习和理解，讲讲基因。我们所理解的基因到底是什么样的？它为什么能够起着一个决定性的因素？我想首先从几个方面来讲。

我们人体的组织、器官和整个机体实际上蛮复杂，非常精细。大家都知道我们大脑，还有我们整个手脚的行动，这些东西是任何机械做不出来的。如此丰富多彩，而且我们世界上的人种也是比较多、比较全面。随着地域的不同和文化背景的不同，也有很多不同的生活方式。但是刚才闻老师讲了，通过人类基因组测序，实际发现一个很重要的现象，发现什么呢？我们人体中一共有 3 亿对碱基对，它只编码了 20 000—25 000 个基因。25 000 个基因是什么概念？这个数字比较枯燥，但是我们可以举一个简单的例子。

比如说现在在路上行驶的小汽车，那个汽车大概有多少个零件组成的呢？大概超过 3 万个零件。也就是说一个汽车的零件都超过了你人体的基因的这个编码。不可想象我们这么复杂的一个人，又有创造力，又有想象力，而且还可以开汽车，而比汽车零件还要少。那再经过分析，更惊奇的是什么呢？人与人之间的基因差距实际上才大概 0.1%。

闻玉梅：

那就是说我们亚洲人和非洲人的基因差距只有 0.1%。

王宾：

想想这似乎更不可想象。再举一个不可想象的例子是，我们和大猩猩大概差多少？我们和大猩猩的基因大概差 1.23％，1.23％的差距。也就是说，实际上我们大部分的基因和大猩猩的基因是很相像的。

但是它的长相，它的行为，还有我们看到的另外的一些东西都是差距很大。这说明什么问题？这说明可能在基因这个层面上，我们看到的是一个基础的因素，但是它不是决定后面各种表达的因素。那什么是它的重要的表达因素呢？我们这时候就要讨论到外因。刚才闻老师讲了，就是说实际上环境还有很多因素，实际上说明什么呢？说明这个基因在进一步的解析，它不是一个单单的核苷酸序列的这么一个简单的变化。比如说我们大家都知道，电脑的这个软件是 0、1、0、1 这种变化，它可以各种各样的组合，产生不同的表达方式。

但是蛋白质的表达，实际上也是通过这个四核苷酸对，然后它不光光是 0、1 的这种变化，同时 0—1 之间可能还有不同的水平。也就是说这个中间有很多状态，这种状态实际上奠定了我们在人之间，就各种中间状态的这种多样化、多种化的基因丰富多彩的这种基础。比如说，微生物感染，机体实际上对某个微生物感染过程中进行应对，应对的组分什么时候表达，表达的高和低，是根据这个病原微生物入侵身体中的方式以及它的程度来决定的。所以说感染过程中这个基因的这种多样的变化实际上是应对环境所造成的。

闻玉梅：

这个不错，我还想提一下，就是我们中医对这个内因的认识。刚才我们讲了好多关于基因的问题，其实中医对此也还是有认识的。中医怎么认识的呢？它就是用体质，体质就是人类活动的重要的一种表示形式，就是在先天和后天基础上形成的东西，一种特别的生理和心理的综合，比基因还深入一点。

王宾：

对，更深入一点。

闻玉梅：

就是说它是相当稳定的。中医说的体质，其实就是他们认为人的一种内因。不同体质有不同的特点和影响因素，它分成九类。我记得有一个中医，中医研究院的，他把体质分了九类。这个九类体质在 2009 年已经在 28 个省、市、自治区，包括香港特别行政区和台湾地区等，他们的科研单位都实验过了。它包括什么呢？就是说不单单是各种的湿热型，或什么型，他们认为这是一个综合型的。所以我就在想，不管是西医的基因分析，还是中医的体质分类，全基因做策划也好、测序也好，还是精准医学也好，都是辩证地看内因和外因。就是说要保持内因和外因的平衡，要体现这个天人合一的关系。

最近我参加了一个有 200 个临床教授参加的会，当时给大家提了一个多选题的问题，说，"你认为今后在医学当中发展最重要的是什么？A 是基因组学，B 是蛋白质组学，C 是代谢组学，D 是根据病人的情况来选择诊断和治疗。"结果 80%以上的医生都选了 D，就是要根据病人的情况。所以医学发展最重要的还是要面向人，医学发展不仅要用新的技术，还要注意因人而异。所以可以看到，很重要的所有的临床医生、接触病人的第一线的工作者，他们认为内因和外因要结合起来进行考虑，这应该是一个完整的思路。

第二节　免疫是人体内的医生，是内因中维稳的主力军

闻玉梅：

以下我就想谈第二个问题。除了基因以外，还有什么呢？你知道我最喜欢讲的就是"免疫"。

王宾：

免疫系统是个非常复杂的系统。

闻玉梅：

这个"免疫"是什么呢？是人自己体内的医生，所以它是内因。它起什么作用？它是个维稳的主力军。就像维和部队，咱不是维和，是维持稳定。它是你身体稳定的主力军。那么"免疫"这个词怎么出现的呢？其实就是从拉丁语 *immunitas* 化用过来的，*immunitas* 在过去是免税的意思。在古代的时候，"immune"解释什么呢？是免除劳役。因为老百姓要去做苦力，代替赋税。结果他们用到这身体里面就称谓"免除得病"，所以说身体免除得病就用了这个词。

王宾：

闻老师，我在上课的时候记得读过一篇文章，讲的是这个词，是亚里士多德当时用的，叫做 exempt，也就是说"免除"。

闻玉梅：

免除，免除劳役，亚里士多德……补充一下挺好。就是说身体可以免除得一些病，就像免除劳役一样。其实这个免疫是从人的进化过程当中，慢慢从动物到了古代的人，再到现代意义上的人，逐步地进化过来的。在最早的古代的人，他在跟自然界做斗争的时候，他要么就是外伤，要么就得传染病，或者有细菌感染。所以，有的人外伤后慢慢恢复，有的人外伤以后，得了败血症，是细菌跑到身体里去了，就死亡了。对传染病也是，有一些人感染了，有一些人没有感染，这是什么原因呢？

当时两个大的传染病，在欧洲最流行的就是天花。那个时候天花是一种烈性传染病，得了以后必然死亡，或者恢复以后脸上有麻点，就是这个斑。那时候宫廷里面的这些皇后、公主都是特别讲究美的，都得了(天花)。老百姓也是这样得的，不管你是宫廷的还是老百姓，天花的死亡率都很高，这是一个。

第二，当时是第一次世界大战的时候，发生了流感大流行。不像现在轻型的，一般的流感我们感染一下，也就好了，当然特别严重的也有死亡的。那个时候特别严重，第一次世界大战时，人们得重型流感，大流行死亡的人数比打仗死亡的人数还要多。所以这个时候就有需求，就想为什么有的人得这病，有的人不得，有的人痊愈了，有的人死了，这样就把免疫学给促进起来了。

在免疫学里面，我们常常听到说，这个人抵抗力强，那个人抵抗力不强。其实这个就是身体的好坏，抵抗力的强弱，就是跟免疫有关，说穿了就是免疫力强弱。就人类进化过程当中，人类在跟自然界做斗争中，慢慢形成积累了一些对付外界刺激的这种免疫，我们叫什么？叫天然免疫。每个人生下来基本上都有，除非你是先天性的缺陷。比如说皮肤。我们的皮肤表面会出汗，它可以杀菌，还有一定的脂肪酸，所以皮肤就是天然免疫的。假如说一旦皮肤有了伤口以后，一般的它就自己会好，小口子自己好，要是伤口比较大，那问题就大了，可能会发炎，有的时候会有细菌入侵。

另外还有什么呢？我们的唾液，我们的眼泪，泪水里面都有杀菌物质，这些都是天然的能杀死细菌的。另外，当细菌再进到血液里面，血液里面有很多的蛋白分子，其实也有杀菌作用，保护我们的身体。再讲到胃酸，我们知道胃酸 pH 值很低的。这样，万一你吞了一点细菌，pH 低就杀死细菌。眼泪、唾液都是有保护作用的液体，属天然免疫的体液免疫，就是身体里面的医生。

除非内因有缺陷，就是基因有缺陷，那他就没有这些杀菌的能力。他的血液里面也没有这些杀菌的蛋白，那么他就是先天免疫缺陷。

王宾：

对，这有一个比较好的例子。您刚才说到这儿，有一种病，就是 α 干扰素缺失的，结果你看他的皮肤就长真菌，所以这一类人很危险，很容易死亡。现在有一种治疗的方法，就是注射给他，控制它每天的用量，否则这些人很容易死亡。

闻玉梅：

还有就是我们身体里面的免疫球蛋白。有些人也是先天缺少免疫球蛋白，那么他就没有办法来对付感染。所以这样的话，也跟你说的一样，不是给他打那个 α 干扰素，而是给他打免疫球蛋白来补充。这个就是利用外因来补充你内因的缺陷，但这是暂时的，他常常需要一辈子用下去。

王宾：

很糟糕。

闻玉梅：

很糟糕的。现在除了这个天然免疫以外，其实我们人在跟病菌、在跟外界的环境作斗争的过程中，还有一种叫获得性免疫，就是"获得"的。就像什么呢？你的内因通过外因，就是跟一些病菌打仗，结果你打赢了，你身体里面就"获得"对这种病菌的抵抗力。这种不是天生的，每个人不一样，你没有打过仗你没有，你打过，跟这个病菌打过仗了，你才有。所以就是自己"获得"的。可是获得的免疫跟天然免疫一样，也是有细胞的，有体液的，对健康和保护起很大的作用。那么有人就开玩笑了，说照这样的话呢，我们应该住在最脏的地方，喝最脏的水，这样我们就通过跟病菌打仗，"获得"抵抗力了。所以内因好像可以受外因一点调节的作用，先天性免疫、获得性免疫都起作用。

那么是不是说获得性免疫是外因作用才获得的？这个外因是不是可以转化成内因？因为外因如果通过跟病菌作斗争，身体里面获得免疫了。你觉得这个内因和外因的关系又是怎么样的？

王宾：

您刚才讲得很有意思，提到了一个问题，就是说我们的外因到底能不能引起另一个变化？这个让我想起了一个例子，14 世纪在欧洲暴发了一种叫黑死病，实际上现在知道是鼠疫。鼠疫菌通过老鼠，还有老鼠身上的跳蚤传染给人。当时认为是从丝绸之路传到欧洲的，具体是不是这样有待研究。但是当时欧洲人一听说黑死病，会吓得够呛。原因是什么？黑死病大概肆虐了好几个世纪，使欧洲大概一半的人,也就是超过了一亿人死亡。可以想见一个病让一亿人死亡,那是不多见的。刚才闻老师您提到的这个大流感的流行,也是非常恐怖的一件事;还有一个天花,然后第三个可能就是黑死病了。

黑死病的流行使得一半的欧洲人死掉,剩下的那一半欧洲人活下来了。也就是说,他要么有抗病毒的能力了,要么他从来没有遭到这个病的侵袭。进一步有科学家发现,确实是有一部分欧洲人,由于这次黑死病的原因,他的基因发生了变化,发现他基因上有一种受体,叫"CCR5 delta32"。32 位那个地方发现了一个突变,这个突变被遗传下来了,遗传到现在。为什么这个突变重要呢?发现有这个突变的这些欧洲人不会感染艾滋病。

闻玉梅:

这倒是因祸得福了。

王宾:

是的。艾滋病病毒大家都知道,是非常恐怖的,而且主要的症状是不治。所以说大家都在研究艾滋病方面的疫苗和各种药物,恰巧发现这些欧洲人,经过筛选之后他获得了一种新的基因。这个基因确实是经过突变,使得这些人不会感染艾滋病病毒。也就是您刚才说的因祸得福。

闻玉梅:

是他们的后代。

王宾:

对。但是可能好的东西总要带来坏的东西,又发现这些人虽然有这个突变,但是对丙肝病毒是高度敏感的。

闻玉梅:

丙型肝炎病毒。

王宾:

他们对丙型肝炎病毒是高度敏感的,也就是说他们可能更容易感染丙肝,所以这就是一个外因可以引起内因变化的一个具体的实例。

我想再讲另外一个实例,就是 1 型糖尿病的例子。这种病的病人也不是很多,主要发生在青少年群体。当时科学家们的研究发现,好像这些得了 1 型糖尿病的孩子或者成人,有一个共同的特点,都是小时候有肠道感染,肠道细菌或肠道病毒的感染。这些肠道病毒感染之后,恢复了之后,实际上机体——刚才您说的适应性免疫被激活——被充分激活了。但是出现一个可怕的现象,它是过度的激活,过度激活的 CD8T 细胞,在身体里仍然揪着这个病毒抗原不放。于是发现胰岛组织,其中表达的一个蛋白很像这个病毒。

闻玉梅:

它就把它当成是病毒了,就把那个胰岛蛋白给摧毁了。原来是为了摧毁外因,反而攻击了内因。

王宾:

所以这一类病人的病因主要是由于自身的 CD8T 细胞攻击我们的胰岛组织,造成了胰岛无法再分泌胰岛素造成的。

闻玉梅:

就是它受到敌人攻击了,结果反而攻击了自己身体里面的组织,对吧?

王宾:

对。

闻玉梅:

CD8 T 细胞不是去攻击敌人了,把自己身体里的它误认为敌人了,继续攻击,结果外因攻击内因,这个内因就变了,反而得病了。

王宾:

对,这一类的病我们就叫做自身免疫性疾病。也就是说,细胞认为它长得像,长得像这个病毒的某一段基因。实际上恰恰我们进一步研究发现,1 型糖尿病的高发又是在北欧,所以有可能又与那次黑死病的筛选、基因突变有关,但是目前的研究还没有确凿的证据。

我们再想谈谈那个免疫平衡的问题,刚才闻老师也谈到了,就是免疫平衡,实际上是我们身体中供给我们身体平衡的一个非常重要的因素。刚才上面讲了 1 型糖尿病这个例子,比如说病毒感染一个小孩之后,那激活的主要是不正常的免疫反应,使得这孩子发病,就是这个 1 型糖尿病。但是实际上我们机体中有一种机制,叫免疫耐受。也就是说它会使一些不正常的免疫反应被抑制,那这套免疫耐受实际上有点像什么?有点像是我们的这个纪委。政府官员犯了错误,而且还在继续犯错误,我们就专门要来检查。

闻玉梅：

还有我们这套的机制，把它比喻成“纪律检查”，蛮形象。

王宾：

对，机制，就负责控制这个不正确的免疫反应的调控。恰恰就是在这套机制上，这些病人出了问题了，但是并不是所有人都会发生，而只有少数人发生，为什么？既然每个人的基因都差不多，刚才我们讲了，人与人之间只有 0.1%的差距，那既然你有这个基因，我也有这个基因，你也有这套免疫系统，我也有这套免疫系统，为什么只有少数人生了病呢？那就是因为你要把这几个因素凑到一起的概率非常低，所以只造成了少数人得这种疾病。

虽然基因是一个内因，是一个决定因素，但还是需要感染和不正确的免疫反应，以及控制不正确的免疫反应平衡不起作用了，这些外部因素凑到一起，才能发生这种小概率事件。所以我们每个人生下来，虽然我们的基因已经决定了无法改变，但是影响我们基因的表达，表达后修饰，以及表达水平，对于外界的反应，这几个方面我们都是可以通过外因加以控制和调节的。在这个方面，我们的内因和外因是相互作用的。

闻玉梅：

对，现在看起来疾病和健康，基因虽然很重要，可是其他的因素也很重要。所以我们在考虑问题的时候还不能太宿命论断。我们命里注定了我们爸妈里面有一位得过癌症的，那我一定要得癌症？还有就是检测，其实很多的检测就 80%的可靠性，还有 20%的不可靠性，不等于说我检查一个基因变了，我就一定就要得癌，所以这个问题我们必须要非常非常辩证地来看。既要看到基因可以决定某一些疾病和健康的关系，另一方面还看到身体本身，身体里的系统免疫是很重要的。身体里有很多系统，神经系统、消化系统、泌尿系统、生殖系统等，可是这里面最重要的还是免疫系统，所以我说它是一个维稳的主力军。你身体里面的免疫功能假如发挥错了，就刚才讲的，还有“纪委”来检查它的。

那么既然可以通过外因来调节内因，让自已的医生变得更有能力，那我们总不能老是靠生病来提高能力，不能单靠跟病原作斗争来获得免疫。那么是不是可以用一些办法，可以主动一点？主动一点的问题我们下面专门讨论一下，就是疫苗、接种，疫苗接种就是打预防针。

所以除了这个疫苗我们下面讨论以外呢，我们需要保持人体的自身平衡，阴阳平衡。你饮食上要适可而止，不要暴饮暴食。有人跟我说，我喝一点点红酒。

可以呀。可是如果一天到晚喝白酒,还跟人家比,几两几两一下子就喝完了,那你的肝脏肯定不行。

王宾:

那就是不正确的生活方式,还有抽烟。

闻玉梅:

抽烟也是的。现在我觉得我们国家有些地方还是控制得很好,可是有些人好像那个烟瘾就戒不掉,没办法。可是至少不让他在公共场所吸烟,影响我们其他不吸烟的人。还有我觉得现在有一个倾向,特别是青年、孩子们,喜欢玩电脑、玩手机,沉迷在这个电脑和手机里,根本就不去运动,也不去跟孩子们沟通,也不去交流。

王宾:

这个蛮糟糕的。

闻玉梅:

这个很糟糕。还有的人长期宅在家里,宅在家里他就很抑郁,又不开心,还很容易生气。有的人说这就是我的基因决定的,我就是容易暴躁,就是容易生气。我就跟他说,不要用人家的错误来惩罚你自己,人家犯了错误了,你就别惩罚自己了。你要心情舒畅,不要让外因造成对你内因的不利的影响。最后我还想提一下,现在我不要生病,我是靠打预防针。

所以我说不要生气,也不要发脾气,太暴躁不好,因为什么呢? 不要拿人家的错误来惩罚你自己,心态要平衡,这样的话不让外因来影响你的内因,最后吃亏的是你自己。

王宾:

说得太对了。

闻玉梅:

所以我再提一下:免疫既然是一个维稳的主力军,那么我们是不是可以再通过更主动一点来调节免疫,不要被动地生病了,像生了鼠疫以后存活了,他的后代基因改变了,这个太复杂。

王宾:

这个太麻烦了。

第三节　接种疫苗的利和弊

闻玉梅:

现在认为很好的一个方法就是接种疫苗,因为从最早英国科学家琴纳(Jenner)以后到现在,疫苗很重要,全世界都认为很重要。疫苗能够抗击传染病,在全球消灭的一个疾病,就是种痘来消灭的天花。我常常跟人家说,你们说吧,全世界可以消灭什么病?心脏病消灭了吗?没有。肿瘤消灭了吗?没有。什么病也没有消灭,可是就有一个病消灭了,就是天花。

实际上最早的时候,不是种牛痘,是种人痘,你大概不知道。那个记载是中国记载的。17 世纪的时候,就有过将天花病人结的痂,这我们叫做痘痂,把这个痘吹到健康人的鼻子里,就让他得轻一点的天花或者是不得天花。后来这个种人痘的方法就传开了,先是朝鲜,后来土耳其,后来又到俄国。到了土耳其,据说是英国驻土耳其大使的夫人就把它带到了欧洲。可是真正的国际上有记载的是琴纳,他在 1798 年的时候发现了种牛痘预防天花的关系。

当时的宫廷,皇家的人都得了天花,都出现了死亡,或者出现了斑点、麻子。可是奇怪的是什么呢?老百姓虽然也要得天花,但是有一部分的女孩子不得天花,就是挤牛奶的小女孩。她们为什么不得天花呢?琴纳是乡村医生,他观察发现,原来她们的手因为挤牛奶得了牛痘,长了牛痘以后呢?

王宾:

她们也得天花,但是是牛的天花。

闻玉梅:

可是不厉害呀,不厉害呀,是一个小痘痘呀,它在人里面没有造成全身的发病。所以他就报告了这个情况,他说牛痘可预防天花,这是一个开创性的、里程碑式的发现,于是他就启动了用疫苗来预防这个疾病。到现在为止,用外因来影响内因,让我们不得病,这是一个范例。到了 1966 年的时候,当时世界卫生组织发出一个非常伟大的号召,就是我们要在全球消灭天花。这个是从来没有过的,全球要消灭一个疾病,是一个创举。那么怎么消灭呢?靠的是什么呢?靠的就是各个国家、各个角落,不管你是发展中国家还是发达国家都要种牛痘,而且要保证这个牛痘的质量,不能是差的质量,质量差的不能预防天花。

还有一个,就是要有严格的报告制度。我记得那个时候赵鎧院士专门到新疆、青海去看,中国有没有个别的地方还有天花的,都要保证的,要检测、要报告的。另外还要有一个诊断流程,非常过硬的诊断方法。为什么呢?因为有一些发的痘它根本不是天花,你一定要证明它是天花,还是不是天花。一直到了什么时候呢?最后好像是到1978年的时候,就宣布全球消灭天花了。

王宾:

所以这个等于是全世界一致的行动,用现代化医学的方法,我们彻底把一个病毒给消灭掉了。

闻玉梅:

真正是了不起的。

王宾:

真的了不起。

闻玉梅:

那么这个伟大之处是什么呢?消灭天花是世界卫生组织做成的最成功的事业。他们后来提出来消灭麻疹好像就不太可能了。

王宾:

好像也说消灭小儿麻疹,但现在还有局部地区散发的。

闻玉梅:

这个不大可能,为什么呢?因为消灭天花有条件的,第一个条件是什么?接触天花以后一定是发病的,我们叫显性感染。可是你知道有一些病,像小儿麻痹症(脊髓灰质炎),它是隐性感染,感染了以后不发病,但是有传染性。这样就很难了,这个是最难的一个。

第二个它可以消灭的是什么呢?种痘确实是能够预防天花的,这个疫苗是非常有效的,所以疫苗也是非常重要的。还有一个呢,病人的病很重,大家很怕,就会愿意来接种。像现在我们上海给老年人打流感疫苗,老年人都不去的,为什么?他说我即使得了流感也没什么大不了。可是得天花大家很紧张,因为病毒较重,还有一个就是根本就没有药可以治。更重要的是什么呢?动物里面没有天花,不像SARS,我们现在知道蝙蝠里面、果子狸里面可能有SARS病毒。到1982年的时候,我们国家就不种牛痘了,所以你们年轻人都肯定没种过牛痘,现在学生都没种过牛痘,我们当时是种过牛痘的。

王宾:

我们也种过,而且胳膊上还有一个瘢。

闻玉梅:

是一个瘢吧。那为什么不种呢?既然牛痘这么好,为什么不种呢?原来,即使是痘苗,它也是会有不良反应的,有的时候还比较严重,有的还会引起脑瘫。这个我们当时不宣传,因为要大家种牛痘,个别出现意外,非常少。其实这种反应是几百万人里面肯定有一个,我们知道中国是多少亿的人了,几百万里面一个,多少亿里面也就不太少了。所以中国就说不种了。

这里我们应该看到的是什么呢?疫苗接种是有两面性的。主要的,要是有天花流行那肯定要种痘,现在没有天花,全球消灭天花了,那就不用再种,也就不会发生这个不良反应了。我们现在社会上还有少数人反对疫苗接种,中国还少一点,国际上很多,说什么种了痘,或者接种了某一个疫苗就不生育了,要发生什么了,就是这种观点。

王宾:

英国前几年还有一个例子,说接种了麻疹疫苗之后,有个孩子成孤僻症患者了。最后研究发现,并没有这种相关性。后来那篇文章的作者,那个英国医生被开除了,又把那篇文章给撤了。实际上这个负面影响感觉蛮重的,因为麻疹在英国都暴发了。

闻玉梅:

就发生了很多麻疹,因为都不种了。另外现在也是我们要宣传的,就是乙型肝炎的疫苗,在我们国家接种以来,我们本来的人群携带者在10%以上,现在降到5%以下了,那就说明这个疫苗还是非常有效的。

疫苗作为外因是可以在群体里面来解决不少问题的。当然还有一些其他的社会问题,特别是像现在牛痘苗不种了,天花病毒毒种要不要消灭?这个毒种到底要不要保存?现在实际上天花病毒毒种保存在两个地方,一个在美国疾病预防和控制中心,一个在前苏联或者俄罗斯现在的病毒实验室。大家说天花已经没有了,牛痘也不种了,应该把这个病毒给销毁了。可是一直两种意见争论到现在还没有停,为什么呢?一种说没有天花了,可是万一我们还要研究天花的病毒分子生物学,我们还要研究药。我们疫苗是不是也可以改进呢?万一我们还要到其他的星球上，那里说不定还有天花呢，所以不能够销毁。另外一种说一定要消灭，不然的话，给恐怖分子拿去，恐怖分子万一要摧毁了某一个实验室，那就不得了，所以还是要消灭。本来说是到 2001 年消灭的，可是到现在为止还没有消灭。“9・11”以后就更不消灭了。

总之，通过外因可以改变人体免疫力。可是外因和内因之间的关系，其中有很多人文的因素在里面，你说是不是？这就是社会的因素。所以在健康和疾病当中，有不少的外因和内因，我们只触及了很少，我们今天只讨论了基因，讨论了免疫，讨论了接种疫苗。我们要怎么样用宏观和微观的办法和技术及手段，来通过外因、环境因素和人的这个健康之间相互作用，我们希望能够取得更多的成果。另外，外因和内因的问题，我们很多地方还会用，用在医学的很多地方。

今后我们还有其他的课程，老师也会跟同学们一起讨论。希望我们这门课程通过讨论和同学之间的思考，能够把这门课不断地完善、不断地创新，使得同学和我们自己对人文和医学的关系的认识不断地深化。谢谢！

第四章　健康与疾病

傅　华

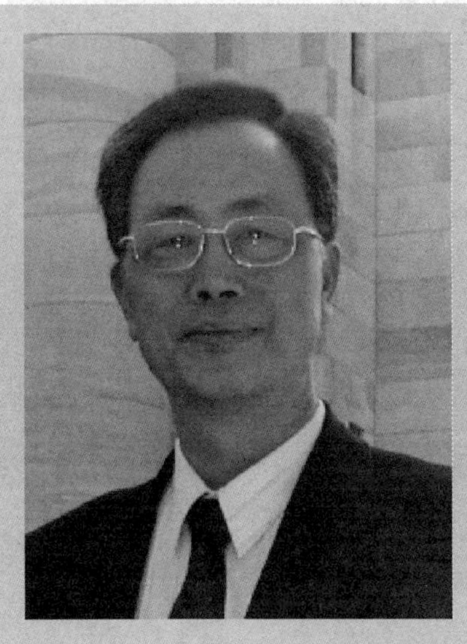

傅华

复旦大学公共卫生学院教授，复旦大学健康传播研究所所长。主要研究方向：社区慢性病防治与场所健康促进，包括糖尿病和心脑血管疾病的社区防治、身体健康促进、吸烟与健康、慢性病自我管理以及职业流行病学等。社会任职有国际健康促进与健康教育联盟(IUHPE)理事会理事，上海市健康促进协会副会长，中华预防医学会慢性病专委会副主任委员，中华预防医学会劳动卫生与职业病专委会副主任委员，中华预防医学会健康教育专委会副主任委员。现为中国高校精品课程“非预防医学专业《预防医学》”负责人，上海市教学名师。

以人文的视角来理解健康和疾病

什么是健康

专业人员所理解的健康

公众所理解的健康

为什么他们理解的不同

什么是疾病

什么是病患

多重文化背景下的健康与疾病

同学们,大家好!

医学与人文是一个探讨医学价值以及与医学有关的其他社会文化现象的一门课程。当我们在思考医学与人文时,健康与疾病是必须要讨论的话题。今天,我们就一起来讨论什么是健康,什么是疾病,它们与人文之间的关系及意义。

我将从专业人员对健康与疾病的理解以及公众对健康与疾病的理解来谈谈健康、疾病及其与文化的关系。

第一节　什么是健康

一、健康的定义

由于人们所处时代、环境和条件的不同,对健康的认识也不尽相同。长期以来传统的健康观认为“无病即健康”,把无疾病视为健康的判断标准,把健康单纯地理解为“无病、无残、无伤”。

随着人类文明的进展,人们对健康与疾病的认识逐步深化,于是形成了整体的、现代的健康观。早在 1948 年,WHO 在其颁布的《组织法》中就给健康下了一个比较完整的定义,指出:“健康(health)是身体、心理和社会幸福的完好状态,而不仅仅是没有疾病和虚弱”。随着社会的进步,人们对健康的意义有了更为深入的认识。1986 年,WHO 在其发表的《健康促进渥太华宪章》中,对健康的定义提出了新的认识,强调“要实现身体、心理和社会幸福的完好状态,人们必须要有能力识别和实现愿望、满足需求,以及改善或适应环境。因此,健康是日常生活的资源,而不是生活的目标。健康是一个积极的概念,它不仅是个人身体素质的体现,也是社会和个人的资源”。WHO 两次对健康的定义,阐明了“健康是什么”(它的组成)和“健康是做什么的”(它的作用)两个方面。

健康由身体、心理和社交能力三个维度组成。它们以相互作用的方式建立相互的联系,使得我们能够参与广泛的生活经历。

1. 身体

它是健康的最重要部分。身体所构成的生理和结构的特征,包括体重、视力、力量、协调性、忍耐力程度、对疾病的易感水平和恢复力等,可以帮助人们完成一系列的生理功能去处理每天的事情。

2. 心理

包括智力、情绪和精神。智力是指人们接收和处理信息的能力(比如我们常常听到的健康素养,就是我们获取、处理和理解基本健康信息和服务以及做出适当的健康决策的能力),它在很多方面有助于提高我们的生活质量。情绪往往表现为生气、快乐、害怕、同情、罪恶、爱和恨等,包括人们看待现实社会、处理压力并能灵活和妥协地处理冲突的能力。我们常常都会被情绪状态所影响,比如,那些一直努力促进情绪健康的人,会让生活充满愉快,而不是让情感满是伤痕或生活没有快乐。精神包括人们对整个宇宙的认识、个人信仰、价值观和道德观、人类行为的本性以及服务他人的愿望等。

3. 社交能力

人们从出生开始,就与父母以及其他家庭成员来往;慢慢长大后,上幼儿园和学校,开始与同伴交往;工作后与同事以及更大范围的人们交往,等等。良好的人际关系取决于是否真正地欣赏和接纳他人,很好地化解人际冲突,在交往中获得乐趣,以提高社会适应能力。

所以,健康是由身体、心理和社交能力三个维度组成。除了健康的组成外,另一方面是健康的作用。

健康的作用是从健康的三个维度获取资源,并把它应用到日常的生活中。好的健康可以使人们完成所需要的活动,选择性地把人们带入和经历与其相关的生活中,从而使人们的每个阶段经历丰富多彩的生活。随着时间的推移,在日复一日的人生经历中积极地扮演不同生命阶段所需要的角色。在这一过程中,你是否对生活满意,是否快乐和幸福,则是你判断健康的主观感受。如果我们采用健康的生活方式,会产生幸福感,同时幸福感会促发你健康的潜能。所以,健康是一个人使用与健康的各个维度联系的内在和外在资源,从而充分地参与人生有益活动的能力反映,最终目标是当你评价自己一生的时候觉得幸福。

强调健康是一种资源,不仅从积极的意义上认识了健康的作用,更强调了个人和社会必须投资健康,从而使这种资源能源源不断地保证人们过着幸福的生活。正如经济学家戈罗斯曼(Grossman)所说:“每个人通过遗传都获得一笔初始健康存量,这种与生俱来的存量随着年龄渐长而折旧,但也能由于健康投资而增加。”对健康投资,不仅是投入金钱等有形的物质资源,更多的是要投入时间和精力等无形的资源,关注健康,维护健康。从人群的角度看,保证人人健康可以提高整个国民素质,延长人力资本的使用时间和提高使用效率,避免疾病造成的直接和间接的经济损失,减少社会医疗费用的支出,使社会收入再分配能够向高层次需求和提高生活质量转移，有利于促进社会的良性循环和经济的快速发展。

二、健康生态学模型

决定或影响一个人或一个群体健康的因素既有人体本身的内在因素，也有人体以外的环境因素。有许多学说对影响健康的因素是如何作用于人体来影响健康的进行解释，但目前普遍公认的是健康生态学模型（health ecological model）。健康生态学模型强调个体和人群健康是个体因素、物质和社会环境因素，以及卫生服务相互依赖和相互作用的结果，且这些因素之间也相互依赖和相互制约，以多层面上交互作用来影响个体和群体的健康。作为一种思维方式，它是总结和指导我们如何预防疾病促进健康的重要理论模型。该模型的结构可分为五层：核心层是先天的个体特质，如年龄、性别、种族和其他的生物学因素以及一些疾病的易感基因等；在这核心层之外是个体的行为，人的各种各样的行为方式，如个人的卫生习惯、爱吃什么、是否喜欢运动、是否吸烟等等，是影响一个人健康非常重要的因素；再外一层是社会、家庭和社区的人际网络，如家庭成员、亲戚、朋友、邻居、同事等等所构建的网络关系，从资源的获取、相互支持到文化认同等路径直接或间接地影响健康；第四层是生活和工作的条件，包括我们生活和工作所接触各种生物、物理、化学因素，以及心理社会因素、是否有工作以及职业的因素、社会经济地位（如收入、教育、职业）和人造环境（后者如交通、供水和卫生设施、住房以及城市规划的其他方面）、公共卫生服务、医疗保健服务等；最外一层（即宏观层面）是全球水平、国家水平乃至当地的社会（包括引起对种族、性别和其他差别的歧视和偏见的有关经济公平性、城市化、人口流动、文化价值观、观念和政策等）、经济、文化、卫生和环境条件，以及有关的政策等。尽管我们常常察觉到的是包括基因敏感性在内的个体水平的健康影响因素对健康的作用，但从人群健康的角度看，宏观水平的条件和政策，如社会经济与物质环境因素是起着根本决定性作用的上游因素，这些因素又间接影响着中游（如心理和行为生活方式）和下游（如生物和生理）因素，成为“原因背后的原因”。

对于许多慢性病来讲，健康影响因素的作用往往是长期累积的结果。一个生命从受精卵开始，经历孕期、婴幼儿期、青少年期以及成年期，接触各种各样的因素，这些因素不仅在接触当时影响健康，许多因素对健康有长期的影响。目前，国际上大力倡导应用“健康生命全程路径”来促进人群健康。它的实践意义是，采用预防措施越早，其保护和促进人群的健康效益就越大。我们可以通过把人生划分为几个明确的阶段(围生和婴幼儿期、青少年期、成年工作期和晚年期 4 个时期),针对这些不同年龄组的人群在不同的场所(如家庭、学校、工作场所、社区)中实施连续性预防服务措施,积极地、有针对性地开展预防,就可以有效地避免那些有害因素对健康的危害,充分发挥人的生命潜能,保护劳动力,延长生命期限和改善生活质量;并且也能保证人生的不同阶段既能有效地获得有针对性的卫生服务,也避免造成不必要的重复或遗漏,达到促进人群健康既高效又节省的目的。所以它被认为是保证整个人群健康,促进健康老龄化的最佳途径。

尽管我们知道很多疾病预防和健康促进的方法,但由于各种的原因,许多人还会得病。那什么是疾病呢?

第二节　什么是疾病

如果由专业人员来讲述,疾病是机体在一定的条件下,受病因损害作用后,因自稳调节紊乱而发生的异常生命活动过程。也就是说,它是指在一定病因作用下,自稳调节紊乱而发生异常生命活动的过程,它引发一系列代谢、功能、结构的变化,表现为症状、体征和行为的异常。

然而,对个人而言,疾病不仅仅是一个生物过程,而且还是一段经历,有些经历可能是刻骨铭心的。另外,有时我们感到很不舒服,但是医生并没有诊断我们有病。在这里,我们可以用两个不同的词来表述。一是疾病(disease);另一个是病患(illness)。疾病是一个专业性的术语,它是由专业人员通过诊断才确定的。而病患是个人的感受,你感到头痛,身子不舒服,这可能有病,但也可能没有病。而这种的个人感受明显受到文化和价值观的影响。

回到健康的概念,健康与疾病并不是二元,即有和无的关系。比如我们很多人每年可能得过 1—2 次感冒,我们小的时候也都得过病,但是长大了我们却很健康。对很多慢性病或退行性疾病而言,健康与疾病是一个连续性的过程,并且有一个相对长的灰色地带,我们称为“健康—疾病的连续谱”。随着年龄的增长,人得慢性病的机会就慢慢增加。从整个人群来看,我们用冰山现象来描述病人、高危人群和正常人。得病的人往往都是少数(在冰山的上面),但有很多属于可能患这个病的高危人群(冰山的下面),另外一些是正常人。要保障我们人群的健康,不仅要治疗疾病,更要及早发现那些高危人群来终止疾病的发生和发展。更为重要的是,对健康人采取更早的预防措施,如第一级预防,特别是应用生命全程路径的措施,保护和维护人群的健康。

第三节 文化对健康和疾病的影响

以上讲述了我们专业人员对健康和疾病的理解和阐述。但是,对每一个人而言,他们对健康和疾病的理解是不一样的。下面我们来谈谈健康的主观感觉。

一、健康的主观感觉

健康是一种主观的概念,人们对他们自己健康理解的方式是个性化的,有时是一种独特的体验,而对它的解释也是相对于他所处的环境和文化背景不同而不同。因此,健康对不同的人意味有不同的事情。

比如,现在规定到医院看病的首诊病人要测血压,我们称为机会性筛检。一名 55 岁男性经医生三次不同时间测血压发现并诊断他患有高血压病,因此嘱咐他要服高血压药来控制血压。但是,这位患者认为自己很好,根本没有什么不舒服,就不服药。

当人得了病后,出现了不同程度不舒服和疼痛,但其中许多人愿意忍耐这些不适或病患的疼痛。因为就他们看来,这些不适或疼痛与由于要治疗疾病而导致的一些不便或经济上问题相比,后者更为重要。我国的卫生服务调查就发现很多人,尤其在农村,有病不看医生。只有当已经病得无法生活和劳作时,才被迫去医院看病。

也就是说,只有一个人所处的真实世界才是他独特的体验。因此,理解每个个体对健康的感受以及他独特的体验才是最为重要的。因为每一个人由于他所处的背景不同,有不同的需求,因此也就表现出不同的体验。

我们可以从马斯洛需求层次理论来理解上面的说法。马斯洛需求层次理论包括如下。①生理需求:食物、水、睡眠、性、活动、健康;②安全需求:保护、和平、秩序、稳定;③归属感和爱的需求:接纳、交往、喜欢;④自尊需求:自我价值、自尊、成功;⑤自我实现:幽默感、精神、创造、审美、好奇。

在这五个层次中,马斯洛区分了两种不同的需求:基本性需求以及超越性需求。基本性需求包括生理需求、归属感和爱,以及尊重需求,是匮乏性需求,这是必要的和迫切需要的。超越性需求仅当基本性需求被满足时才产生,包括精神、创造、好奇、美、求知，以及公平。马斯洛需求层次把基本性需求放置在底层，因为它们是最基本的、强有力的需求。在下一层需求被满足之前，更低水平的需求必须先被满足。

在我们温饱还没有解决之前，我们追求的是生理和安全的需求。那个时候我们对健康的理解更多的是有病或无病，解决健康问题也往往是应用生物学模型来思考。在那个时候，我们对英文的“wellbeing”和“wellness”也很难理解，因为我们没有那样的社会环境来体验。现在，随着生活水平的提高，很多地区的温饱问题已经解决，人们行为的需求上升到了情感和归属的需求、尊重的需求乃至自我实现的需求。所以，健康的心理维度和社会交往维度日显重要，我们也日益感受到幸福的需求及其所带来的体验。一个典型的例子是在近几年，人们去医院看病时，不仅要求医生能帮忙诊治，还要求有能保护个人隐私、舒适的就医环境。这样的需求就迫使医院做出相应的物理环境的改造以及营造以病人为中心的服务体验。我们在生活中，也发现这几年有关幸福感和幸福指数等相关的内容频见于媒体，这些都说明了大众对心理精神层面的需求在明显增加。我们对在前面提及“你是否对生活满意，是否快乐和幸福，则是你判断健康的主观感受”的论述也有了更为直观的理解，也从自己的亲身体会中慢慢地理解了英文中的“wellbeing”和“wellness”。

在对疾病的理解上，个体自身的理解和专业人员的理解也是很不相同的。对个体而言，罹患疾病、忍受病痛或其他被形容的“不舒服”，那种强烈的不舒适的感觉又意味着什么呢？作出诊断、明确问题对于及时的治疗非常重要，但这对于平衡被打乱的某一个个体而言却具有重要的象征意义。当被诊断患有某种严重疾病，但是没有立刻出现明显症状时，人们会产生复杂的好奇心理。例如，许多高血压病病人，没有出现典型病状。所以，他们非常不明智地不坚持每天服降血压的药物，这是因为诊断书上的结论似乎与他们自我感觉的不一样。

而另一方面，当一个人被告知患了癌症，这则是一个非常可怕的宣判，几乎会彻底改变其对自我和世界的看法。但更有讽刺意味的不安是，他感受不到身体上的疼痛和变化。实际上，尽管他被诊断为癌症，但他可能感觉不到有什么不舒服。而由于你告诉他这样的宣判以后，特别是后面接踵而来的各种治疗可能比疾病让人感觉到更残酷。但是，如果一个人在未得到说明的情况下，经历癌症症状，情形会大为不同。在这种情况下，对他所感知到的症状或问题与一个专业人员的说法相一致时，虽然可能是相当严重了，但却可能会得到更好的配合。

而有很多患者，他们有明显的症状或不舒服，但对医生而言，这不是病。虽然他们感觉到的症状在医学专家看来并不明确,或者意见不一,但是他们仍认定自己是有病的。例如现在很多人所谓的"亚健康"状态,实际上叫做慢性疲劳综合征,很多人感觉不舒服,但医生根本没有什么依据来证明和发现他有什么样质变。所以,在这里面就表现出我们专业人员的看法和个人的体验是不一样的。

那么,每个人对健康和疾病的主观感受是从何而来的?主要是每个人所处的文化环境、背景是不一样的。下面我们来谈谈文化与健康和疾病的关系。

二、文化与健康和疾病的关系

让我们从思考理解我们的文化开始。文化是指一组人或一个群体,他们共享一套规范他们行为的信仰、价值观和态度,即人们普遍的社会习惯,如衣食住行、风俗习惯、生活方式、行为规范等。人类由于共同生活的需要创造了文化,而文化在它所涵盖的范围内和不同的层面发挥其整合、导向、维护秩序和传续的功能和作用。不同的文化背景对他们的健康观、价值观、态度和行为方式有着很大的影响。

不同文化背景的群体成员对健康、疾病、疼痛和卫生保健需求的观念是不同的。如不同民族的传统习俗,有些对健康有很大的影响。如我国回族严禁饮酒,也不吸烟,这对健康是非常有益的。不同国家和地区也有其本身的一些习俗,从而形成人群特有的健康特征。如有些地方喜欢食生鱼片,导致华支睾吸虫病发病率很高。很多的研究表明,宗教信仰对健康具有积极或消极的影响。

我们每一个人的思想、言语和行为方式都受到我们多文化、多群体成员身份的影响。群体是一个集体的共同认知,它说出了"我们是谁"。在群体里,通过情感的联系、归属感和一套习俗、规章、礼仪和语言创造和重塑了文化。我们这里所说的多文化,是强调任何群体都不只有一套习俗、行为或对其他人的态度。因此,我们每一个人通过把不同的文化取向与我们所属的许多文化群体的影响相结合,得出我们自己的特殊的多文化认知。我们不妨自己想想,当你进入大学读书前或以后,你现在的年龄、性别,你的母语口音,你现在和以前所结识的朋友和友谊,你的出生地和成长地,你对体育活动的选择,你的爱好、知识兴趣、宗教,以及其他促使你以某种特定的方式进行交谈和行动的东西,如何促使你形成和重新形成多文化群体成员身份的。通过这样的比较和思考,你就可以理解什么叫做多文化的群体。

那么,如何理解和阐述文化群体健康概念呢?我们可以思考人们多文化成员是怎样在他们过去、现在或对疾病和健康的预期状态中形成的：不同年龄、教育水平、社会经济地位、职业，甚至是健康条件不同的人，都有属于自己的文化群体。而那些具有某种特定健康条件的人(如某些慢性病、盲人、瘫痪人、癌症患者、糖尿病患者、艾滋病患者)也会有自己的文化取向。

通过定义我们自己，或被人定义我们是健康或者不健康，我们会不知不觉地融入特定的文化群体中。我们会参加一个健身俱乐部，某互助小组，癌症患者援助小组，或其他有益于健康或与疾病相关的群体。例如，你会自觉不自觉地根据自己的年龄和性别加入到一个文化群体中，并会发现自己会被同龄、同性别朋友和家人所影响。因为这里的人都经历过自己正在经历或即将经历的事情。

如一位 60 岁的男性知识分子，以前可能是一个工作狂，但到了退休的阶段后，反而非常关注自己的身体健康，成为一名跑步健身者。所以，也受到跑步文化的影响。在这些跑步群体里，他们谈论竞赛、受伤，跑步带来的好处、带来的一些问题，情绪上和精神上的收益。作为一名高级知识分子，自己也会参与很多知识精英人群的活动中。而一位 55 岁的女性，就会经历绝经、不育和关节劳损的问题。在过去，她经历过流产并忍受着流产造成的伤害。她母亲得了癌症以后，她时常关注肿瘤的问题，常常阅读有关的文献和报道。由此可见，不管是上面那位男性知识分子还是这位 55 岁的女性，由于文化背景不同形成了他们自己多文化的群体。

对我们多数人而言，我们关于健康和不健康的定义是截然不同的。在家里、在工作中、在健身房、在医院、在援助小组、在急诊室里，我们谈论我们的健康、疾病以及健康和不健康的行为。如吸烟或不吸烟、锻炼或不锻炼、感到沮丧或感到充满活力，等等。或者在用药方面、祖传秘方、什么有效或什么无效；我们的健康状况，什么影响我们的健康，哪个因素影响最大，等等。在不同群体里都有关注不同的问题。

同理，医学专业人员也通过不同的文化取向和所属的多重文化群体(国别、性别、民族、专业、培训和制度的从属关系，如公立医院或者私立医院、三级医院或者一级医院，等等)的影响，发展了自己特定的多重文化认知。他们也同样提出包括健康的定义、疾病的原因、有效的治疗方法，以及医患沟通应注意什么问题等相似的问题，以及对这些问题的不同解释。

在当代社会里，伴随着先进的生物技术和各种专业化技术的发明，人类社会甚至是重要的生活往往被“医学化”，并服从于医学专家和卫生专业人员。人们对于健康的关注经常是在以疾病为定位的医疗模式框架下思考的。这种结合，模糊了医学病理学与日常生活问题间的界限,从而产生各种各样的结果。

比如,我们常常听到妇女绝经被命名为雌激素缺乏症。由此很多医药公司大搞“教育”(广告)战,其目的是向医务工作者和妇女们推荐荷尔蒙“替代”疗法,让她们在余生中使用它。但是,荷尔蒙“替代”疗法可能是不必要的,它可能会增加妇女患乳腺癌的风险,可能增加患血栓和胆囊疾病的风险,增加患子宫癌的风险。雌激素疗法可能使一些人受益,但绝不是所有女性。如果把绝经等问题看成是正常生活的一部分,我们就会发现通过治疗手段来“推迟”这些情况发生是没有必要的,往往(如在一些案例中)还可能会弊大于利。

模糊健康与疾病间的界限还意味着使之与相关的知识和经验衔接并多样化。对于有些个体来说,在做出与健康和疾病相关的决定时,优先考虑的是文化或宗教信仰。对于另外一些人来说,心里的感受更为重要,例如一种人生哲学,它超越了诸如生与死、疾病与健康、有益的和破坏性的行为等,往往支配了他的一些行为。

由此可见,对疾病和健康的认知是随着我们多元文化群体成员身份而形成的。所有人(如医疗工作者、患者、家属)都在文化系统的背景下进行交流,影响着知识和权利的流动。

另外,我们多文化的健康群体不是静态的,人们生病、康复;在某段时间锻炼,增重,减肥;得重病,但又活了下来;照料病危的父母(和朋友);被诊断患有癌症;被解除诊断;失去听力、视力或某个肢体;有些在生命最后阶段是取消维持生命的治疗还是继续维持;还有很多社会经济因素,如年龄、种族、性别和经济地位等,这些都会导致我们去拒绝(接受)或无法负担医疗服务。每一种变化可以接踵而至,或同时降临到我们或其他人身上。这些变化有些可能令人害怕,有些可能欢欣鼓舞,这不是我们能选择的,甚至不是我们期盼的。但无论哪种情况,随着多元文化健康成员身份的改变,经常会把人们置于健康和疾病、活着和垂危、希望和绝望的边缘。

所以,讲了这些以后我们就明确了,现在社会里我们每一个人都处于一个多文化的群体中。在不同的群体里,我们对健康和疾病的理解是不一样。所以在这种情况下,根据这种多文化群体来提供我们的卫生服务是非常重要的。

三、多文化群体与卫生服务需求

很明显,我们需要深化对健康的文化性以及个体在文化群体中所从事活动的理解,来适应人们多样性的卫生服务需求和预期。通过对健康、疾病和文化之间关系的透视使我们了解到,错误沟通、不依从、对于疾病本质和如何对待它的不同观念。更要紧的是,不同的价值观以及患者和医生们不同的偏好,限制了医学技术与保健的潜在益处。跨文化保健把卫生保健看成是一个社会的过程。这个过程中,每个专业人员与患者都对医疗寄于一套信仰、预期和实践经验。

要加强对各个文化群体的健康观念的理解,需要医务工作者和患者有诚实交流的意愿,并且要建立相互支持和信任的关系。这不应建立在非现实的确定性上,而是建立在诚实地面对临床医学实践的不确定性基础上。我们需要把疾病和健康放在社会和文化世界里面来理解。

因此,要成功地进行医患的交流沟通,需要我们重视文化因素的重要性,在沟通中利用这些信息,并创造有文化的敏感性的信息。在开展健康促进项目时,必须考虑目标人群的以下背景:内在特征(知识、态度、信仰和文化价值观)、社会文化结构因素(环境支持、同龄人的影响和家庭的作用),以及结构性不平等(种族主义、贫穷)。

当今,我们越来越重视如何根据多元文化的需求来有效地发展卫生保健服务。同时面对多元化的人群,提供健康促进和疾病预防的服务。特别是一些特殊人群在接受某些预防服务的时候,我们要去理解这些群体的需求,尤其要更多地理解他们不同的(特殊)经历。此外,文化对于健康感知、治疗和互动的深刻影响也得到了越来越多的学科领域的认可,如传播、社会工作、医学人类学、社会学、文学、健康、公共卫生和医药领域,等等。所以,健康和疾病并不是一个纯粹的生物学的过程,更多的是与我们日常生活里的文化息息相关。

总之,健康与疾病是我们每个人不可避免的且必须要和它相处的现实。健康和疾病不仅是一个生物学的现象,更是一个与文化息息相关的个人体验。因此我们在提供卫生服务时,要时时想到我所服务的对象的文化背景是什么,通过以人为中心的有效沟通,从人文关怀的角度和他有效地沟通以后,才能提高对我们服务的满意度,从而提高服务人群的生活质量。所以在这一讲里面和大家谈了我们专业人员是怎么来理解健康和疾病的,一般的老百姓又是怎么来理解健康和疾病的,和文化有什么关系。

第五章　医学模式的转变

刘学礼

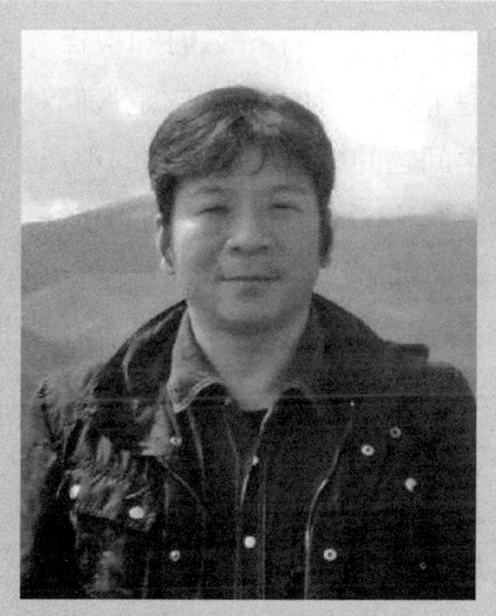

刘学礼

复旦大学马克思主义学院原理教研室主任、教授。中国自然辩证法研究会医学哲学专业委员会常务理事、《医学与哲学》杂志编委。主要研究方向：科学史和科学哲学、马克思主义基本原理。开设的主要课程有："生命科学史""生命伦理学""马克思主义基本原理概论"；主要著作有：《生命科学的历史与哲学思考》《生命科学的伦理困惑》《医学哲学》(副主编)；主要译著有：《医学史》《生命科学史》《病因何在：科学家如何解释疾病》。

同学们好！今天我们主要和大家一起来学习和讨论关于医学模式转变的有关问题。其实这个问题不仅是一个理论问题，也是一个实践问题。这一讲的主要内容包括以下四个方面：首先对医学模式的基本概念做一个界定；然后分析一下医学模式的历史演变过程；接着对现代医学模式的产生及其背景做些分析；最后对现代医学模式的意义和新的发展做些探讨。

第一节　医学模式的基本概念

“医学模式”这个词，它是从英文“medical model”翻译过来的。model 可以译为模型或模式。在今天，医学模式是一个很重要、也是非常流行的概念，它是人们对有关人类的生命、健康、疾病、死亡等这些基本医学问题的根本看法和总的观点。在各个历史时期的医学实践过程当中，不管是基础研究也好，临床诊治、预防也好，还是医学教育、医院管理等，人们总是自觉或不自觉地用某种观念模式来提炼已经获得的知识和经验，并指导医学实践活动。所以，可以认为医学模式不仅是人们在思考医学问题时一种比较公认的思想观念——我们称为医学认知模式(medical model)，也是人们在医学实践活动中的一种行为范式——我们可以称为医学行为模式。

医学模式是在医学实践活动过程中逐渐形成的。从理论上讲，医学产生以后，医学模式也随之产生。一般医学模式往往落后于医学实践和医学发展，但是一旦产生出来之后，反过来对医学实践和医学发展又产生重要影响。在 20 世纪 70 年代以前，似乎还没有谁着眼从医学模式的角度来考察、分析医学。今天大家比较熟悉的医学模式这个概念是在 1977 年，由美国医学家恩格尔提出来的。他那个时候在美国纽约一家医学院担任精神病学和内科学教授。那年，他在《科学》杂志上发表了一篇论文，题目叫《需要一个新的医学模式——生物医学面临的挑战》。从此，医学模式这个概念获得了全世界的普遍关注。虽然它仅是一个单纯的理论问题，但对医学实践的各个领域却产生了重要影响。我国在 20 世纪 80 年代初开始，也对医学模式问题展开了研究和讨论。

第二节　医学模式的历史演变

医学模式与医学发展紧密相连。医学发展的历史大概经历了原始医学、古代医学、近代医学、现代医学的不同发展阶段。每个阶段都具有相应的医学模式，反映了那个时代医学发展的水平和状况。下面让我们首先来回顾一下医学模式的历史演变，当我们拉开一定的历史间距，通过对医学模式演变过程的分析，有助于我们对医学模式的概念进一步了解，也有助于我们对现代医学模式的认识。

一、原始医学：神灵主义医学模式（巫医模式）

原始医学模式主要是一个神灵主义的医学模式，或者说是巫医模式。

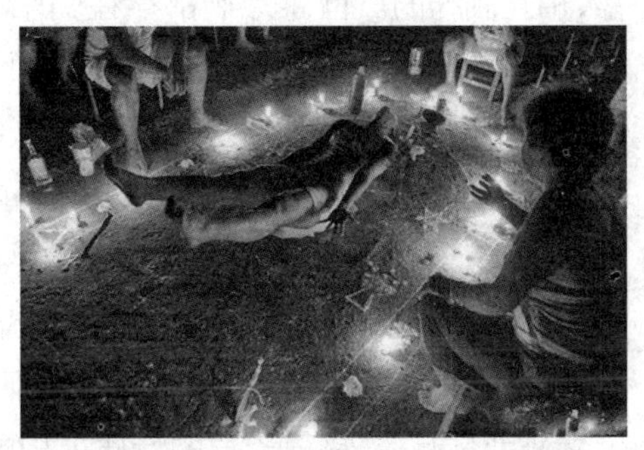

远古时代，大约从原始社会末期到奴隶社会初期，由于社会生产力水平很低，人类的实践能力很有限，人们的知识很贫乏，对健康和疾病往往是一种神的、超自然的理解。健康是神灵的恩赐，疾病是神灵的惩罚或是鬼神作怪。所以那个时候的治疗主要靠祈祷、祭祀或者通过念一些咒语来驱除邪恶，驱除妖魔鬼怪。人们在实践中积累起来的一些医药知识往往蒙上了神秘主义和唯心主义的色彩，巫医在医学活动中占据了统治地位。这就是人类早期的神灵主义医学模式（或叫巫医模式）。我们说这是非科学的模式，这个模式反映和表达了早期人类对自然力的恐惧和无知，但在它的外衣遮盖下，古代一些宝贵的医药知识被保存了下来。

二、古代医学：自然哲学医学模式（经验模式）

古代医学的模式我们可以把它概括为是一种自然哲学医学模式，或者叫经验模式。

随着社会生产力的发展，人类对自然界的认识能力在实践中不断提高。当时，自然科学还生活在哲学母亲的怀抱之中，还没有独立。那时的科学家往往又是哲学家，他们不是用像今天的科学家常用的实验这些科学方法，但也不是用神灵或者超自然因素，而是努力用哲学的思想和方法解释自然现象。对一些自然问题，得到的是一种哲学的解释，这就是所谓的自然哲学。比如，在古代中国和古希腊，人们从感官直觉、主观臆断出发，在总体上观察自然界，把万物的本原归结为某一种或某几种具体的“原始”物质。医学家从理论上和方法上依赖于哲学，甚至干脆就用哲学语言来解释医学。医学努力摆脱神学迷信的束缚，医、巫分离使医学进入经验阶段，形成了朴素的、辩证的医学观，也就是自然哲学医学模式(或叫经验模式)，其中最有代表性的是我国中医的阴阳五行学说和古希腊的四体液学说。

在战国时期基本上形成了较完整的哲学思想——阴阳五行学说，用它来解释生命、健康、疾病、死亡这些现象和规律。阴阳五行学说认为，自然界由金、木、水、火、土五种物质(也就是五种元素)构成，五行之间不是独立的，而是相互联系、相互制约的。世界万物都存在阴阳两个方面，而且都是处在阴阳相互消长、相互转化和五行相生、相克的变化之中。人为什么生病？就是因为人体内部阴阳失去平衡了，所以医生看病就是使人体的阴阳重新达到一个平衡、一个协调。阴阳五行学说体现了朴素的唯物思想和自发的辩证思想，它作为中医学的理论支柱，影响至今。

大家知道，古希腊名医希波克拉底根据四元素学说的哲学思想，提出了四体液学说的病理学理论。认为万事万物都是由火、水、气、土四种元素组成，这四种元素分别具有冷、热、干、湿的特质。相应地，人体由四种体液组成，也就是血液、黏液、黄胆汁、黑胆汁，它们分别来自不同器官(心、脑、肝、脾)。每种体液与两两相配的特质配合，则形成了人的四种不同气质(多血质、黏液质、急躁质、抑郁质)。四体液在体内比例合适，保持平衡，身体就健康，否则就生病。四体液学说摒弃了神学思想，把人为什么生病归结为自然原因，这是医学思想的解放。也就是在这个意义上，希波克拉底被公认为是“西方医学之父”。

希波克拉底强调人体是一个统一的整体，人体的各个部分是联系的。他把疾病看做是全身性反应，并认为人体与自然相统一。希波克拉底说过，当一个医生想到一个陌生的地方去行医，首先要做的一件事、要做好的一件事，就是要注意研究那里的气候、地理环境、水质、土壤、居住条件、生活习惯、饮食等，这些因素对健康和疾病的影响。这里特别需要提到的是，希波克拉底在为西方医学奠定理论基础的同时，发表了流芳百世的著名的《希波克拉底誓言》。他认为，病人的情感在医生的心目中要获得高度的重视。对医生来说，了解一个病人本身，有时候比了解这个人究竟生了什么病来得更加重要。希波克拉底特别强调指出，医学是一个高尚的职业，所以要学会先做一个高尚的人。就像我们中国古代的医家也谈到了，先知儒理，后知医理。这些医学伦理思想源远流长，影响至今。

总的来说，在自然哲学医学模式引导下，经验医学大概在公元 3 世纪前后形成了一个发展高峰。人类在认识自我，与疾病斗争过程中取得了一个初步的医学综合体系。但是，由于缺乏科学事实的基础，缺乏科学实验的证据，缺乏分门别类的深入研究，那个时候对人体的认识还是笼统的、粗糙的、模糊的，这样不可避免地具有直观性、思辨性和猜测性。这些特点使自然哲学医学模式在中世纪经不住宗教神学观点的冲击，并继而为近代的生物医学模式所取代。

三、近代医学：生物医学模式（实验模式）

15 世纪后半期，在西欧社会，从封建社会开始向资本主义过渡，伴随着文艺复兴，近代科学开始崛起。近代科学有个非常鲜明的标志，它的重要的方法——实验。医学则采取了近代科学的实验方法和手段，探讨人体生命活动的基本规律。其中，对近代医学的进步具有重要意义的是人体解剖学和生理学的确立。解剖学研究形态结构，生理学研究功能，这两大学科的建立为近代医学奠定了重要基础。

1543 年，比利时年轻的解剖学家维萨里发表了《人体的结构》一书，运用解剖刀这一锋利的武器，通过亲自解剖实验，为我们揭示了真实的人体的内部结构，奠定了解剖学的基础。1628 年，英国医生哈维发表了《心血运动论》，提出了血液循环学说。在哈维研究血液循环的整个过程中，从未使用过显微镜，他的结论都是建立在确凿的实验证据基础上的。血液循环的发现，进一步抹去了宗教神学涂在人体上的神秘色彩，使生理学（包括人体生理学和动物生理学）确立为科学。

但在那个时候，科学领域主要是力学获得比较高程度的发展，其他学科，像化学、生物学还处在起步阶段。这样一来，人们自然习惯用机械运动规律和力学原理来说明人体结构和功能。例如，意大利物理学家伽利略用力学原理解释人的下肢为什么比上肢粗大，人的骨骼为什么中空而呈圆形；画家达·芬奇用杠杆原理说明人体肌肉和骨骼的牵拉运动；伽利略的好朋友博雷利出版了《论动物的运动》一书，也用力学规律描述人的行走、奔跑、跳跃、滑冰、举重时的机械运动。

这种对人体机械现象认识的积累，逐渐形成了"人体是机器"的观点，认为无机界和有机界在本质上由相同的物质组成一个同源的机械体系，每种物体都遵循机械规律在运动。比较典型的，当时法国哲学家、数学家笛卡尔（解析几何就是由他创立的）专门写了一本书，书名叫《动物是机器》，认为宇宙是一个大的机械，生物体也是一个精密的机器，人与动物的区别只不过多了几个齿轮、多了几根发条，多了几个零部件，把人看作有灵魂的机器。法国医生拉美特利很赞成笛卡尔的观点，他写了一本书，直截了当，书名叫《人是机器》，认为人体是一架钟表。在当时，将人体看成是钟表和机器的观点相当普遍，甚至有人更形象地说，心脏相当于发条，神经相当于游丝，关节相当于齿轮；还有人说牙齿是老虎钳，肺脏是鼓风箱，胃是研磨机。总的来说，"人是机器"的思想，它以力学与物理学的观点，来解释生命、健康、疾病、死亡。整个人体只不过是一部精密的机器，疾病就是某个或者某些零部件出现了故障和失灵，医生的工作就变成了修修补补，治疗疾病就是修理人体机器。

这一思想随着科学的进步，很快推动了当时的医学朝着理化方向发展，也就是朝着物理学和化学的方向发展，形成了当时医学中的两大非常重要的流派，即医学物理学派和医学化学派，现在都属于还原论学派。随着解剖学和实验方法的进步，生物学的观点最终占据主导地位。在这过程中，产生了一系列重要的成果。18 世纪，意大利医生莫干尼和法国医生毕夏先后分别创立了器官病理学和组织病理学，把健康和疾病与人体的器官与人体的组织本身联系了起来；19 世纪中期，德国医生魏尔啸建立了细胞病理学，把疾病的产生和细胞本身的变化联系了起来；19 世纪下半叶，法国巴斯德、德国科赫创立了病原细菌学，认为某一特定病原生物体(微生物)导致某种特定的疾病。

随着医学的迅速发展，相继建立了解剖学、生理学、病理学、微生物学等医学重要的基础学科，把人体分为系统、器官、组织、细胞以至生物大分子，在不同层次上对人体的结构和功能进行了研究，大大促进了对健康和疾病的认识。由于医学建立在生物科学基础上，以实验医学和病理学等作基础和支柱，从而创立了"biomedicine"这个术语，也就是生物医学。而这种认识、研究医学的思想、方法，也被称为生物医学模式。这种模式的基本观点、基本思想就是立足于生物科学基础上，认为每一种疾病都必然并且也可以在器官、组织、细胞和生物大分子层次上找到可以测量的物理、化学变化，都可以确定生物的、物理的、化学的特定原因，都应该能够找到相应的治疗手段。

生物医学模式反映和表达了近代医学用它的科学性彻底摆脱了过去宗教神学的影响，医学走向了以观察实验为手段，以科学事实为依据，采用分析、还原方法为主的科学道路。特别是近百年来，医学家广泛采用物理、化学等学科的现代理论和技术，对人体及其生命活动机制进行了广泛而又深入的研究，生物医学以分子生物学为带头科学，今天已形成了一个庞大的学科体系。无疑，我们应该说生物医学模式对现代医学发展起到了重要的作用，对人类健康、保健做出了重要贡献,没有生物医学的巨大发展,也就没有现代医学。

但是,话又要回过头来说,我们必须同时看到生物医学模式并不是十全十美的,在现代医学突飞猛进的今天,它的片面性和局限性日益暴露出来了。比方说,单单从生物学角度去考察、去研究人的健康和疾病,只注重人的生物属性,而忽视了人的社会属性;在临床上仅仅注重人的生物功能,而忽视了人的心理功能,包括心理、社会因素的致病作用;在医学研究中较多地着眼于我们的身体、躯体的生理活动过程,很少注意到人的行为和心理活动的过程;思维的形式化往往变为"不是、就是"(不是病,就是健康)。这样的话,对某些功能性、心因性疾病(或者说心理因素引发的疾病),就难以作出正确的解释,更不用说得到令人满意的治疗效果了。生物医学模式的固有缺陷,已不能适应现代医学的发展,也不能适应现代社会的发展,迫切需要向新的模式——现代医学模式转变。

第三节　现代医学模式的产生及其背景

下面我们就来讨论一下现代医学模式的产生及其背景。

一、现代医学模式(生物—心理—社会模式)的提出

早在 1948 年,世界卫生组织就对"健康"下过一个定义:"健康不但是身体没有疾病,还要有完整的生理、心理状态和良好的社会适应能力。"

这个定义实际上就是在呼唤一种新的医学模式的诞生。因为它指出了人的健康不能仅仅满足于不生病,健康应包括身体和精神两个方面,健康的获得需要全社会的共同努力。这是关于健康的一个很积极的定义,它不仅是医学的定义,更是一个社会学的定义。随着社会经济、科学技术的发展,包括现在人们对健康期望值的不断提高,与人类健康息息相关的生命质量的研究,除了生理状态和功能之外,越来越多地包含了心理、社会、人文、生态、伦理道德等要素,而单纯的生物医学模式已无法容纳那么宽泛的内容。

1977 年,美国医学家恩格尔面对现代医学的突飞猛进,回顾了近百年来生物医学模式的发展状况及其带来的弊端,毅然提出了"生物—心理—社会"这一现代医学模式。恩格尔在论文中指出,传统的生物医学模式只是根据病人的身体检查和化验报告,里面一些数字看看是否偏离正常值来诊治疾病,而忽视了心理

和社会因素对这些参数的影响。事实上,心理因素、社会因素对人体的健康和疾病的发生有着重要影响。比如,许多精神病多半是由于心理刺激和社会因素而引发的,要想检测到明显的神经生理和生物化学方面的改变是很难的;再比如,第二次世界大战期间,英国伦敦每遭一次空袭后,社会上就出现一大批病人,这些病人常常患有消化性溃疡和急性消化道出血。所以,恩格尔指出:“生物医学逐渐演变成生物—心理—社会医学是医学发展的必然。为了理解疾病的决定因素,为了实现合理的治疗,为了实现卫生保健的目标,医学模式必须考虑到病人、病人生活的环境和生活因素,以真正消除疾病的破坏作用。”

恩格尔关于现代医学模式的新颖观点很快受到世界各国医学家的重视,也引起了我国学者的关注。1981 年年底,在南京召开了中国第一届医学辩证法会议。这次会议的主题就是:“健康、医学和社会”,着重讨论为了发展我国医药卫生事业,应该如何建立适应我国国情的现代医学模式,并就相关问题展开了积极的讨论,包括对古代医学发展特点的探讨,对近代生物医学模式的反思,对恩格尔现代医学模式的讨论。这次会议推动了学界对医学模式的研究与宣传,产生了很大影响。

其实,古代医学早已注意到心理和社会因素对人体健康和疾病的重要影响。现代医学模式的提出,并不是要用心理和社会因素取代生物因素的位置,也并不否认生物因素的重要性,而是在充分肯定生物因素的基础上,对以往单纯关注生物因素这个不尽合理的框架进行修正、补充,加以完善。也就是说,不再把生物因素当作影响人体健康和疾病的唯一因素,而是把生物、心理、社会因素作为一个三维坐标系,把人的心理活动纳入医学视野,把人的健康和疾病放在社会大系统中去加以综合地、全面地、系统地考察,恢复心理和社会因素在医学中的应有地位,使医学模式更加趋于合理和完善。

二、现代医学模式的背景

现代医学模式的产生不是偶然的,既有内在动因,也有外在动力。

1. 现代医学模式是科学整体化趋势和非线性思维方式的必然结果

科学研究成果日益揭示了世界是个物质的世界、物质及其运动的普遍联系和统一性。比如,尿素的人工合成,填平了在无机界和有机界之间原先认为存在的一条不可逾越的鸿沟;细胞学说的建立,实现了动物和植物之间,他们有着共同的基本结构和功能单位;基因的研究和遗传密码的破译,进一步揭示了人和低等生物的遗传机制的统一性。在医学领域，一方面，学科日趋分化，产生了许多相对独立的新的分支学科，比如病理学。在学科分化过程中，它分化出免疫病理学、遗传病理学、环境病理学、神经病理学等等。再比如像内科学，在分化过程中分化出心内科、消化内科、血液内科、肾脏内科、呼吸内科、内分泌内科、神经内科等等。这些学科采用不同方法，在不同层面，从不同角度，深刻揭示了人体自身的活动规律以及人体与环境之间千丝万缕的联系；另一方面，医学学科在高度分化的同时，又出现了多学科的综合。医学内部学科之间的相互交叉渗透，形成了新的边缘学科，如遗传免疫学就是免疫学与遗传学综合的结果。医学与自然科学之间的相互交叉渗透，产生了如生物化学、生物物理学、医学统计学、环境医学、分子医学等。还有医学与人文社会科学之间的相互渗透交叉，产生了如医学史、医学哲学、社会医学、医学社会学、医学伦理学、医学法学、医学文学、医学逻辑学等，这些学科在传统的生物医学模式的框架中是难以得到发展的。

现代医学模式不仅是科学整体化趋势的必然结果，也是整个科学从单纯还原论的线性思维走向系统论的非线性思维方式的必然结果。医学研究手段的现代化，使对疾病的认识趋向于社会化，在一定程度上摆脱了对个体经验的过分依赖，加强了分工协作，不同专业实现方法上的渗透、思想上的沟通、认识上的互补，为多学科协作攻关，也为心理学家、社会学家参与医学活动提供了可能。

2. 现代医学模式是医学社会化趋势的必然结果

医学早已从个体分散的医疗活动转变为社会分工协作进行的系统医学活动。随着城市化的进程，人们的生产和消费行为进一步社会化，使公共卫生和社会保健问题变得日益突出，人类与疾病斗争日益突破个体活动的局限，增进健康成为全球社会共同关注的问题，也就是说，需要国家政府、社会公众的共同参与，采取相应的社会措施。人口谱、疾病谱、死因谱的变化使得现代医学社会化的趋势不断加强，而现代医学模式则是医学社会化趋势的必然结果。

(1)人口谱的变化　我们首先来看一下人口谱的变化。医学的进步带来了人口谱的变化，降低了婴幼儿的死亡率，也使平均期望寿命增加，这是世界人口总体上增加的一个重要原因；而人口的数量、结构、地区分布的变迁等因素，直接影响到医学的社会服务对象和服务方式的改变，要求医学针对不同人群的需要及时调整医学服务的结构。

就拿人口老龄化问题来说，世界将进入老龄化社会，这是医学面临的一个不容忽视的新问题。老年既有生理特点上的问题，如衰老和抗衰老问题，更有老年心理和社会问题。老年的心理问题与社会问题是密切关联在一起的。心理衰老

(或者说精神衰老)是促进加速生理衰老的重要原因,而心理衰老又与社会问题(主要是社会矛盾)有重要关系。过去生物医学所研究和解决的衰老问题重点往往放在生物学上的生理衰老,而很少关注心理衰老的问题。随着老龄化社会人口谱的变化,与生理衰老密切相关的心理与社会问题将成为医学的崭新课题。

此外,社会上残疾人群的增加,优生优育问题的凸显,城市人口迅猛增长所带来的诸如环境污染等问题;同时,医学的社会放置重点发生了分化与转移,或者说,对医学提出了更高的要求。医学要注重提高人的生存质量,不能单纯满足救死扶伤;而救死扶伤又要以提高人的生存质量与服从社会公益为前提和目标。

(2)疾病谱的变化　疾病谱的变化在很大程度上反映了近现代医学发展的道路和成就,也折射出现代医学面临的新问题、新挑战。第二次世界大战之前,也就是20世纪50年代以前,人类的疾病是以群体性疾病(也就是传染病)为主,如天花、霍乱、痢疾,以及营养缺乏疾病等。通过医学的发展,许多曾经吞噬过无数生命的烈性传染病,有的已经得到控制,有的也近乎消灭,如天花就是人类战胜的第一个烈性传染病,一般的传染病和感染性疾病也已明显减少。但是,另一方面,像代谢性的一些疾病、功能性的一些疾病,也就是与心理、社会因素明显相关的(一些代谢性疾病),如心血管疾病、恶性肿瘤、糖尿病、免疫性疾病、遗传缺陷病,却在不断上升。在某些地区、某些年龄阶段的心理病症和精神疾患几乎成为多发病和常见病。

有资料表明,在引起疾病的各种因素中,人的生活方式和行为因素占48.9%,生物因素占23.2%,环境因素占17.6%,保健服务因素占10.3%。可见,生活方式和行为因素加上环境因素占了整个病因的60%—70%。以赌博为例,大家知道,赌博不仅严重危害社会,也造成自我身心健康的极大伤害。据说赌博至少可以引发十大类疾病,比如,因赌博而不按时吃饭,引起胃溃疡、胃炎等;赌博常关闭门窗,加上室内吸烟,从而造成呼吸系统疾病;赌博往往高度紧张,精神常受到大起大落的刺激与应激而引起高血压、脑出血等;又常因赌博时坐姿不当、阳光照射量少可引起颈椎病、腰椎病、坐骨神经炎、骨质增生等;还由于高度紧张、失眠及不按时休息而引起神经衰弱、精神恍惚等;生殖系统疾病有子宫后倾、男性阳痿、生殖功能下降;眼科青光眼;传染性疾病如肝炎、结核;由于赌博,还导致社会性疾病,如打架、斗殴导致各类损伤;因无法偿还赌债而导致自杀。

从这个例子当中我们可以看到心理、社会因素,人的生活方式、行为对人类健康和疾病的作用。微生物学家、病理学家杜博伊斯曾说过:“最健康的人,往往是哪些人呢？最健康的是那些在婚姻、家庭、工作等都能胜任，愉快、充满如意和满足的人。如果婚姻受到波折，或者觉得工作是摆脱不了的负担，或者觉得事业茫茫、障碍重重的人，他生病的机会也就大了。”总的来说，人们越来越认识到，光用生物医学来解释和防治疾病远远不够了。

记得是2003年吧，全球性的非典（SARS）流行，再次给人类敲响了警钟，人类不可能消灭所有的疾病与病痛，当某种生活方式还存在时，人类就有患相关疾病的可能。面对这种情况，单纯生物医学模式的诊治手段和药物常常显得束手无策。人类疾病谱发生的深刻变化集中反映了两大问题：心理、社会因素在致病因素中的比重越来越大，在疾病防治中的作用也越来越大，从而传统生物医学模式的转变也就成了历史的必然。

（3）死因谱的变化　再来看死因谱的变化（或者说死亡顺位的变化），也从一个侧面反映了心理和社会这些因素日益影响到人类生命、健康和疾病。历史上，由细菌、病毒等微生物引起的疾病，如霍乱、天花、鼠疫、肺结核等等这些急性和慢性传染病，曾无情地吞噬了成百万、上千万人的生命。1900年，美国死因谱的前四位是流感（包括肺炎）、结核、胃肠炎和心脏病。1954—1959年，我国死因谱中的前四位是呼吸系统病、急性传染病、结核和消化系统病。由于这些疾病的病因主要与生物因素有关，生物医学模式的概念对于这类疾病是完全中肯的。当这些疾病构成对人类健康最严重威胁时，一般我们也不会去怀疑生物医学模式的正确性了。

然而，随着社会的发展、医学的进步，人类死因谱发生了明显的变化。20世纪上半叶发明了预防接种、灭菌灭虫和抗菌药物，生物医学战胜了许多急性和慢性传染病。新中国成立前，传染病占我国死因谱的第一位，目前已下降到后几位。目前占据死因谱前几位的是脑血管病、心脏病、恶性肿瘤等。这些疾病也都与心理、社会因素有关。

三、人体生理与心理活动

人体的健康与疾病和人的心理活动密切相关。下面着重谈一下人体生理与心理活动。随着社会经济的发展、生活水平的提高，人们对健康的要求越来越高，不再光满足于不生病，而是更积极地、更主动地要求提高健康水平和生活质量，还要求和谐的人际关系和社会心理氛围。

人的健康和疾病不但与自然环境、社会环境密切相关，而且与人的心理活动有关。人的生命活动包括生理活动和心理活动,这两个方面是相互联系、相互制约的。人的生理活动一般是指人体在复杂的结构基础上所发生的一切机械的、物理的、化学的、生物的各种运动的总称。说到人的心理活动,那更是丰富多彩了,包括感觉、知觉、记忆、想象、思维、情绪、意志等心理过程和兴趣、爱好、能力、气质、性格等个性特征。

在中国古代的医学和哲学著作中,包含着许多对心身关系的辩证认识,如"心主神明""形神相印"等思想。《黄帝内经》是我国现存最早的医学奠基之作,其中早已阐明了外感于"六淫"(风、寒、暑、湿、燥、火)和内动于"七情"(喜、怒、忧、思、悲、恐、惊)的相辅相成与协同作用的思想,在治疗和预防上主张"治神入手""治神为本""主明则下安,以此养生则寿"等观点。古希腊学者,像柏拉图、亚里士多德、希波克拉底等的著作中也有不少有关精神与躯体相互作用以及强调心理治疗和医患关系等问题的论述。

从哲学角度来说,生理和心理是一对重要范畴,是一种辩证关系。生理活动决定心理活动,人的心理活动首先有赖于人脑这个特殊的物质,离不开大脑皮层的正常结构和功能。大脑生理活动的异常,明显影响人的心理活动。大脑出了问题,会引起心理活动障碍,比如大脑两半球肿瘤会使患者处于痴呆状态;大脑功能障碍严重时,甚至导致心理活动无法进行。其次,人的心理活动还依赖于全身各器官系统生理活动的正常进行,据说造血器官功能障碍(比如贫血)会引起大脑功能障碍,这一生理变化又会引起感情淡漠、反应迟钝等心理变化。许多慢性病常常伴有一些神经官能症的心理活动障碍,出现各种症状。中医早就指出,人的情态活动与内脏功能密切有关,有所谓"心之官主思""人有五脏化五气,以生喜怒悲忧恐"之说。

生理活动决定心理活动,而心理活动反过来也影响生理活动,引起人体生理改变。人的心理活动一般通过情绪(比如喜悦、气愤、不安、苦恼、紧张、惊异等内心感受),影响着人体内脏器官。在人的情绪活动下,会表现出各种各样的生理反应。高兴的时候,肾上腺分泌增加,出现呼吸加速、加深,心搏加快、加强,外周血管舒张,血压增高,血糖和血液含氧量增加,因而满面红光;惊恐的时候,呼吸会出现暂时的中断,外周血管收缩,脸色发白,出冷汗,口干,手脚发冷,毛骨悚然,不寒而栗,心惊肉跳,坐立不安,而且会抑制胃肠蠕动和消化液的分泌,引起食欲的减退,甚至引起休克。

人的健康和疾病与心理活动有着密切关系。平时常常说"人逢喜事精神爽""笑一笑,十年少",积极的情绪可以增进健康,延缓衰老;平时又说"愁一愁,白了头”，这就说明消极的情绪会损害健康，长此下去，积忧成疾。有人把有害的心理活动形容为一颗“定时炸弹”，它能造成我们躯体对疾病的易感状态(即容易生病)，有些人在经历了大量的生活变故以后，不良的心理因素使躯体对疾病都有较高的易感性。

所以我们说，心理因素可以致病，心理因素也可以治病。心病还需心药医。不仅药物能治病，良好的心理因素也有利于疾病的治疗和身体的康复，甚至有些疾病单靠药物难以治愈，而必须使用心理治疗才能见效。

总的来说，人作为一个生物体，有着复杂的生理过程，人的健康和疾病受到自然环境的制约和自然规律的支配。但是，人又不同于一般的动物，他不是一个单纯的生物体，而是一个有意识、有思想，有动机、有目的，能从事创造性劳动、追求理想生活的社会人，人有着丰富的心理世界和复杂的社会活动，所以人的健康和疾病又受到社会环境的制约和心理互动的影响，受着社会规律和心理规律的制约。生物因素、心理因素、社会因素在人的统一的生命系统中相互联系，共同作用。虽然有时某一因素是致病的主要原因，但决不意味着可以忽视其他因素的作用。人的健康和疾病，不仅与自身的素质、遗传有关系，而且与自然因素、社会因素、心理因素有关。所以，世界卫生组织认为:“健康乃是身体上、精神上、社会适应上完好的状态，而不仅是没有疾病或虚弱”。

第四节　现代医学模式的意义及其深化

一、现代医学模式的意义

1. 现代医学模式更加准确肯定了生物医学的当代价值

现代医学模式绝不是对传统的生物医学模式的全盘否定，而是一种“扬弃”。它在强调心理、社会因素的时候，是以肯定生物因素为前提的。它让人们既认识到生物因素是理解生命活动、健康和疾病的基础，却又不能将生物因素放在唯一的地位。生理活动与心理活动是伴行的，而且是相互作用、相互影响的。疾病既损伤生理功能，也是造成不良心理的重要原因之一。不良心理活动也会导致生理反应，乃至引起疾病。当然社会因素对健康和疾病也是密切相关的，所谓社会因素，并不仅仅是指人所处的社会环境，还包括个体的社会实践、社会角色、社会职业、文化素养、生活行为、人与人之间的关系等，从而综合地体现出“人是一切社会关系的总和”,而社会因素对健康和疾病的影响,最终是通过人体心理和生理变化而发挥作用的。如果不具体分析生物因素,就难以准确地把握生物、心理、社会之间的相互作用,难以对健康和疾病做出正确的判断。

总的来说,现代医学模式是把生物、心理、社会三大因素作为一个三维坐标系,只有把生物因素放在这一坐标系中,才能更准确地判定它的地位和作用。只有把人的健康和疾病问题置于社会系统中去理解,把生物的人放在他的社会关系中去理解,这样,人才是现实的、完整的、活生生的、社会的人。

2. 现代医学模式促使了医学基本观念的深刻转变

现代医学模式促使单纯的人体健康观念转变为与心理相协调、同社会相适应的身心健康观念;促使特异性的病因观念转变为综合性的病因观念,即便是特异性病因的疾病,同样不能忽视心理、社会因素在其发生、发展中的作用。例如,结核病是由结核杆菌引起的疾病,但在古代是富贵人的疾病,工业化时期是贫困者的疾病,现代社会中却是经济与知识贫乏者的疾病。其中的社会因素有显著的差别。现代医学模式也促使特异性的病变观念发生了转变,转变为一种整体与局部相统一的系统整体观念;促使特异性的疾病防治观念发生了转变,转变为一种健康教育、社会预防、临床治疗与社会康复相统一的防治观念。现代医学模式破除了生物医学模式的局限性,恢复了心理、社会因素在医学研究中的地位。

3. 现代医学模式促进了医学实践领域的崭新变化

现代医学模式把生物学的人置于社会关系之中,全方位探求影响健康和疾病的因果关系,极大地推动了医学实践领域的新探索。比如,在医学科研实践中,科研项目选题和研究方法发生了重大改变,也就是专业问题结合世界科技前沿的最新理论、技术与方法,瞄准世界科技前沿,实现跨越式发展。积极参与国际合作与竞争,注重知识产权和产品、市场开发;在医疗服务实践中,偏重个体防治转变为更加重视群体的健康防治,单纯的治疗服务转变为预防和治疗相结合,单纯的技术服务转变为心理和精神关爱相结合,单纯的医院内服务转变为医院内外相结合,单纯的医疗处方转变为与社会处方(如生活方式指导、卫生健康干预等)相结合;在医学教育实践中,由单纯的医学卫生保健知识为主体的小基础教育观转变为以医学卫生保健知识、自然科学、技术科学、工程技术、人文社会科学相结合的大基础教育观。这就要求我们的医学教育注重医学生的科学精神、人文精神和创新精神的培养;在医学管理实践中,增强发展战略意识,用系统观念、人本观念、开发观念,统领人力、物力、财力,增强科学决策、系统协调、后勤服务等现代意识,努力开拓医学创新的新领域。

总的来说，现代医学模式不仅是个理论，也是一种实践，已从观念的转变走向实践的转变，并在每个医务工作者、每个医学专业领域和相关部门的实际工作中产生了深刻影响。

二、现代医学模式的深化

现代医学模式是现代医学发展的产物，它并不是一成不变的，它随着现代医学的发展应运而生，也必然随着现代医学的发展而发展。

近些年来，我国有些学者对现代医学模式进行了再思考，比如，有的提出了“人文、社会、生物医学模式”。认为单纯从生物医学模式出发，医学只能看到的是人生的“病”，而用现代医学模式看到的是生病的“人”。我们更需要的是生物、社会、人文的医学模式，它比生物、心理、社会医学模式有更深刻的内涵和更广阔的视野，更能体现医学的人文与社会科学属性，更具有开放性。

也有的学者提出了“大生态医学模式”，认为大生态意识是全球战略的基础和核心，医学的背景应扩展到人与其生存和发展的自然、社会生态环境的和谐适应。道德本位也应从传统的患者个体本位、健康群体本位，向人类整体本位，也就是大生态本位(或者说生存环境本位)转变；医学要把维护大生态平衡，把优化人类生存环境作为更加根本的目的。这样，我们就要从单纯相关疾病的诊治、相关因素的防治走向生存环境的优化。

还有的学者提出了“生物、心理、社会、伦理(道德)医学模式”，认为健康不仅包括身体、心理和社会方面的完好状态，而且还包括人与自然、人与人和人与社会的和谐发展，以人为本，运用医学伦理学、生命伦理学、生态伦理学等方法，正确处理好公平与效率、社会与生态等关系，提倡建立具有医学科学特征又具有鲜明伦理特征的医学模式。

总之，随着医学的发展和社会的进步，人们对医疗服务需求提出了更多、更高的要求。医学科学不断发展的同时，也推动了医学模式的不断深化，实现医学模式的新发展，也是当今医学发展中的重要问题。

第六章　生命科学与医学的发展

汤其群

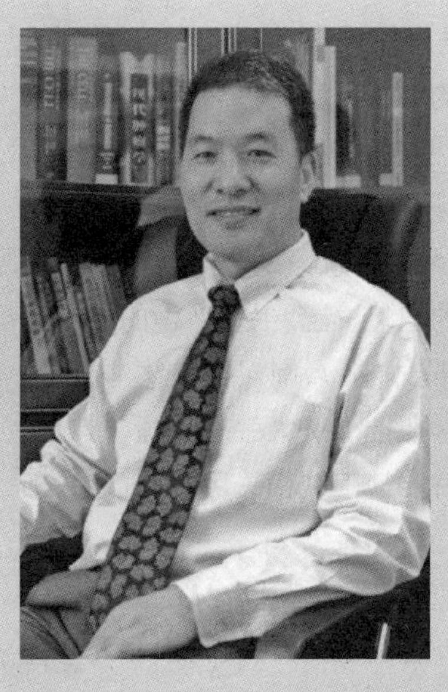

汤其群

教授，博士生导师。1990年毕业于上海医科大学法医学系，1995年获得上海医科大学生物化学与分子生物学博士学位，同年赴美国 Johns Hopkins 大学医学院生物化学系做博士后研究。2002年受聘为 Johns Hopkins 大学医学院儿科内分泌系助理教授兼生化系助理教授。2005年6月辞去美国的职位，全职受聘于复旦大学。曾任复旦大学上海医学院副院长，生物化学与分子生物学系主任，上海生物化学与分子生物学会副理事长，中国医学生物化学与分子生物学协会副理事长。现任复旦大学基础医学院院长，生物医学研究院副院长，代谢分子医学教育部重点实验室主任，以及中国生物化学与分子生物学协会副理事长。

为第二批教育部“长江学者奖励计划”特聘教授(1999)，国家自然科学基金委“杰出青年基金”获得者(2006)，国家重大科学研究计划“干细胞定向分化的基础与临床应用研究”的首席科学家，2005年入选上海市首批“医学领军人才”，2007年入选上海市领军人才并被评为优秀学科带头人，2009年入选国家“百千万人才计划”国家级人选，2010年被 Johns Hopkins 大学生物化学系聘为兼职教授(Adjunct Professor)，被美国中华医学基金会评为 CMB 杰出教授。

主要从事研究脂肪细胞发育分化的机制和肥胖的成因，以及有效地控制肥胖的方法。发表论文60余篇，多数在*PNAS*、*GENES & DEVELOPMENT*、*MCB*、*MCP*、*JBC* 等杂志以及 SCI 收录杂志上发表。曾获上海市科技进步一等奖，卫生部科技进步一等奖，国家科技进步二等奖，“霍英东优秀青年教师”一等奖(生物类)和谈家桢生命科学创新奖。

同学们,大家好!

今天我们来聊一聊关于生命永恒、再生及其相关的医学和伦理的话题。

对生命永恒的追求贯穿着人类发展的历程。在古埃及,人们笃信人是由躯体和灵魂组成的,人死后,其灵魂不会消亡,只要保存住肉体,让灵魂有栖身之处,死者都能转世再生。所以,法老王等死后,均制成木乃伊,将躯体保存下来,作为对死者永生的企盼。在我们中国古代,几乎历代皇帝都在追寻着长生不老的药方,比如,秦始皇就曾派方士徐福带领千余名童男童女入海寻求长生不老药。

一、克隆的概念、应用前景和伦理学问题

如今,随着生命科学与医学的迅猛发展,人类的生存时间和生存质量得到了大幅提升,尤其是近年来克隆技术等的产生和发展给人们带来了新的关于生命永恒的思考。

克隆是英文“clone”或“cloning”的音译,而英文“clone”则起源于希腊文“Klone”,原意是指以幼苗或嫩枝插条,以无性繁殖或营养繁殖的方式培育植物。现代医学上,克隆是指利用生命及生物技术,由无性生殖产生与原个体有完全相同基因的个体或种群。

对克隆的概念大家现在是非常熟悉了,如今克隆技术已展示出广阔的应用前景。主要包括:第一,培育优良畜种和生产试验动物;第二,生产转基因动物;第三,生产人胚胎干细胞用于细胞和组织替代疗法;第四,复制濒危的动物物种,保存和传播动物物种资源。尤其在医学方面,克隆技术的发展在治疗糖尿病、中风、癌症和艾滋病等方面,有希望改变现有的器官移植理论和治疗手段,给人类带来福音。

从 1952 年成功克隆北方豹蛙后,经过半个多世纪的发展,哺乳动物的克隆技术目前已完全被掌握。但是,是否可以通过克隆人技术达成人类生命的永恒呢?伦理问题是不可逾越的鸿沟,主要涉及以下几方面的问题。

首先,克隆人研究还存在很大风险。我们说克隆技术还存在偶然损失核内遗传物质的风险,比如说克隆羊多利是英国科学家经历了 227 次失败后才获得成功的一例,而且多利羊最后是因为早衰而死亡。我们知道正常绵羊能活 12 年左右,而多利羊只活了 6 岁。

第二个人类学的问题是,克隆人违反生物进化的自然发生规律。人类的进

化是人类的自然选择,当然在人类繁殖过程中,两性生殖是自然选择的结果。克隆人将两性生殖倒退到无性生殖,这本身就违反进化规律的。

第三个方面,克隆人将扰乱社会家庭的正常伦理定位。与现有人类繁殖的两性生殖模式所不同,克隆人只具有与单亲一模一样的遗传性状,这就意味着只要有女性存在,人类的生殖繁衍就可继续。

所以,2001 年前后,各国均通过立法或声明禁止、反对克隆人的实验。

二、再生医学的前沿研究

现有的技术和知识体系告诉我们,生命不能永恒,人体不能被克隆,但是器官、组织和细胞是否可以再生,是否可以通过生命科学和医学的手段尽可能延续生命的长度? 答案是肯定的。

再生医学是现今生命科学与医学领域又一重要的前沿。对于机体的再生和疾病的治疗,人类从远古时代开始就充满了美好的期待。东西方文化中有很多关于生命再生的美丽传说。例如,古希腊神话中普罗米修斯因为偷窃火种传播于人类而触怒了天神宙斯,宙斯将他锁于高加索山脉的顶峰,每天让老鹰啄食他的肝脏。但是,普罗米修斯的肝脏每天都可以再生出来,这样日复一日,虽然接受惩罚而不死。我们中国神话中哪吒的再生,传说是用太乙真人的金丹作为种子,以莲藕作为支架,使得哪吒的生命得以复活。这些传说代表了人类对于器官再造、生命再生的美好愿望。

再生医学的概念起源于蝾螈和壁虎等动物,它们在断肢或断尾的时候,能够迅速启动再生机制,从而长出新的组织。人的年龄的增长会增加器官的衰老,目前对器官移植的需求也是逐渐增大。

三、干细胞的研究

在再生医学研究中最重要的就是干细胞,因为它是产生人生命当中各类组织与器官的核心。

同学们都知道细胞是每个生命体的基本单位。就人体而言,我们每个人都是由 200 多种细胞组成的,包括皮肤细胞、心肌细胞、神经细胞、红细胞等等,每种细胞都发挥着各自的功能。而科学家们研究发现,在人体里面有这样一群细胞,它本身不具有特定功能,但是它能分化为一种以上具有特定功能的细胞,这种细胞事实上就是干细胞。目前较为宽泛的定义就是：如果一个细胞它既能自我繁殖更新，又能分化成下游一种以上的不同细胞，这种细胞就称为干细胞。目前认为在我们人类几乎所有的器官里面都存在干细胞，这种细胞就是成体干细胞。比如神经干细胞、造血干细胞、皮肤干细胞和肌肉干细胞等。从目前的研究来看，不同组织（器官）的干细胞对于我们人体各自组织器官的自身稳态的维持、细胞更新与受损后的修复都是非常重要的。

干细胞的研究最早出现在20世纪60年代。1959年，美国首次报道了通过体外受精技术繁殖动物。1968年，爱德华兹（Edwards）和巴维斯特（Bavister）在体外获得了第一个人的卵子。1978年，第一个试管婴儿路易斯·布朗（Louise Brown）在英国诞生。干细胞应用于临床治疗则始于1968年，当年完成了世界上第一例骨髓移植术，而骨髓中发挥有效治疗作用的成分就是造血干细胞。现在干细胞研究非常迅速，不仅是生命科学与医学研究中重要的组成部分，目前也广泛地应用于临床治疗。

四、干细胞研究所涉及的伦理学问题

经过多年的研究与知识积累，目前科学家把干细胞主要分为两大类：一类是多能干细胞，一类是成体干细胞。多能干细胞主要是指偏向于早期胚胎的干细胞，它们可以发育成为我们人类个体。当然在已经发育成熟的人体中，也就是像同学们和我这样的个体中是不存在多能干细胞的。存在于我们这样的成熟个体中的干细胞是成体干细胞，成体干细胞现存于我们的各个组织器官中。

多能干细胞主要包括两大类：胚胎干细胞和诱导多能干细胞。我们都知道人类是从精子和卵子结合以后的受精卵发育而来的，这一个最原始的细胞就被称为全能干细胞。一个受精卵一分二，二分四，四变八，最终（分裂）发育成为复杂的人类个体。如果我们从受精卵发育分裂到形成1—200个细胞中间，取出一个细胞来，这个细胞未来有可能发育成一个个体的所有细胞，这类特殊的细胞，被称为胚胎干细胞。胚胎干细胞能够在体外无限地培养繁殖，还能定向分化为我们所需要的各个组织器官的特殊细胞，如神经细胞、肝脏细胞、心肌细胞、视网膜细胞等等。这就给未来各类器官的治疗提供了无穷无尽的细胞基础。现在我们可以从任何一个人类早期胚胎中取出这一小部分细胞建立胚胎干细胞系。

建立这些胚胎的来源主要有三个：①（自然和人工）流产的胚胎；②辅助

生殖剩余的胚胎；③通过体细胞核转移术得到的胚胎。但是，从这些胚胎来建立这个胚胎干细胞，我们面临的问题是：不管哪个来源取得这些胚胎，提取胚胎干细胞必须破坏一个未来可能发育成一个人类生命的胚胎，这一点引起了人类伦理学方面的极大争议。我们在建立胚胎干细胞系的时候是不是等同于杀死了一个生命？英国早在 2000 年底就通过立法，允许克隆早期胚胎进行胚胎干细胞研究，胚胎研究以 14 天为界限，即 14 天前的胚胎可用于干细胞研究，14 天以后就不行。我国科技部和卫生部于 2003 年 12 月联合发布的《人胚胎干细胞研究的伦理指导原则》中也规定胚胎干细胞研究不能超过胚胎发育 14 天。

为什么 14 天前的胚胎可作为研究对象呢？根据胚胎学的大量研究表明，14 天以前是形成双胞胎的最后界限；而且，14 天前主要形成胚胎外部组织，被称为外胚层。特别重要的是，“原胚条”尚未出现。原胚条的出现意味着胚胎细胞开始向各个组织和器官发育分化，表现出各自的特殊性。比如，可以发育为脊椎骨和神经系统等。由此看来，14 天前后的胚胎有明显的不同。一般认为，14 天前的胚胎还是既无感觉又无知觉的细胞团，尚不构成道德主体，对其进行研究并不侵犯人的尊严。

有什么方法能够避免这样的伦理学问题，又能得到像胚胎干细胞一样神奇的细胞，用来生产我们需要的各种组织器官的细胞呢？

2006 年，日本科学家山中申弥率先报道了运用四种外源基因，可以把普通成年细胞诱导成为与胚胎干细胞一样的细胞，这种细胞无论从形态上还是从功能上都与胚胎干细胞非常的相近。他把这种细胞命名为“诱导多能干细胞”。诱导多能干细胞的出现完全避免了破坏人类胚胎的伦理学压力。另外一方面，诱导多能干细胞可以非常便捷地产生于每个人自己的细胞，由此产生的诱导多能干细胞及由它分化出的各类细胞都属于个体本人，避免了细胞治疗过程中可能出现的异体免疫排斥的问题。这些都使得再生医学的研究获得了巨大的突破。山中申弥博士也因此获得了 2012 年的诺贝尔医学奖。

目前，世界上很多实验室都在开展胚胎干细胞和诱导多能干细胞的研究，是当下的研究热点之一，所以干细胞的发展也很迅速。例如，以往人类神经系统和心脏系统的细胞都很难获得，现在通过干细胞技术就可以获得这类细胞，并且去研究它们的生理及病理机制。还可以通过干细胞技术建立人类的三维神经组织或心肌组织，并将这些组织移植到体内，观察它们与人体组织的整合效果及对某些疾病的治疗效果等。

除了多能干细胞外，各个组织器官都含有成体干细胞，这些成体干细胞的研究也构成了干细胞生物学的另一重要部分。各个组织器官的成体干细胞具有各自的特点，他们形状各异、功能不同。例如，造血干细胞负责血液系统内所有细胞，像红细胞、白细胞及淋巴细胞等(的生产)；肌肉的卫星细胞在肌肉损伤后生成大量骨骼肌细胞负责肌肉的修复。成体干细胞往往数目比较稀少，难以从人体内大量获得。如何在体外培养，如何维持它们和在体内相近的功能，如何在体外大量扩增都是非常重要的问题。对于各个组织器官的干细胞研究，包括他们的生存环境，干细胞特性的维持、分化，以及如何应用于疾病治疗方面也是研究热点。

除了干细胞的基础研究外，干细胞技术也被迅速地应用于疾病治疗。造血干细胞、脐带血干细胞移植已经被大量用于治疗某些血液系统疾病。除此之外，临床上也通过干细胞治疗骨骼、皮肤等的损伤。而通过各类成体干细胞治疗心肌缺血、肌肉疾病、糖尿病、肝硬化等也正在积极地进行临床测试。有研究者成功利用胚胎干细胞改善两种老年衰退性眼病，其他研究则通过诱导多能干细胞来治疗与年龄相关的视网膜退化疾病，也有研究利用胚胎干细胞分化的视网膜色素上皮细胞治疗视网膜疾病。而运用间充质干细胞治疗神经系统疾病、自身免疫性疾病、肝硬化腹水、心肌梗死等也取得了非常好的效果。

虽然干细胞研究对于治疗人类疾病、实现组织器官再生的梦想来说有光明的前景，但是科学家们还面临许多没有解决的难题。例如，对于成体干细胞来说，细胞数量非常少，如何找到(这些成体干细胞)、提取和扩增这些细胞，如何在体外维持他们的干细胞功能仍需要进一步探索。不同干细胞治疗不同疾病的效果如何？具体疾病该使用哪种类型的干细胞？胚胎干细胞和诱导干细胞虽然可以分化为众多细胞类型，但是如何提高这些干细胞定向分化效率？如何分离纯化，获得所需的特殊类型细胞？如何解决不同干细胞移植后的免疫排斥反应？而干细胞要想更好地应用于临床，非常重要的一个问题就是移植后的各类干细胞通过干细胞定向分化的功能，细胞如何与接受移植的组织、器官实现完美整合？采取怎样的方式促进这种完美整合，进而高效地促进受损组织和器官的再生？都是目前干细胞研究工作者潜心研究的重要问题。

干细胞研究的目标是治疗绝大多数药物不能治疗的疾病，包括神经退行性疾病、糖尿病、慢性心脏病、肾脏病、肝脏病、肿瘤和艾滋病等；各类人类组织与器官的再造与移植，可以为人类的健康事业做出巨大的贡献。然而除了上述干细胞研究方面需要攻克的技术难点外，与很多科学技术一样，干细胞研究面临的伦理问题也是不能逃避的。如何在不违背社会伦理的基础上，更好地将以干细胞为核心的再生医学技术应用于临床，是研究工作者面临的巨大挑战。

第七章　干细胞研究和应用中的伦理问题

朱　伟

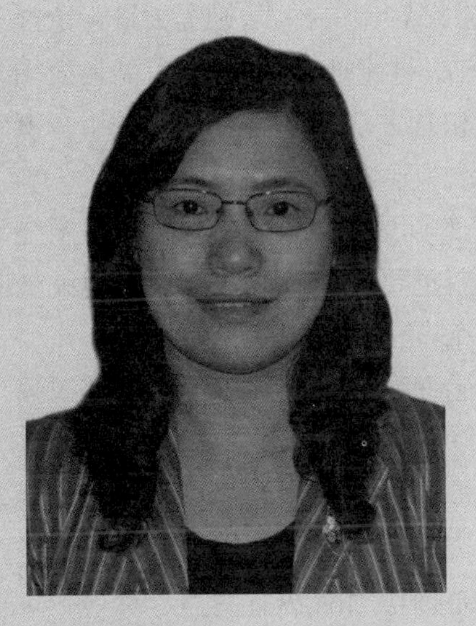

朱伟

复旦大学马克思主义学院副教授，生命伦理学专业博士。现任上海临床药物研究中心独立伦理委员会主任委员，国家南方基因中心伦理委员会副主任委员，复旦大学生命科学院等多家机构的伦理委员会委员，自然辩证法研究会生命伦理学专业委员会常务理事，上海市伦理学会理事，美国国立卫生研究院（NIH）International Research Ethics Education Program 评委，*Developing World Bioethics* 杂志评委，以及《医学与哲学》杂志编委。

曾主持国家哲学社会科学基金资助的"医患信任的社会和道德基础研究"、上海市哲学社会科学基金资助的"中国社会转型时期知情同意模式研究"，以及卫生部资助的"保护基因隐私，反对基因歧视"、美国国立卫生研究院（NIH）"中国伦理审查委员会现状评估"等课题。近年来的研究主要集中于医患信任关系、知情同意、遗传伦理、研究伦理，以及健康权与卫生资源公平分配等专题。

同学们好!

目前生物医学(技术)的进步已经到了令人炫目的地步,我们不但能更有效地诊断、治疗和预防疾病,而且有可能操纵精子、基因、受精卵、胚胎。我们甚至还可以复制生命,使生命再生,或制造生命。那么,医学和生命科学进步赋予了我们力量,我们可以随意使用和操纵吗?我们是否应该对此进行控制?如果应该控制,那么什么样的控制是有效的呢?

一、生命伦理学:问题及其方法

这些疑问就是伦理学的思考。如果说科学主要解决能不能的问题,那么伦理学就来解答应不应该的困惑。而对"是否应该"答案的探索,则需要进行论证或反论证,需要提供理由。提供这些理由的方法可能是归纳的,也可能是演绎的。所以,生命伦理学就是运用伦理学的理论和方法,对生物医学领域的诸多事实和问题,提供理论依据,进行论证,或者提供政策建言。

当然,当今生物医学的发展已提出了诸多的问题。今天我们在此只是围绕干细胞相关技术和应用来讨论伦理问题,我们着重要从三个方面来讨论,也就是从人类胚胎的道德地位、治疗性克隆和生殖性克隆三个方面进行。

大家知道,人类胚胎干细胞具有与早期胚胎细胞相似的形态特征,它有很强的分化能力,可以无限增殖并分化成为全身 200 多种细胞类型,并进一步形成机体的所有组织、器官。目前胚胎干细胞的来源有四个:人工流产、人工生殖多余的胚胎、体细胞核移植制造的胚胎,以及为研究使用由捐赠者捐精卵制造的胚胎。伦理问题的产生和争论也都与对人类胚胎的利用和操纵有关。

所以,人类胚胎干细胞凸显的第一个伦理问题也就是人类胚胎的道德地位认识以及如何对待的问题。

二、胚胎的道德地位

如何看待人类胚胎的道德地位,争议比较大,大致有三种观点。

1. 极端自由主义的观点:胚胎不是人

第一种是极端自由派观点。它认为,胚胎不是一个人,不具有道德地位。如果胚胎是人,他就会有意识,而胎儿显示没有自我意识和反思能力,因而也就没有生命权。胚胎的生命完全有赖于母体,是母体身体的一部分,因而,哪怕孕后期，胎儿也不具有道德意义上的人格，或者我们有资格称为“person”这样的人。有些极端自由派甚至还把胚胎看作就是一块组织，比如说他们认为堕胎就像割阑尾一样，或者就像去理发店剪一个头发。所以，他们（极端自由派）会认为，对胚胎进行任意的操作和处理，无关紧要，不涉及任何道德问题。

但是，大家可能注意到，极端自由派把推理能力和意识作为人的必要的条件，甚至他们中还有的人排除了胎儿感知疼痛的能力。这样的论证会导致一个非常危险的结论，即把婴儿排除在人之外，从而为杀婴行为提供合理性的辩护。所以，极端自由主义立场得不到大部分人的支持，因为它本身就是“反直觉”。

2. 极端保守主义的观点：胚胎是人

第二种观点是极端保守派的观点，他们对胚胎道德地位的认识截然相反。他们认为胚胎是人，并赋予与人同等的道德地位。他们认为从受孕的那一刻起，受精卵就拥有了人的一切权利，所以，胚胎拥有完全的生命权，销毁胚胎或堕胎就是夺去无辜的生命，也就是等同于杀人。

保守派对极端自由派有一个非常有力的反击，它说，如果胚胎不是人，那么你能找到从胚胎到人发育的连续过程中，具有道德意义的分界线吗？如果找不到，那么只有两种办法，要么把早期胚胎提升到婴儿的地位，要么把婴儿降低到早期胚胎的地位。但是没有人愿意把婴儿降低到早期胚胎的地位，所以，只能把胚胎（或胎儿）的地位上升到婴儿。

保守派把胎儿的生命权提前到受精卵，也与人们的道德直觉相违背。因为尽管从胚胎到新生儿是连续发展的，但是我们仍然认为胚胎和人是有区别的，就如植物和种子之间是有区别的，我们不能把一颗种子说成就是一株植物。

而且我们可以用一个“反直觉”的个案来反对这种论证。比如说，如果一家不育诊所失火，里面有一个 5 岁孩子，还有一个盛有 10 个胚胎的盒子，如果火势很猛，时间不多，只能二择其一，那么我们应该去抢救这个 5 岁孩子，还是去抢救这个盛有 10 个胚胎的盒子？保守派显然不能回答这个问题，但是我们的道德直觉告诉我们，这个答案是毋庸置疑的。而且保守派对论证，对胎儿权利的论证局限于其自然特性，而无视人的社会属性，所以这样的观点也不具有说服力。

当然，我们前面所说的两种观点，极端的自由派的观点把胚胎看做是组织，或极端保守派的观点把受精卵看做是人，都是极为少数的。一般来说，大多数人都是倾向于自由派一点，或者倾保守派一点。倾向于自由派一点他会主张母亲的权利多一点，而倾向于保守派的会把胚胎的利益或权利强调得多一点。

这两种极端的观点之中，还有第三种观点，那是介于这两者之间，我们可以称之为温和派。

3. 温和派的观点：胚胎是潜在的人

这种观点说，即使胚胎不是人，但他还是一个潜在的人，具有发展成重要的、与道德相关的人的属性。虽然目前它不具有“person”这样人格的属性，但是你只要提供生存的条件，就可以成为人。胚胎的这种潜能性，就使它区别于阑尾或其他身体组织，但同时也区别于具有人格的人。

由于人类胚胎不具有人的伦理地位，也不具有与人一样的价值，毁掉胚胎就不是“杀人”。但与此同时，我们又承认它确实享有一定的道德地位，因而只有出于重要的原因，毁掉胚胎才能得到辩护。

基于这样的分析，对待胚胎应该有一定的尊重，处置它有一定的程序和要求。比如说，人类胚胎用作研究必须是体外的；胚胎的研究不能超过 14 天；胚胎不能买卖；科学家应采取必要的行动纪念胚胎的贡献，等等。

总之，对胚胎道德地位的认识和合理辩护，涉及是否能够利用、如何利用胚胎的问题，其对于人类胚胎干细胞研究的指导作用不可小觑。

这是第一个伦理问题。

与胚胎干细胞研究相关的其他两个伦理问题是，治疗性克隆和生殖性克隆。从目前来说，这两种技术都涉及核转移的过程，也就是把体细胞的核取出来，转移到去核的卵细胞当中。治疗性克隆（therapeutic cloning）就是从取自病人自身的体细胞培养出来的胚胎获得干细胞，而使干细胞定向发育，培育出细胞、组织和器官来用于治疗疾病；而生殖性克隆（reproductive cloning）也是取自个体（的人），不过不一定是病人，可能或者大多是健康人自体的细胞，培育出胚胎，然后将胚胎植入人类子宫，发育成胎儿和婴儿（的过程）。所以生殖性克隆的目的不以治疗为目的，主要的目的是克隆一个人。

三、治疗性克隆的前景及伦理观点

1. 治疗性克隆的前景

从治疗性克隆来说，目前具有广阔的医学前景。我们可以用干细胞来治疗各种疾病，例如，我们可以用神经细胞治疗卒中（中风）、帕金森病；用心肌细胞治疗心脏病；用产生胰岛素的细胞治疗糖尿病；用血细胞治疗癌症或免疫缺陷症，等等。但同时，目前还有那么多疾病没有有效的治疗办法，比如说肌肉萎缩症、阿尔兹海默病、骨质疏松症等。

所以，治疗性克隆具有广阔的前景。然而，即便如此，对于治疗性克隆还是有一些反对观点，大概有三种。

2. 反对治疗性克隆的观点及反驳

第一种认为，治疗性克隆目前科学上还具有不确定性；第二种观点认为，治疗性克隆的目的在伦理学上是好的，但这样的技术进步会导致削弱对生殖性克隆的禁止，进而滑向克隆人的斜坡；第三种观点就是我们前面说的，用“胚胎是人”的观点来反对，我们不应该用胚胎来进行研究。

不过，这三种观点遭到大多数人的反对。反对的理由是这样的。首先，从伦理上来说，不确定不是反对的理由，只有当我们确有把握，治疗性克隆会给人类带来伤害而不是益处的时候，我们才应反对和禁止它。由于治疗性克隆可以给许多患有不治之症的病人带来希望，因而才更应该在科学上做更多的探索和研究，而不是简单的禁止。

至于第二种观点说治疗性克隆是否会滑向生殖性克隆，也许是有这种可能性，但是我们可以通过制订相应的规范和加强管理来切断两者的联系。

第三种观点我们上面讲过的，基于对人类胚胎的道德地位持有的何种看法。如果我们认为是第三种看法，人类胚胎的道德地位虽然低于作为有人格生命的人，但不应把它看作一般的物或器官组织，应该得到尊重。同时，利用它可以有效治疗千百万人的疾病，达到治病救人的人道目的。所以，有效地使用是可以得到辩护的。

四、生殖性克隆：反对和赞成的伦理争论

围绕干细胞研究和应用的第三个伦理问题是生殖性克隆的问题。这也是伦理争论比较大的问题。对于生殖性克隆，我们常以这样的例子进行讨论，比如一对中年夫妇其独生子意外死亡，我们能否允许他们用独生子的体细胞克隆一个与这个孩子遗传学上一模一样的另一个孩子呢？我们能否赞成？赞成的理由是什么？

1. 赞成生殖性克隆的理由及反驳观点

通常会有下列理由来支持这对夫妇再克隆一个孩子：①满足这对夫妇再要一个孩子的愿望，可以让他们重温与去世孩子的美好时光；②生殖性克隆无非是辅助生殖的一种形式，既然我们已经接受了各种形式的辅助生殖技术，那么，我们为什么不接受生殖性克隆(解决不育问题)呢？③人有生殖自由或生殖权利，

因此应该让当事人能够采用生殖性克隆办法解决生殖问题。

然而,这样的理由得不到支持。我们从第一个论证可以看到,希望获得一个与已离世孩子十分相像的另外一个孩子,这样的愿望其实并不能得到满足。因为,尽管通过核转移能够克隆出与原先孩子的基因组同一的孩子,但基因组可以克隆,一个人的生长发育、自然、社会和文化环境是无法克隆的。因此,生殖性克隆也许根本无法满足这样的愿望。

至于第二个论证——生殖性克隆是辅助生殖的一种形式,这种论断会得到这样的反驳:生殖性克隆与辅助生殖是不一样的。因为人类的生殖是两组基因组的结合,并重组为一个新的基因组。它不是任何有机体的繁殖。比如体外授精,是两个配子结合后重组成一个新的基因组,只不过,辅助生殖使它的结合地从输卵管转移到了试管而已。而人的生殖性克隆就不一样,它实质上是一种无性繁殖,类似细菌的分裂、植物的插枝等等。在这种繁殖中,一套不变的陈旧的基因组持续下去,新的基因组重组,因而不具有生殖的形式。

而对第三个论证的反驳是这样的:人有生殖的自由并不等于有选择生殖性克隆的自由。这是因为,生殖自由和权利是指人们有不生殖的权利,或者去寻求人工授精等辅助生殖技术服务的权利,它一方面指政府及他人无权对其进行干预或阻挠的消极权利,同时,也指为了维护生殖健康,政府或社会有义务向公民提供必要的医药产品和技术服务的积极的权利。

而人的生殖性克隆根本不是人的生殖,是对人的制造,因而,不能作为一项生殖的权利和自由来看待。另一方面是否把人的生殖性克隆作为一项权利,还需同时考虑到对未来孩子的可预测的风险,以及由此引致的社会责任。我们对个人和社会负有的不伤害的责任,会制约我们行使的生殖自由和生殖权利。

正因为对人的生殖性克隆赞成的理由并不充分,因而至目前为止,反对之声几乎是一面倒。

2. 反对生殖性克隆的理由

其反对理由是:生殖性克隆,会给生殖出来的人,以及与之有关的人造成严重伤害,我们把它称之为伤害论证。

(1)伤害论证　伤害论证首先说,人的生殖性克隆与前面所说的一样是无性生殖。无性生殖是低级生殖方式,只是一种繁殖。在这种繁殖中,不发生基因的交换,一套不变的基因组持续下去,容易发生突变,对克隆出来的人造成伤害。比如,第一只克隆羊——多利羊衰老很快,患严重风湿病,每天吃药,又患进行性肺炎,最后只好对它进行安乐死。

从进化论角度来讲，有性生殖产生的机体要比无性生殖的强。这样的话，我们有什么理由要走回头路，倒回到无性生殖呢？而且，与这种倒退有联系，也是更为实质性的问题是：所有克隆动物都有重编程序错误和基因表达异常，并导致胚胎发育异常和幼仔严重缺陷。这种情况，是强迫有性生殖的高等动物实施无性生殖所导致的结果。如果再在人身上实施，会导致对克隆人的严重伤害。

对伤害论证的第二个论证是人的生殖性克隆有可能对克隆孩子造成社会和心理伤害。比如说，克隆孩子也称之为晚孪生子，和原本早孪生子实际上类似同卵孪生，其先后出生的时间相隔较长，这样，可能造成他/她在家庭中的地位不确定。例如，一个年龄比妻子甚至儿女小很多的克隆孩子，是在家庭中作为他弟弟来对待？还是作为他的儿子来对待？在家庭中这种地位的不肯定、不确定，肯定会给克隆孩子带来持久的苦恼，也会带来严重的家庭和社会问题。

以上这些是从反对生殖性克隆的伤害论证角度进行的，反对生殖性克隆还有一个论证是从尊重人的尊严角度进行的。

（2）人的尊严论证　人的尊严论证的第一个反对理由是说，与试管婴儿等辅助生殖技术不同，人的生殖性克隆在某种程度上是“制造”婴儿。如果任其发展，那么人有可能像是流水作业线的产品那样。人的尊严不允许人像产品一样被制造。如果婴儿像产品一样被制造和处理，就会进一步造成道德滑坡，可能会出现出于邪恶目的的克隆，例如克隆一个孩子为了获得可供移植的器官，那么人类的尊严会进一步受到贬损，甚至丧失。

人的尊严论证的第二个反对理由是，它说我们人类不育，为什么要通过生殖性克隆来满足要孩子的愿望呢？我们完全可以通过领养或使用辅助生殖技术来解决。生殖性克隆，无非是为了（满足）某个人的心理和情感上的需要，希望与克隆出来的人共同生活，重温过去的时光。这种仅仅为了满足个人心理、情感的需要，为了喜欢这个同一性，而克隆出一个孩子，这是将孩子当做仅仅满足需要的手段，而不是当做目的本身。

第三个反对理由是，在目前条件下人的生殖性克隆势必会导致妇女的工具化和客体化（物化）。因为克隆一个孩子，可能需要数百个卵子，需要靠妇女供给。在供不应求的情况下，妇女可能被高报酬引诱，事实上在我国已经出现这种情况，或者被强迫或欺骗。往往是那种贫困、无权、处于社会边缘的妇女，更容易受到这些压力、欺骗和利诱。而购买卵子准备克隆孩子的，必定是有钱人。这样，生殖性克隆还会进一步扩大社会的贫富差距，引致新的不公正。

所以，至少从目前来看，生殖性克隆得不到伦理辩护，而且，世界各国及相关国际组织的声明、伦理准则，都明确表示反对生殖性克隆。

总而言之，在我们的时代，科学的发展已经大大拓展了人的能力，科学的利刃意味着科学家能够做更多的事情，它甚至直接干预到人的生命过程。但与此同时，对科学技术的价值判断（问题）就提出来了：凡是我们能够做到的，我们就一定要做吗？干细胞研究展示了美好的治疗前景，但是，它可能带给我们的“得”和“失”，还要求我们从伦理学的角度，加以审慎地判断、仔细地分析，以及严密地论证。谢谢大家！

第八章　审美、艺术与医学

俞吾金

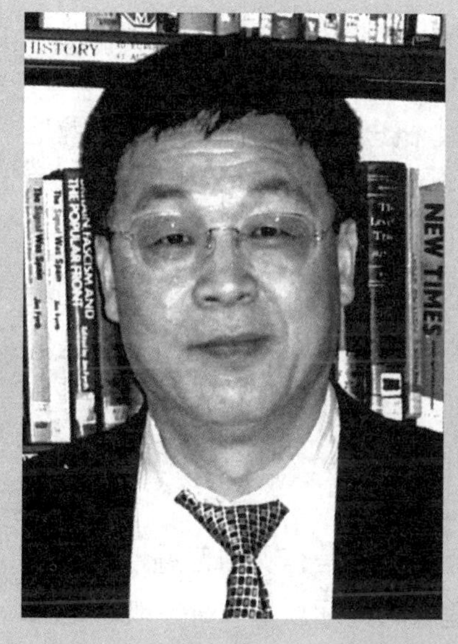

俞吾金(1948—2014)

浙江萧山人。1977年考入复旦大学哲学系,1984年留系任教,1992年获哲学博士学位,1993年晋升为教授,1995—1999年担任复旦大学哲学系主任,1997—1998年为哈佛大学访问教授,2005年被评为首届人文社科长江特聘教授。

曾任复旦大学学位委员会副主席暨人文社科部主席、复旦大学学术委员会副主任暨人文学术委员会主任、复旦大学国外马克思主义与国外思潮研究中心("985"国家级基地)主任、复旦大学当代国外马克思主义研究中心(教育部重点研究基地)主任、复旦大学现代哲学研究所所长。

研究领域:哲学基础理论、外国哲学、国外马克思主义、当代中国哲学文化。

代表性成果:《实践与自由》(2010)、《意识形态论(修订版)》(2009)、《问题域的转换》(2007)、《重新理解马克思》(2005)、《从康德到马克思》(2004)、《国外马克思主义哲学流派新编》(2002,第一作者)、《实践诠释学》(2001)。

希波克拉底说:"医学的艺术乃是一切艺术之中最为卓越的艺术"。这一论断深刻地揭示了:医学是美的职业,医学所追求的是健康而美好的人生,医学所创造的是健康之美、生命之美、至善之美、仁爱之美。

第一节　人类生存与审美活动

美学这个概念，在希腊文中，词源上，就是“aesthetics”这个词。这个词在词源中有两种解释，一种可以解释“sensation”，就是感觉，另一种可以解释“emotion”或者“feeling”，就是情趣或者情感。从美学研究来看，它是往情感一路走的。如果往“sensation”，往感觉一路走，就是导致哲学上的认识论。如果往“emotion”和“feeling”这个路上走，就导致“aesthetics”美学。实际上美学在希腊文的含义里既有认识论的含义，又有审美的含义。所以，后来康德在《纯粹理性批判》中专门批评过鲍姆加登，因为“aesthetics”这个词就是根据希腊语的语言，是由德国学者鲍姆加登在1750年提出来的。这个概念提出来以后，实际上就是鲍姆加登把它作为认识论中的哲学认识论的一个分支。其实，在它里面包含着既向认识论发展，又向情感和审美学方面发展的两个方向。

到后来，晚年康德又对自己的批判持保留态度，所以他的第三大批判叫判断力批判，实际上就用了“aesthetical”这个形容词，就是把它用到美学上。但是他早年觉得不能用到审美上，不能作为鉴赏的判断，而应该往认识论一路发展。到当代，美学就是要和认识论分离开来，和道德学分离开来。所以，现在的讨论主要强调在情感上。

美学可能和认识论之间的差别就是，认识论追求的是客观的普遍性。我们认识一个真理，就是要具有客观普遍性。美学追求的实际上是一种主观上的普遍性。比如说，我认为贝多芬第九交响乐是美的，那么其他人可能也认为美的，我们普遍主观上在情感上有这个感受。所以，如果普遍主观上的情感是普遍的，那就是审美性质了。我们认识一个真理，主要看符不符合客观，这个主要是从认识论角度来讨论问题。所以认识论和美学，到后来也分离开来。

我们讨论美的问题，有很多审美的问题，有很多哲学家、美学家谈过他们对审美的看法。但是，我自己觉得德国哲学家尼采在《偶像的黄昏》中强调的那个观点(后面还要进一步展开)，他实际上就是把审美理解为人的逐类虚荣心。实际上，人是把人体美放大到世界中间去。所以，如果我们认为世界上各种各样的事物是美的，我们在艺术上创造了好多艺术品，那么我们通过对艺术品造型的分析，仍然可以追溯到对人体美的崇拜。这里，尼采的看法就是觉得人在审美中就把世界拟人化，就是体现了他的一种观点。

下面我们讨论几个问题。第一个问题就涉及人类生存与审美活动。审美这个维度，为什么各种各样动物对美的追求，总成为他们整个生存活动的一个非常重要的侧面。达尔文在《人类的由来》这本书中就考察了大量的，包括低等动物、高等动物和人，就是那些个案。他就强调，就绝大多数动物来说，这种对美的鉴赏，就我们的见识所及，只限于对异性的吸引这一方面的作用，而不及其他。也就是说，实际上这个就是达尔文所说的性选择。从低等动物到高等动物，是用一种美丽来吸引异性。

达尔文有很多分析，包括对蛇类的分析。他分析巴西的一种蛇，非常漂亮。但这种蛇往往使我们联想到恐怖。他又分析了鸟类，认为鸟类是最懂得审美的，鸟类的羽毛色彩非常多。然后又分析人，从野蛮民族到文明国家，女性都喜欢用鸟类的羽毛来装饰自己，在服装上，在帽子上，在其他的方面。

他认为人类本身的活动，就是审美，就是加进了更加宽泛和丰富的文化内涵。所以他就获得了更为抽象的意义，比如说，人对音乐的鉴赏、对绘画的鉴赏。当代，像康定斯基的抽象画，单纯的线条，也能够激起心中的一种美感，以及各种朦胧画。因为有很多风景，比如说太阳下的风光是非常明晰的，空气都非常清晰，但也有一些东西是朦胧的，比如说像桂林的山水，或者就是需要通过另外一种形式来显示个体美的形式，人能够更多地获得理解。

但不管如何，达尔文认为在文明生活中，人在选择的时候，选择妻子的时候，左右影响他的主要仍然是外貌。丹麦的哲学家克尔凯郭尔有一个说法，他把人生归结为三个阶段。他认为年轻的时候主要是审美的，就是年轻人打交道把审美放在第一个标准上。所以我们过去看到好多故事，包括像灰姑娘的故事，就是一个王子和贫儿啊，一种根本不可能的婚姻能够在差距非常悬殊的情况下连接起来，都是认为对方非常美。所以年轻人一般在处理所有的事情中就把审美放在第一位。审美这个词“aesthetics”也带有感性的意思，就是把外表的感性理解为他处理问题的最重要的依据。克尔凯郭尔认为中年人主要追求“ethics”，就是伦理，强调人与人之间和睦相处。到晚年的时候，他认为都是“religious”，就是宗教性的。年轻人可能都不相信宗教，年纪大了，他都会相信宗教，就是他要和上帝，要和天地去沟通，包括孔子也说，“五十而知天命”，实际上就觉得有很多东西是自己所左右不了的，由天命来决定。

在这里，达尔文就强调了，审美的东西，实际上就是一种吸引异性的力量。我们可以看到，英文中“attractive”就是吸引人的。为什么我们把美的，同时也定义为“attractive”，就是吸引人的呢？因为实际上主要是达尔文说的一种异性的吸引，一种性选择，或者我们称之为性感“sexual”。意思实际上都一样。弗洛伊德在1930年出版的《文明及其缺憾》中，他认为美是在性世界的基础上，形成起来作为核心的内容。从低等动物到高等动物，它都追求美的，都有程度不同的审美追求。通过审美，主要是要进行性的选择。所以，美实际上有一个审美的标准，认为能够帮自己延续下去。

但是在人类方面，情况就比较复杂。有的时候，有的民族的美感可能和我们这里讨论的审美实际上有他们不同的理解。据说非洲有个部落的酋长，他在挑选妻子的时候，他不看脸。他让她们都对着墙站着，他是按照臀部的大小来选择他的妻子。那么他为什么这样做？主要是考虑到后代的繁殖。他认为臀部大繁殖就更具有可靠性。所以从这个角度，这个观点就等于融入他们对审美的一个总体理解中。反正世界上有着千奇百怪的审美观。非洲有的地方的妇女把门牙都敲掉，她认为是美的。但中国人可能不认为这是美的。或者把牙齿涂黑，或者在鼻孔上穿一根东西，她们认为这就是非常非常美、非常非常性感。但是换一个民族，他可能会觉得这个无法理解。所以美这个东西是很难讨论的。在不同的文化中间，是有非常大的差异的。

中国人的“美”字，实际上从甲骨文中就出现了，上面有两个羊角，在甲骨文中还有另外一种文字，就是上面有四点，就好像等于有四个角一样。所以有人也提出来，这个“美”字是不是能够还原到“羊”。其实，他们没考虑到，古代的“羊”就是从野山羊的驯养过程中间产生的，实际上也有这个角，长的比较复杂。所以实际上这个“美”字还是要从羊的角度来理解。

羊对中国人的贡献非常大，就体现在两个字上，一个是“美”字，羊大为美。就是羊长得肥熟给人一种美的感觉。我们中国古代人吃的一种食品，一种荤的食品，羊是一种非常重要的来源。羊的另外一个贡献就是“善”，“善恶”的“善”字，中间也是个“羊”字，贯通在羊中间。所以光是这两个字，“善”和“美”，就反映了羊对中国文化的一个非常大的贡献。中国人许慎在《说文解字》里面强调，就是羊大为美。

实际上中国人的审美是和味觉连在一起的。味觉上是甘的东西，就是味道非常好的东西，就和美的东西连在一起。中国人也有一句话很可怕，叫“秀色可餐”。我把它称为审美恐怖主义，就是一个对象美到可以放在盘子里把它吃掉。当然这里带有夸张的成分。

春秋战国时候，“楚王好细腰，宫中多饿死”。因为楚王欢喜腰非常细的女性，所以有好多人节食。我们现在说的包括“女为悦己者容”等等，实际上都反映了审美的核心，就是它是具有吸引力的，一般说来就是吸引异性(当然排除掉同性恋)。中国人的“美”字更多的和我们的食物、味觉连在一起。有的西方学者，比如说像康德美学，就是追求一种形式美。他认为审美对象的线条是美的，抽象的线条是美的，他认为这就是美的。所以我刚才前面提到，西方在当代发展出抽象化，抽象美学实际上也和他们的这个更形式化的思维有关。但是中国的思维就是审美的对象同时也是对人有用处的，在味觉上或者在其他方面是连在一起的。

第二节　人体美是审美的出发点

下面，我们来分析一下第二个问题，讨论人体美是审美的出发点。实际上主要来进一步解释一下，尼采对这个问题的探索。因为尼采讲得非常直截了当，他说没有什么是美的，只有人是美的，在这一简单的真理上建立了全部美学，它是美学的第一真理。我们立即补上美学的第二真理——没有什么比衰退的人更丑了。审美判断的领域就此被限定，就是一个美的一个丑的。实际上呢，就是尼采区分了两种人，他这里谈的人实际上就是指人体。人体如果是青春的、焕发活力的、健康的，那么就是美的。但如果是病态的、颓废的，那就是丑的。他用这样的一种方式来限定美和丑。

但是尼采这个学说，和康德又有很大差别。因为康德提出来人是目的，就是实际上他把人的尊严置于至高无上的一个位置上。我们都知道康德在《实践理性批判》的结尾处有两句著名的话，我们在新加坡式辩论赛中也常常作为四辩手的话：在人世间有两个东西能够引起我们内心的敬畏，一个是天上的星斗，一个是人心中崇高的道德观念。这个崇高的道德观念实际上就反映了人的一种尊严。就是一个道德上非常高尚的人，我们在他的面前，会产生一种深深敬畏的感觉。我们崇敬的对象他仍然是人，是人的尊严。但是尼采崇拜的是超人。这个超人在人世间的代表，就像法国皇帝拿破仑，或者罗马统帅恺撒，这样的人物，就是超人。这种超人本身，有着异乎寻常的生命力，他应该统治一般的人，他就是超越一般的人。

尼采对人本身，实际上评价很低。他另外写过一本书叫《人性的，太人性的》，就认为人太人性化了。实际上他对人的评价不高，因为如果他对人的评价很高，就没有必要去设想一个超人，没必要把这个设想出来。他认为人就是从猴子到超人之间的一根绳梯，在《查拉图斯特拉如是说》一开头他就做了这样的一个论述。所以人注定是要被超越的，人应该追求人的一个理想的模型，就是超人。超人是一种高于人的东西。他有一个说法就是，“猿猴对于人是什么？一种可笑的或者羞耻之物，而人对于超人，也是如此，一种可笑的或者羞耻之物”。所以他认为人是要被超越的。但康德认为“人是目的”是最高的，是至高无上的。而在尼采那边超能是至高无上的，普通人是要被超越的。我觉得这里就涉及一个问题，尼采他本身对人、对人道主义这些东西，他带有蔑视和一种批判。我觉得尼采没有把两个东西严格地区分开来，就是病态的、颓废的人。这个病态的、颓废的人就是缺乏一种健康的人性。我在下面还要再继续论述下去。这样的人，和一个在医学上来说生病的患者，比如说健康的机体，突然染上了一种毛病，好像不能简单地把一个患者就当做病态的东西加以否定。但是尼采这里谈到关于医生的道德，他甚至把病人理解为社会的寄生者，他特别强调生命的意义和生命的权利已丧失以后，病人卑怯地依赖医生和医术苟活，理应在社会上招致深深的蔑视。我觉得尼采把两种情况混起来了。在人类中间那种颓废的、病态的，不是健康向上的这样一种人，这样一种具有人格特征的人，和一个健康的机体偶尔生病，成为一个患者，这是两件事情。我们对患者仍然要用人道主义的精神加以抢救。但是尼采实际上，甚至于把病人理解为社会的寄生者。

我觉得这样的一个说法是有问题的。尼采 1844 年出生，在 1889 年变疯，1900 年去世。他变疯子的原因是什么？尼采年轻的时候就学于莱比锡大学，在德国，他在做大学生的时候，就到妓院里去嫖过娼，后来染上了梅毒。所以到后来他变疯的时候，脑袋的疼痛实际上都是和晚期梅毒有关。

他 1889 年疯掉以后，一直活到 1900 年，又活了 11 年。如果你说病人是社会的寄生者，那就是尼采把自己也给否定了。所以我想如何来肯定尼采整个审美观中间合理的地方，就是他把人体美作为他审美的一个核心的基础。他认为我们观察世界上所有的东西是美的，这是人类的逐类虚荣心。人类这是把贯彻自己一种健康的人身上的一种美感，推广到世界上，然后认为世界是美的。实际上归根到底就是等于说自己是美的。这个过程就和德国哲学家费尔巴哈所揭露的宗教场的过程是一样的。比如，我们说上帝是全知全能、无所不能。那么实际上上帝的秘密是什么？就是人把人身上的全部优点和智慧集中起来，放到一个对象的身上，这个对象就是上帝。所以人把上帝称为全知全能的人。其实上帝的全知全能就是所有人身上的优点的总和。在这个意义上，神学的本质就是人类学。人对上帝的崇拜归根到底是对人的本质力量的崇拜。

神学就是文学，“Theology”实际上就是“Anthropology”，人类学就是文学。在这里，艺术的完成过程也是这样的，我们在给世界审美，实际上我们审美的出发点就是我们对自己的一种美的审视。从这个意义上来说，我们就应该意识到如果我们回到尼采的体系，就是撇除，就是他对超人啊这些事，都用超人去取代上帝，去掉他的一些荒谬的思想。但是我们仍然看到他的超人的思想，你看在美国电影中，超人已经有很多版本，以至于有的小孩在几十层高的楼上模仿超人往下跳，摔死的人很多。超人现在在当代文化中已经成了一种好像大家人人都知道的文化的一个标志物，反映了尼采的影响。但是如果我们回过头来看，从人性、人道主义、人的尊严这个角度来看，他这个学说仍然要用一种批评的态度去看待。但是他强调人体美，这个我觉得还是对的，我们应该摒除他的那种精英主义的观点。从人体美这个角度来看，就像古希腊的人体雕塑，文艺复兴时代的达·芬奇、缇香、拉斐尔、鲁本斯，因为我记得我在巴黎的卢浮宫里看到鲁本斯的那个画，都是一个展厅一个展厅的那种巨幅人体油画，实际上都充分显示了人体美的永恒的一种魅力。

如果到西方国家去，现代女性大多喜欢在海滩上、草坪上，以半裸或者全裸的方式晒日光浴。实际上这都表明了对人体美的一种自信，或者一种自我的崇拜。

这里举两个例子，一个就是《掷铁饼者》，是公元前五世纪左右古希腊雕塑家米隆的一个作品。他反映了把铁饼要抛出去的那个时刻，身上的肌肉的一种健美、一种和谐，反映了古希腊雕塑对人体的一个研究。

缇香在 16 世纪画的那个维纳斯。他把维纳斯放到房间里，放到家里，把她作为一个普通的女性放在床上。后面呢有一个穿着红裙子的女性，还有一个穿着白色连衣裙的少女跪在地上，正在做事情。维纳斯呢，就非常悠闲地，眼睛盯着画外，好像要引起观察这幅画的人对她的注意。

缇香，达·芬奇，拉斐尔，像这样的一些学者，德国诗人海涅对他们就有过评价，他说当时在文艺复兴的时候，就是因为当时北方的日耳曼民族南侵，后来把罗马帝国毁掉，日耳曼民族原来都是野蛮人。那么为什么在基督教圣迹要有圣母玛利亚？海涅说，因为圣母玛利亚在文艺复兴时期画家的笔下变成了一个非常漂亮的女性，包括像达·芬奇他们都画过关于圣母的大量的画像，把圣母画成一个普通的妇女，一个体格健壮、非常美的妇女。海涅就直截了当地指出他们要借用圣母玛利亚的美丽来吸引人，就像一个酒吧女招待一样来吸引北方日耳曼民族的蛮子，那些野蛮人。所以我们就发现在好多宗教里都是有男性和女性，一般就是女性吸引男性。

第三节 健康的人性是审美的基础

健康的人性是审美的基础。我们还要追问什么样的人体才是美的？如果我们对人体美的出发点不同的话，可能对美的理解也会不同。实际上这个可能尼采也是认可的。如果我们撇开他有关超人的、对人的敌视的很多论述，那么他一般认为就是以健康人性为基础的、充满生命活力的人体才是美的。

在这一点上我们可以读一下中国清代思想家龚自珍的《病梅馆记》，这是非常重要的一篇美学方面的文章。我有时候觉得很遗憾，因为我们中国美学史竟然没有把《病梅馆记》作为美学发展的一个环节收进去。实际上《病梅馆记》本身通过对梅树的评论，就是提倡这种健康的人性，它构成审美的基础。

在这篇文章里，龚自珍进行了分析。“江宁之龙蟠，苏州之邓尉，杭州之西溪”都产梅树。好多文人画士认为梅如果是弯曲的，就认为它是美的。“直则无姿”，如果它站得笔笔直的，就不美。“以欹为美”就是它如果长得往旁边去了，不是往上面的，认为也是美的。如果它长得非常密，就认为它也是不美的，“以疏为美，密则无态”。这都是文人画士的一些观点。种梅树的人，为了迎合这种审美观点，就把梅树往上的枝干砍掉，故意让它变得畸形，让它变得往旁边发展。像这样的一个盆景，我们可以看到像这样的畸形，后面还有一个盆景，实际上是一个疙瘩，从真的、健康人心的审美观点来看应该是非常难看的东西。但是文人画士都认为它是美的，甚至他们用绳索把梅树捆起来，强迫它往畸形的方向发展。它越畸形越往旁边长，我们就认为它越美，其实这里的问题就在于我们的审美观点全部都是错的，都是病态的。

龚自珍讲到这个就很激动，他说他买了 300 盆梅花，全都是病的，他痛哭三天，发誓对梅树要进行治疗。所以他把盆子都毁掉，埋在地下，把捆住它们的绳索都解开，实际上就要使病梅恢复健康。他说他只要有闲暇的时间，就要把江南的好多梅树、病梅都买下来，专门对梅树进行治疗。

对他这样的一个观点我们可以做一个对比。你说我用了原始森林的一幅画，你说这个树这样长，往直的，往上长，它是美的，还是我们前面看的，长得这么难看，畸形的东西它是美的？如果一个审美的人，认为这样的东西是美的，实际上他的美学观完全错掉。真正美的东西应该是往上长的。你现在在加拿大，在美国，在他们的原始森林里能够见到，当然包括中国的大小兴安岭、神农架，我们都能够见到原始森林中笔直成长的树。我们必须改变我们的美学观。认为盆景中的梅树是美的，这是一种病态的审美观。我们必须、应该改过来，应该认为这样的树(健康往上长的)才真正是健康的和美的。

我们再看江南园林中的假山，比如说我们特别到苏州，拙政园、沧浪亭、网师园，这些地方到处都是千疮百孔的假山。我们好多年轻人、大学生，大家在假山面前留下了永恒微笑的照片，我们把它珍藏起来。其实这个世界上没有东西比假山更为丑陋了，千疮百孔、东倒西斜，何美之有？我非常赞赏北大的学生，为什么？他们到玉龙雪山去爬山。现实世界有泰山、衡山、峨眉山、玉龙雪山、阿尔卑斯山，这些山才真正是美的。认为假山是美的，我看这个人观念倒错了。

在审美上，我觉得人太没有文化底子去追究这样的东西。鱼缸中的金鱼，这是美的吗？我觉得没有比这样的鱼体更为丑陋了。真正美的鱼是什么？黑鱼、鲨鱼。它的生命力，它的野性。跟在一位小姐背后走的那个所谓迷你型的猫，或者迷你型的狗，这个东西是美的吗？也没有什么东西比它们更为丑陋了。真正美的是鲁迅讲的，就是在旷野中奔跑的金钱豹、狮子，它们在扑杀其他动物时候的野性，那种生命力，才是美的。如果我们去追求假山、金鱼、盆景，那种畸形的，我们全部审美观在我看来全都错了。

了解龚自珍，我们就要从这里走出来。比如说中国妇女缠小脚美不美？过去就是三寸金莲，所有的中国古典小说都说这个非常美的。为什么美？因为她脚小，重心就不稳，因为重心经常要倾出脚的外面，这就很容易跌倒。所以古代女性的三寸金莲在走路的时候就像风摆荷叶。那些文人画士，那些知识分子，他认为她这样一个走不稳的姿势带有一种美感。其实这种美感完全是建立在尼采所批评的颓废的人性基础之上。因为你可以设想，如果在古代社会爆发一场战争，这个妇女的三寸金莲，她连逃生的机会都没有。因为你叫她三寸金莲怎么走路？

我这里还想分析一下杭州的雷峰夕照，这个是修缮过的雷峰塔。作为西湖的十景之一，所谓“雷峰夕照”呢，就是雷峰塔的倒影在西湖中荡漾。有的时候，夕阳西下的湖面上有好多树叶，就给人一种非常美丽的感觉。但实际上这个东西如果我们用批判的观点来看，用健康的人性来看，这个东西实际上何美之有？为什么？因为我们的审美是应该带有文化底蕴的，鲁迅先生在 20 世纪 20 年代曾写过两篇文章：《论雷峰塔的倒掉》《再论雷峰塔的倒掉》。那个旧的雷峰塔塌掉了，他对雷峰塔的倒掉表示由衷的欢呼，为什么？因为他小时候听祖母讲故事,当时许仙和白蛇娘娘恋爱,自由恋爱,后来法海和尚多事情,把白蛇用一个钵镇压在那个雷峰塔下。所以,从此以后这个雷峰塔在幼年鲁迅的心目中就成了一个传统礼教,坑害人,拆散自由恋爱的一个凶恶的象征。所以对于鲁迅来说,这个雷峰塔没什么美。对于一个没有这样的文化底蕴的人,一个不了解的旅游者,看到雷峰塔会觉得很美。

但是我同样可以去比较,有哪个人会说秦城监狱是美的?或者有哪个人会说法国的巴士底狱是美的?因为在巴士底狱里面关过很多追求自由的革命志士。你说巴士底狱作为一个建筑物看上去也很美,但是有哪个美学家傻到会说巴士底狱这个建筑是美的?因为我们在审美的时候,要有一种健康的人性的内涵。它就是我们的审美。

同样我们来做一个比较。在审美中我们还存在着一些其他的问题。一个就是我们现在可能在艺术追求上有好多微雕,甚至于有人在一根汗毛上写下了好多字,在显微镜或者放大镜下面来观察。其实鲁迅先生早就对这类东西,类似的做法做过批评。他说你如果把王羲之的兰亭诗序,刻在一个很小的东西上,就必须要用显微镜看。他认为显微镜这个东西是自然科学家们用的,你完全可以在一块大的板子上刻这个。

所以当你把一个对象,把它细小化,把审美的对象刻在汗毛上,要用放大镜去看的话,那么实际上你就等于把这个审美的对象给取消掉了。人作为审美的主体在观察那么细小的东西,实际上也就把审美主题给否定了。

黑格尔在《哲学史讲演录》里面讲到,亚历山大大帝军队里面有一个士兵,这个士兵有一种能力,能够把豆子一颗一颗非常准确地扔进一个小孔里。有人就推荐他到亚历山大大帝前面去表演。他就去了,扔得非常准。但是亚历山大大帝认为这个技能没什么意思,雕虫小技,就奖给他一兜豆子,你自己去玩吧。这个意思就是这种雕虫小技,艺术不能往"汗毛"的方向发展。所以我认为像现在什么微雕,这种完全是对艺术的一个背叛。因为你发展到用显微镜在观察汗毛。鲁迅也讲过,如果一个农夫送过来一碗饭,如果我们把米粒在显微镜下一照,这里面有山有什么东西,他说这个荒谬透顶,没意思的。

另外一个极端在审美上也是错的,就是把审美对象无限地扩大。无限扩大特别表现在我们现在把神像越造越大。我们站在四川的乐山大佛的脚趾里,一个新闻记者拍了一张照片,就表明这个东西的伟大。他就忘记了,等于说自己是如此之渺小。不管你把对象微型化,还是把对象无限夸大,实际上都是对审美主体的一种否定。这些东西都是病态的,都是我们应该加以否定的。

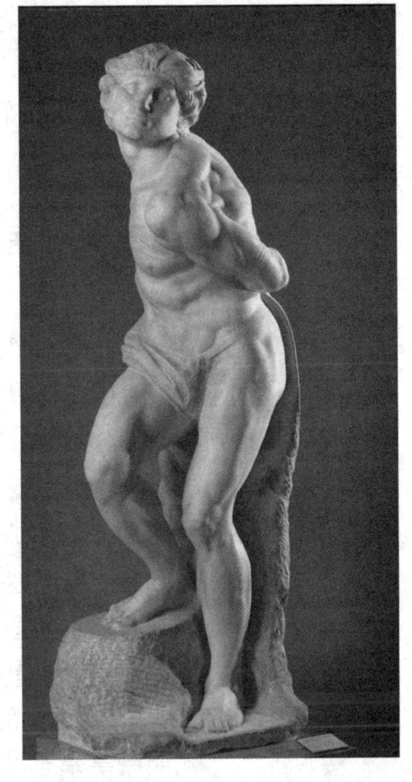

在这里介绍一下文艺复兴时期意大利雕塑家米开朗基罗,他的作品《被缚的奴隶》,本来还有《垂死的奴隶》,我没放上去,因为这个画面放不下,实际上性质都差不多,这两幅东西都保存在卢浮宫里。如果我们到卢浮宫里面去看,能够看到这个奴隶,他身上强健的肌肉,他的眼神,追求自由的眼神。像这样的作品,实际上才真正是健康审美,作为一个鉴赏的作品。我在一篇美学研究论文中提出一个概念叫审美光谱。如果现在上海有个展览馆,有一个画展,我们去看。你进去看了一遍出来以后,你的脑子有没有审美光谱?就是你认为在300幅绘画中最美的是哪一幅,其次美的是什么。还是你看下来一圈之后认为都是美的,那就完了,这个根本不叫审美。

什么样的对象能够激起你的最为强烈的美感?实际上我就觉得最能激起强烈美感的就是像米开朗基罗那个奴隶追求自由的眼光。德国诗人席勒写过《美育书简》,《美育书简》就是美的教育。《美育书简》里说过一句名言,意思就是美是自由的女儿。如果我到上海的一个展览馆,里面有300幅画我鉴赏下来,如果我去审美的话,我就会认为追求自由的那个作品、那幅画,我认为是最美的。我们可能看过法国画家德拉克洛瓦的《自由引导人民》,就是中间有一个贞德举着一面旗帜,后面的人都跟着冲锋陷阵,对吧?这个贞德之美实际上也就是因为她带领大家在追求自由。

现在我们中国的美学家们在讨论美有多少个范畴,我们怎么去认识美,使美学仍然成为认识论的一个分支。实际上美学是独立的,它的独立性就表现在最为核心的内容就是美是对自由的一种追求,是一种精神状态。这样才把美引导到正确的道路上。美本身,它的审美应该是从健康的人性出发,而不是从颓废的角度。

那我刚才举了好多例子我们可能都认为它是非常非常的美,包括前面讲到的盆景,我们也是认为非常美,对吧?其实这些东西都是非常丑陋的东西。这个盆景在江南尤其多,现在多用畸形的一些树、树根来构成。没有比这些东西更丑的了，所以我们在美学上应该完全颠覆掉这些东西。真正美的山不是千疮百孔的假山，而是泰山、华山、峨眉山、玉龙雪山，你应该登到这个上面去，和它挑战，而不是留恋在苏州的千疮百孔的假山之前，那样的话人性也被它贬低了。

第四节　医学美学的兴起和发展

医学美学的兴起和发展。医学美学作为一门课，实际上人体美是作为审美的基础和出发点。我们医学在某种意义上也是人学。前面闻老师和彭老师有很多地方都讲到了医学就是人学的道理。

现在我们的医学美学实际上都是在人体的共同基础上，医学和美学有很多可以沟通的地方，结合起来就形成了一门新的学问。而且医学美学作为一门应用美学，它是由中国学者比较早地提出来的。我也查阅了一些资料，外国人都提到那个“medical ethics”，就是医学伦理学，但是他们没有提过那个“medical aesthetics”。中国学者 80 年代提出来写著作，首次把它提出来。现在，它实际上就是研究医学美和医学审美的一般性的规律。

按照我的理解，医学美学可以区分为狭义的和广义的。狭义的医学美学主要包含了两门学科，一门就是整形外科。整形外科作为外科学的一个分支，实际上主要是围绕我们的皮肤、肌肉、骨骼、创伤，或者疾病先天性、后天性组织，或者器官的缺陷和畸形进行再造、修复和再造。

我们修复和再造，就应该根据美的规律来再造。在治病的过程中，如果我们做了一个手术，结果就是治好了病人的病。但是如果在考虑治好病的同时，我们还考虑我们治疗的手段是不是留下来伤痕啊什么，即使是开一个阑尾炎，这个伤口很难看，弯弯曲曲。我们会考虑动手术后，使它具有哪怕一点点美感，而不是一个伤口。所以审美就成了包括治病的另外一个标准。不是说我做好手术就完了，而且要从审美的角度上去重新理解手术。

第二门就是美容外科。美容外科现在也是一门基于美为基础，用审美心理、外科技术相结合的手法来做，比如说包括隆胸、隆鼻、抽脂、增高、拉伸皮肤、做双眼皮等手术。这个涉及美容外科，它追求的方向，就是把被治疗的对象往美的方向，往审美的方向发展。这对病人也是心理上的一种疗伤。比如，对乳腺癌患者动手术，就是医学美学经典的运用。

我讲一个故事。实际上，我觉得有很多东西的追求都不一定有意思，特别是女性。就像有一个老外，年轻人，和一个中国女性恋爱。中国女性，我们一般有一个说法，也不光是指女性，特别讲的是南方人，“江南无整鼻”，意思就是南方的人没有一个鼻梁非常高、非常挺的。这是相对的，不能和西方人比的。这个女性后来正好有事情，和这个老外的男朋友分离一个阶段，她就到美容院里去做了一个隆鼻手术。等到她这个老外男朋友来，到飞机场下飞机她就去迎接他。这个老外一看见这个女朋友做过隆鼻手术，就和她拜拜了。因为他在西方见得太多了，他就是可能看中你这个鼻子不是高的，你何必再去做这个鼻子。一做，老外就不要了。因为他在西方社会天天都能见到鼻子很高的人，所以他就是喜欢鼻子低的人。他可能有另外一种美感理解。

我们有的时候没法理解。我在美国也是，我在哈佛访问的时候，竟然看到有一个男的教授长得很英俊，但是旁边可能他的夫人，从我们中国人审美的角度觉得实在太难看，比如说是黑皮肤的一个妻子。但是他可能会觉得很美。因为这个审美实在是无法讨论。

但是我们可以确定一个基本的标准，还是从健康的人性这个角度去审美。广义的医学可以覆盖整个医学的范围。除了包括上面提到的狭义医学的、美学的内容之外，还包括以下的方面。比如说，医学的管理上如何来形成一个卫生的、整洁的、艺术化的诊断、治疗、住院的环境。我个人可能在医院也去治疗过，也去住过院，也去看过病，各种各样都碰到过。比如说你现在医院里如果人满为患，急诊室外面都搭建病床，都在挂盐水，有的时候路也不好走。环境如果脏乱差，做外科手术的地方，给你包伤口的那些地方，纱布啊什么都扔在地上，有的时候都带有血污。如果这样的话，医院里的环境很脏的话，就缺乏一种审美的价值，那么它可能会对患者的心理造成影响。

第二，我觉得医务人员的服装干净，面容上的微笑，态度上的热情，沟通上的耐心等，这些东西我们都可以从审美的角度审视。如果带有一种冷漠，面对病人的痛苦，我觉得这就不太好，会给病人造成负面的影响。

还有就是医学上的养生。养生不但指养生健身、康复、心理调适等，还有我们讲到的心灵美，因为一个人的美感有好多是从内在发出来的，比如小说、电影《美丽的心灵》。这个实际上都是表明一种审美上的美丽，不仅是外观上，还有心灵上。比如说以前我们讲到雨果《巴黎圣母院》的卡西莫多长得很丑陋，但是他的心灵是美的。这个是第三个方面。

第四个方面，就是广义的医学美学还包括外科手术方面的审美考量。我举个例子，就是我的一个同学原来留学英国利兹大学。他在劳动的时候，手指有一个伤口，他到医院里去看。你知道这个医生就给他一本彩色画册，就是你这个手指坏了以后要用针缝起来，但是有十多种不同的缝合方法。所以就把一本彩色画册放在他前面，你自己挑选哪一种，我们给你缝。这个就和审美有关。但是我们现在大概还达不到这个水准。

同样比如说，我这里也谈到心脏手术，说我们现在可以有很多方法，可以通过腿部或者手臂把有些东西打进去，对心脏进行检查或者进行治疗，或者做一些手术啊什么的。过去一涉及心脏的话就是要切开来，从背部或者从前部切开来，就留下一个大的伤口。特别是对年轻人，特别是对女性，影响很大。所以我就在想，在手术方式上，哪怕这样大的手术方式的选择中间，我们如何来包含我们医生对手术对象的审美上的考量，如何使他的伤口保持到最小、最不影响他肌体的美感。这些问题我觉得可能在我们这个做手术的时候，考虑这些东西，那我想病人一定会非常感激。

还有提到的社会存在老龄化。如何来鼓励老年人重新焕发青春，保持一种“夕阳美”、临终的尊严。我上次和闻老师也谈起过。闻老师也很熟的那个王元化老师，还是她的亲戚。王元化原来是上海市宣传部部长，他在去世前身上插了好多管子，最后他跟家属说，这些管子不要插了，我要有尊严地离开这个世界。

我们这个社会正在老龄化，今后年纪大的人越来越多，我们如何在治疗中间，保留一种“夕阳美”，就是一个即将离开世界的人，他留下的，就是我们从医学上以及我们启发病人如何保持一种离开这个世界的时候的一种夕阳美感。

我挑了好多画，我觉得这幅画还是比较美的。这个植物的白色就象征着一些老人，他们在夕阳的映照下，带着自己的尊严和美感离开这个世界。所以我觉得这个本身也应该是医学和患者共同来创造的审美的一种境界。

今天这部分内容的思考题有两个。一个就是谈谈你对健康与美的关系的思考和认识。第二，你认为医学的审美化是不是必要。

第九章　传统医学与医学人文

吴根诚

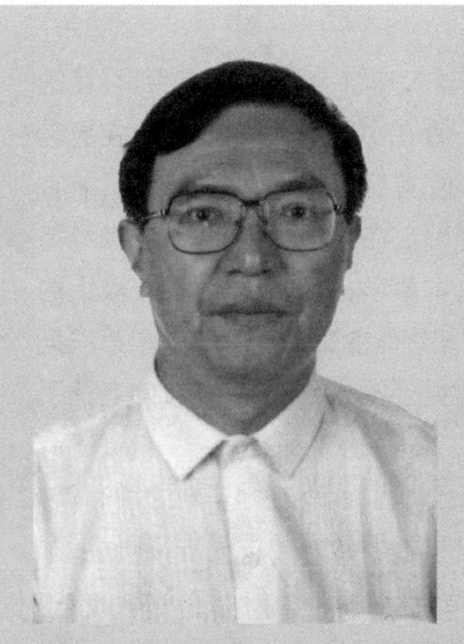

吴根诚

复旦大学特聘教授，基础医学院中西医结合学系教授，博士生导师。复旦大学针刺原理研究所所长，WHO传统医学合作中心主任。曾任国务院学位委员会学科评议组(中西医结合)召集人，中国中西医结合学会常务理事，中国针灸学会常务理事等。

长期从事中西医结合针刺效应的神经生物学机制研究。先后获国家级成果表彰3次、省部级成果表彰15次。培养全国优秀博士学位论文获奖者及提名、全国优秀博士后各1名。

同学们好！今天，我和大家一起讨论交流传统中医药学、中西医结合与医学人文的有关内容。大家知道，2015 年第 4 季度，有一个人、有一件事轰动了我国医学界和科技界，这就是年过八旬的中国药学家屠呦呦先生获得了 2015 年诺贝尔生理学和医学奖。我们就先来说说她的故事。

第一节 屠呦呦故事的启示

一、屠呦呦简介

屠呦呦，女，药学家。1930 年出生于浙江宁波，1951 年考入北京大学，在医学院药学系生药专业学习。1955 年毕业以后一直在中国中医研究院(现在更名叫中国中医科学院)工作，现在是中国中医科学院首席科学家，终身研究员兼首席研究员，青蒿素研究开发中心主任，博士生导师。在大学四年期间，屠呦呦努力学习，取得了优异成绩。她尤其对植物化学、本草学、植物分类学有着极大的兴趣。毕业以后，在工作期间，1959—1962 年，屠呦呦参加了卫生部全国第三期西医离职学习中医班，系统地学习中医药知识。她还深入到药材公司，向老药工学习中药的炮制鉴别技术。

总之，屠呦呦是新中国培养的优秀的药学工作者。而就在她毕业之前，1954 年 6 月，毛泽东主席指示："即时成立中医研究机构，罗致好的中医进行研究，派好的西医学习中医，共同参加研究工作"。于是全国性的中医研究机构——中国中医研究院在 1955 年 12 月正式成立。周恩来总理自始至终关注了这项工作，并题词："发扬祖国医药遗产，为社会主义建设服务。"这样，屠呦呦一毕业，就进入了我国中医学界的最高研究机构，这也为她今后施展才华提供了重要的保证。

二、关于抗疟新药青蒿素的发现过程

屠呦呦先生在获得诺贝尔奖以后多次表示，这是对全体中国科学家团队的鼓励。早在 1967 年 5 月 23 号，国家在北京制订了"全国防治疟疾的三年研究计划"。代号为"五二三任务"。这是由于"援越抗美"的战争需要，加上我国当时已经出现了数次的大规模疟疾爆发，抗疟问题已经非解决不可了。1969 年，中国中

医研究院接受了研制抗疟新药的研究任务，屠呦呦担任科技组组长。她领导的课题组从系统收集整理历代医籍、本草、民间方药入手，在收集 2 000 多个方药的基础上，编写出《抗疟单验方集》，包含了 640 种药物，并对其中的 200 多种中药开展实验研究。历经了 380 次的失败，1971 年他们发现了中药青蒿乙醚提取物的中性部分对疟原虫有 100％的抑制率。1972 年，屠呦呦和她的同事从中提取到有活性的白色结晶体，命名为青蒿素。青蒿素具有"高效、速效、低毒"的优点，是一种新型结构的抗疟药，对多种疟疾有特效。1986 年抗疟新药"青蒿素"正式诞生。

三、为什么把诺贝尔奖只给屠呦呦一个人

这首先要从诺贝尔奖的颁奖规则说起。诺贝尔奖金是根据举世闻名的瑞典化学家和实业家艾·诺贝尔先生的遗嘱，用他的个人财产设立基金会，用每年的利息奖给为人类做出杰出贡献的人(包括生理学或医学奖、物理学奖、化学奖、经济学奖、文学奖、和平奖等等)。诺贝尔奖只颁给存活在世的人士，而每一个奖项并列获奖者不超过 3 人。这次与屠呦呦同时获奖的，还有在抗寄生虫病领域的另外两个外国科学家，一个是日本的，还有一个是爱尔兰的。

那么根据什么理由，把屠呦呦认定为发现青蒿素的首要代表呢？首先屠呦呦根据中医药文献，第一个提出将青蒿类药物作为抗疟药的备选对象；又从中医文献典籍中获得灵感，采用低温提取的分离方法，最后从乙醚提取物中找到了对疟原虫有 100％抑制率的青蒿素，并且确定了化学结构；她又是第一个开展人体试验，和她的团队人员一起在自己身体上以身试药。因此，她的成功，既是原始创新的科技成果，又是严谨细致的重大探索实践，更是无私无畏的大爱奉献。她的获奖是合情合理，当之无愧的。屠呦呦多次强调荣誉不仅属于她个人，也归功于全体中国科学家团队，这也确实是她的肺腑之言。

四、屠呦呦的获奖给我们的启示是什么

屠呦呦说："在医药领域，中国中医有很多好的东西，我们可以通过现代科学手段实现中西医结合，从而发现更多新药为人类健康服务。"青蒿素的发现，再次证明了"中国医药学是一个伟大的宝库"的论断。当代的有识之士，理应胸怀敬畏之心，努力发掘提高。只有用现代科学技术努力探索，才能真正寻找到"宝

藏”,让全世界刮目相看,心悦诚服。

屠呦呦的获奖也让我想起一件事。就在前几年,在我们学校的一次科研评审会上讨论到中西医结合的时候,一位医学界的著名院士很感叹地说,我们搞现代医学,绝大多数还是跟着外国人后面跑。而真正能搞出创新来的,很可能是在中西医结合的领域。实践已经证明,中国第一个大陆本土产生的自然科学诺贝尔奖,正是落到了与中医药密切相关的医药界。这里,偶然性中包含了必然性。这次诺贝尔奖的启示,值得我们大家去深思。

第二节　传统医学博大精深，人文底蕴深厚

一、不为良相,便为良医

中国医药学是中华民族优秀传统文化的宝贵财富之一。几千年来,为中华民族的繁衍昌盛做出了极为宝贵的贡献。中医学源远流长,博大精深。历史上,凡是有杰出成就的著名中医学专家,都能站在时代前列,敢于推陈出新,善于总结经验,因而不断地促进中医学事业的繁荣发展。“不为良相,便为良医”或者“不为良相,即为良医”这句话出处有好几种版本。最流行的说法,这句话出自北宋的范仲淹。据南宋名士吴曾《能改斋漫录》十三卷《文正公愿为良医》记载:北宋范仲淹小时候到祠堂去求签,询问今后能不能当宰相,结果呢,签辞表明不行。于是他又求了另外一签,祈祷“如果不能当宰相,那就让我当一个良医吧”。范仲淹长叹道:“人生在世,唯有宰相和医生是最能造福百姓的。既然当不了宰相,那么,造福苍生的最好选择,就只有当医生了。”这就是后世“不为良相,愿为良医”的由来。清代书籍中也有类似的记载。

另外一种说法是三国的蜀相诸葛亮弥留之际告诫子孙的话。据说,诸葛亮的后裔们一直把这句遗训作为他们处世为人的座右铭。第三种说法,是东汉张仲景辞官回乡行医时说的。原话是“进则救世,退则救民;不能为良相,亦当为良医”。

我想,不管出自哪种,不管是哪一位先辈先贤说的,其原意都是相同的。尤其是中国古代,不仅是官贵民贱,职业也分为贵贱。而医生一度并不被社会所重视。后来良医被尊为儒医,医术被称为仁术。儒与医的完美结合,最终造就了我国博大精深的中医文化宝库。

二、张仲景与中医“坐堂”

张仲景，河南南阳人，东汉末著名医学家，被后世尊称为医圣。张仲景的传世巨著《伤寒杂病论》，确立了辨证论治原则，是中医的灵魂所在。在方剂学方面也做出了巨大贡献，创造了很多剂型，记载了大量有效的方剂。这是中医学史上影响最大的著作之一。

张仲景既为良相，又为良医。在建安年间，他被朝廷指派为长沙太守，相当于现在的湖南省省长。他经常在处理公务完毕以后，在后堂或在家里面给人治病。后来前来治病者越来越多，于是他干脆把诊所搬到了长沙太守的大堂上，择定日期，大开衙门，让有病的百姓进来求医问药。他的这一举动，被传为千古佳话。后来，大家为了纪念张仲景，就把医生坐着看病通称为“坐堂”。医生们也把自己开设的药店取名为“××堂”，这就是中医“坐堂”的来历。

三、董奉与“杏林春暖”

跟张仲景差不多年份的，有一个名医，叫董奉。董奉，又名董平，是福建长乐人，他的医术也很高明，所以人们把董奉同华佗、张仲景并称为“建安时期的三个神医”。董奉医术高明，治病不取钱物，只让重病人治愈以后其家属在山上栽 5 株杏树，轻病人治愈以后栽杏树 1 株。这样多少年以后，他后面的山上，杏树万株，变成一片杏林。春天杏子熟了，董奉就建立一个草仓，把杏子储藏起来，让大家来交换，用粮食来交换。再把这些粮食赈济贫民，给来看病的人提供行旅费。这就是“杏林春暖”的意思。

四、孙思邈与“大医精诚”

隋唐有一个著名的医学家，叫孙思邈，他是陕西铜川人，被后人称为“药王”。大家看，他的年龄活了 100 多岁。他出生于贫苦农民家庭。后来在秦岭博览群书，走遍了深山老林，在民间到处拜访积累经验，终于完成了他的不朽著作《千金要方》。

孙思邈的另外一个重大贡献，就在于他的《大医精诚》的论述，这是中医药典籍当中论述医德的一篇极为重要的文献，为习医者所必读。《大医精诚》论述了有关医德的两个问题：第一是精，就是要有精湛的医术，“博极医源，精勤不倦”。第二是诚，“凡大医治病，必当安神定志，无欲无求，先发大慈恻隐之心，誓愿普救含灵之苦。”因此《大医精诚》，被誉为“东方的希波克拉底誓言”，它是我国传统医学人文关怀的集中体现。这篇文章广为流传，影响深远。直到现在，我国的不少中西医学院或医院仍把它作为校训或院训来严格要求师生员工。

五、李时珍与《本草纲目》

明代李时珍，他是湖北蕲春人。李时珍自 1565 年起，先后四处探险求师考察，参考历代医药等方面书 925 种，记录上千万字札记，经历了 27 个寒暑，三易其稿，在 1590 年完成了 192 万字的巨著《本草纲目》。这本书有 52 卷，载有药物 1 892 种，收集了一万多个医方，还有一千多幅的精美插图，分为 16 部、60 类，是中国古典医药学的集大成者。这部伟大的著作尽可能地纠正了以前的错误和不足，有很多新发现和突破，是当时世界上最系统完整、科学性最强的一部医药著作。

这本书不仅为中国药物学的发展作出了巨大贡献，而且对世界医药学、植物学、动物学、矿物学、化学的发展也有深刻的影响。它先后被译成日、法、德、英、拉丁、俄、朝鲜等十多种文字在国外出版。书中首创按药物自然属性逐级分类的纲目体系，比国外早了一个半世纪，被誉为“东方医药巨典”，具有重大的世界性影响。据说英国的生物学家达尔文也曾经受益于《本草纲目》，称它为“中国古代百科全书”。2011 年 5 月，《本草纲目》入选世界记忆名录。

六、叶天士与《温病论》

我们再说说清代的名医叶天士和他的《温病论》。叶天士名叶桂，江苏苏州人。生于清代康熙五年，卒于乾隆十年。他是清代著名的医学家。人称半仙，手到病除。当时康熙皇帝感谢他治好了皇帝的瘩背疮，御笔为他亲题字“天下第一”。

叶天士最擅长治疗时疫、痧痘等，他是中国最早发现猩红热的人。在温病学研究方面尤其突出，是温病学奠基人之一。当时乾隆年间，江南瘟疫流行时，出现了一批以研究温病著称的学者。他们以叶天士为首，总结前人的经验，突破了张仲景伤寒学派的经典理论，开创了治疗温病的新途径。《温病论》为我国温病学说的发展提供了理论和辨证的基础。叶天士还是一位对儿科、妇科、内科、外科、五官科无所不精、贡献很大的医学大师。所以称他为“贯彻古今医术”，当之无愧。

他治学严谨，谦恭好学，曾改名换姓求师学艺。他在世80年，临终时告诫他的儿孙们，他说：“医可为而不可为，必天资敏悟，读万卷书，而后可借术济世。”这是极端负责的仁者之言，也体现了他在医学和人生哲理上的思想境界。

第三节　中西医结合是传统医学现代化的必由之路

一、中西医结合的发展简史

中西医结合是怎么回事？它怎么发展起来的？16世纪明朝万历年间，西方医学开始传入中国，与中国的传统医药学相互接触、交流。那时候还是平等交流的，但是1840年鸦片战争以后，面对现代医学势不可挡的冲击，中医学的发展遭遇了前所未有的挑战和危机。所幸的是，中医学深深扎根于中华大地的沃土中，疗效肯定，不良反应少，深受中国人民的喜爱。这也为中西医汇通以及今后中西医结合的发展提供了必要的群众基础。

中华人民共和国成立后，党和政府把“团结中医”作为我国卫生工作四大方针之一。1958年10月11日，毛泽东主席提出，“中国医药学是一个伟大的宝库，应当努力发掘，加以提高。”从此，我国开展了轰轰烈烈的西学中、中西医结合的热潮。1971年，在北京召开了第一届全国中西医结合工作会议。周恩来总理语重心长地说：“中西医结合仅仅是开始，是序幕，不要吹得不得了，应该谦虚，实事求是。”1982年的《中华人民共和国宪法》指出，“国家发展现代医学和我国传统医药”。2003年，国务院正式颁布了《中华人民共和国中医药条例》，强调“国家保护、发展中医药事业，实行中西医并重的方针，鼓励中西医相互学习、相互补充、共同提高，推动中医、西医两种医学体系的有机结合，全面发展我国中医药事业。”现在我们国家正在制定《中医药法》。

我国历届党和国家领导人都重视发展中医和中西医结合事业。2005年温家宝总理题词：“实行中西医结合，发展传统医药学”。这就明确而辩证地诠释了中西医结合与传统医药学的密切关系。中西医结合医学是在我国存在着博大精深的传统医药学，同时现代医学迅猛发展成为医药卫生的主流，在这样的大背景下，由于我国党和政府的大力倡导，医药卫生科技人员辛劳创新而发展起来的，既有时代气息，又有鲜明中国特色的一门新兴的交叉学科。中西医结合医学适应广大人民群众的社会需求，符合医学学科发展的时代规律，具有广阔的包容性。中西医结合医学发展的时间只有几十年，但其发展势头是积极向上的，成果令人瞩目。下面，我们通过介绍中西医结合领域的一些著名大师的仁心仁术，来看中西医结合对推动中医现代化的重大意义。

二、陈可冀——中西医结合内科学家

我们先来介绍陈可冀院士。陈可冀，男，1930 年出生于福建。他是中国著名的中西医结合内科学家，1954 年毕业于福建医学院，现任中国中医科学院首席研究员、西苑医院心血管病中心主任。1991 年当选为中国科学院学部委员，现在称为院士。曾任中科院生物学部副主任、中科院学部主席团成员。

陈可冀长期从事中医、中西医结合心血管病及老年病的研究，在活血化瘀、芳香温通方药治疗冠心病的理论和疗效研究方面，在补益脾肾方药延缓衰老的理论及临床研究方面，在清代宫廷医疗经验的继承研究方面，成果丰硕；他在继承著名老中医学术经验方面，在中医、中西医结合人才培养方面，在促进中西医结合的学术交流方面，成就优异。陈可冀的团队，他们的“血瘀证与活血化瘀研究”荣获国家科技进步一等奖，“证效动力学研究”荣获国家科技进步二等奖，“清宫原始医药档案研究”荣获古籍整理金奖。他还先后获得多项省部级科技成果奖、求是杰出集体奖、何梁何利科技进步奖、世界中医药联合会中医药国际贡献奖等等；2007 年被确认为国家非物质文化遗产传统医学代表性传承人；2009 年荣获吴阶平医学奖。

陈可冀长期作为国家保健局专家组成员，成了当今的“太医”。他为人谦和，无论是中央领导还是平民百姓，他都和蔼关切、尽心尽职。他文化底蕴深厚，是当代的一名“儒医大家”。

三、吴咸中——中西医结合外科学家

吴咸中院士，男，1925 年出生于辽宁，满族。他是天津医科大学、天津市南开医院的主任医师、教授，中国工程院院士，全国老中医医药专家学术经验继承工作指导教师。他 1948 年毕业于沈阳医学院，1959 年在天津参加西学中，近 60 年来专攻中西医结合外科，是我国中西医结合领域开拓者之一。曾任南开医院院长，天津医学院副院长、院长、名誉院长。吴咸中科学运用中西医两法之长，在中西医结合治疗急腹症的理论体系方面进行了系统的探索，取得了显著的成绩。他主编的《新急腹症学》《腹部外科实践》等专著是该领域的权威著作。吴咸中品德高尚，治学严谨，是我国优秀的普外科专家和杰出的中西医结合大家，曾 6 次被评为天津市劳动模范以及特等劳动模范。

在当年西学中的时候，1961 年西学中结业，吴咸中得到的评语是："能于复杂证候中辨明标本，施治先后明晰，论理通畅不浮，用药照顾周详，足见其在学习中刻苦钻研，收获良多"，因而获得了卫生部颁发的金质奖章。

他率先提出，在中医传统的"理、法、方、药"中，"法"是一个关键环节。他带领研究人员用现代医学方法系统地研究了"急腹症治疗八法"中的各法代表方剂、药组及单味药物的作用，阐明作用机制，进一步促进了中西医药学在理论上的结合，从而提高了急性坏死性胰腺炎等凶险疾患的临床疗效。他们的研究成果，获得了国家科技进步二等奖等许多表彰。

四、沈自尹——中西医结合"肾"本质研究的先驱者

我们再来介绍上海的沈自尹院士。沈自尹，男，1928 年生，浙江宁波人。他是复旦大学附属华山医院的教授、博士生导师。1952 年毕业于上海第一医学院医疗系本科，后来在华山医院工作，担任华山医院中医科主任、脏象研究室主任、中国中西医结合学会副会长、上海市中西医结合学会会长等。1997 年他当选为中国科学院院士，2017 年获得首届"全国名中医"称号。

沈自尹 1955 年师从著名老中医姜春华教授，因继承和发扬祖国医药遗产卓有成绩，1959 年师徒共获卫生部颁发的金质奖章。他们在 50 年代开始率先对中医称为"命门之火"的肾阳进行研究，从"异病同治"的学术观点探索肾阳虚的规律。沈自尹团队在 1960 年代出版的《肾的研究》专著，成为中西医结合医学史上里程碑式的传世名著。1970 年起，他们对同病异证进行下丘脑—垂体—靶腺轴的功能对比观察，首次用现代科学方法在国际上证实肾阳虚有特定的物质基础，对于肾阳虚调节的中枢定位在下丘脑提出了多方面有力证据。沈自尹的"肾"本质研究，有力地促进临床相关疾病的疗效提高。2010 年，该项研究获国家科技进步二等奖。

作为一名科学研究成绩斐然的科学家，沈自尹在被评为中科院院士以后的近 20 年时间中，以更加执著的科学态度，孜孜不倦地开展了从肾本质到证本质的新的探索研究。他与时俱进地带领学生们学习分子生物学、系统生物学等新

技术、新理论，探索补肾中药淫羊藿及其主要成分的疗效以及分子生物学机制，取得了新的成果。这种在科学上的奉献精神令人敬佩。

五、治疗白血病的中西医结合研究接力赛

下面我们再给大家讲一下在治疗白血病中，中西医结合研究的一场持续的接力赛。大家知道，白血病俗称“血癌”，其中急性早幼粒细胞性白血病（又称APL，属于M3型）在临床上并不少见。1986年上海第二医科大学王振义教授在国际上首次使用全反式维甲酸诱导分化治疗APL获得了成功。全反式维甲酸能促进APL细胞的分化，使白血病的治疗出现了重大突破。但是单用全反式维甲酸诱导维持治疗的问题是早期复发，多数病例容易产生耐药性。

如何解决耐药性问题，如何提高疗效呢？这里要介绍哈尔滨医科大学附属第一医院中医科张亭栋教授。他长期从事中西医结合抗癌研究，从民间中医那里了解到砒霜（就是三氧化二砷）的抗癌作用，研制出“癌灵1号”注射液。早在70年代就开始用来治疗白血病，取得一定的疗效，而且尽管砒霜是一种很有名的毒药，但是在治疗当中，毒副作用并不很大。以后他们在临床上继续埋头苦干。

上海第二医科大学王振义教授的得意门生陈竺、陈赛娟夫妇，从法国学习分子生物学理论和技术回国，加入了攻克白血病的研究队伍。他们从哈医大的工作中获得启发，对全反式维甲酸治疗后APL复发病例采用砷剂治疗，取得了令人满意的疗效。同时，他们开展大量深入细致的实验研究，以令人信服的研究数据，揭示了中药砒霜“以毒攻毒”的科学内涵。陈竺夫妇作为科学家，最被人称道的科研成果是利用全反式维甲酸、三氧化二砷协同治疗APL，用这种方法，能够使病人的5年无病生存率超过90%。APL可以有望成为第一种可以被治愈的成人急性髓细胞性白血病。其中全反式维甲酸是使癌细胞重新分化，“改邪归正”，停止“疯长”；而砒霜能够引起癌细胞发生分化，最后进入凋亡。

就这样，王振义—张亭栋—陈竺、陈赛娟，以及更多的年轻医生和科学研究人员的共同努力，终于基本攻克了M3型白血病（APL）。这里，我们可以看到中西医结合医学的魅力，可以看到我们国家医务人员的南北协作。我们再次赞叹“中国医药学是一个伟大的宝库”！

在此同期，20世纪80年代，解放军大连210医院的中医专家黄世林教授，设计了由雄黄、青黛、丹参、太子参等组成的复方黄黛片。陈竺、陈赛娟等的研究发现，雄黄、青黛、丹参的有效成分分别为四硫化四砷、靛玉红与丹参酮。对于

APL,单独使用硫化砷就能有一定的效果,而三个药的联用明显强于单独或两个药产生的效果。借用中医药方剂的术语,硫化砷是"君药",丹参酮是"臣药",靛玉红是"佐药",复方黄黛片通过联合应用,产生协同效应。这就如同中医中药的君臣佐使,一起发挥作用。这些创新的研究成果,在国际著名杂志上发表以后,获得了广泛的赞赏与承认。这些与屠呦呦发现青蒿素一样,都是中西医结合研究走向世界的重大成果!

第四节　现代医学中国化,传统医学国际化

现代医学中国化、传统医学国际化,这是当今乃至很长一个时期我国医学科学发展的总趋势和必由之路,也是我国中西医结合医学事业的伟大目标。

强调现代医学中国化,这并非始于今日。早在近百年以前,在 20 世纪 20 年代 30 年代,我国现代医学的泰斗、现代医学教育事业的创建人之一颜福庆老先生,他就说:"西医必须大众化,必须中国化。大众化和中国化不应依靠外国医生,而应该由中国的医生自己来实现"(这句话是他 1924 年讲的)。1935 年他还说:"我们越早建立符合自己国情的医学院,我们就能越快清除现在中国现代医学叫'西医'的耻辱。"我们从颜老先生的个人经历可以看到,他对现代医学的兴起和高速发展心怀敬仰(他本人就在美国耶鲁大学留学获得医学博士学位),但是他对西方势力在中国把持医学管理,欺压华人员工十分反感。出于强烈的爱国心和责任心,他强调要培养更多的熟悉国情的医学人才,使现代医学真正能够在中国生根发展。以颜福庆老先生为代表的我国现代医学的先驱们,他们的创业精神和丰功伟绩,永远值得我们后代怀念。

1949 年,党和政府坚持把中西医并重、中西医结合作为卫生工作的重要方针。毛泽东主席说:"你们是'西医',但是要中国化,要学到一套以后来研究中国的东西,把学到的东西中国化。"周恩来总理说:"我们不但要让中医在国内占有重要的地位,而且要把它介绍到国外去,让西方懂得,中医是人类医学宝库的重要财富。"

如今,国家面貌已经发生根本变化,但是继续强调现代医学中国化这一目标并没有过时。一方面,现代医学紧随当代科技的发展而面貌日新月异,但随之而来的巨额医药费已高得惊人。而我国在深化医保、医改的过程中,必须根据自己的国情找出正确的中国式解法!另一方面,我国传统医学源远流长、博大精深,

能在防病治病中发挥不可或缺的作用。因此，在我国，继续大力提倡中西医结合，促进现代医学与传统医学相结合，成为政府和民众的共同呼声。

新世纪以来党和国家领导人继承了这一传统。习近平主席指出“要促进中西医结合及中医药在海外的发展”。2015 年陈竺副委员长再次倡议：“要把握好中西医相互融合、传统医学与现代医学优势互补这一发展趋势。我们应该有信心，通过努力在我国建立一个融合东西方医学优势的现代医学体系。”

事实上，中华人民共和国成立以来，中西医结合事业取得的成绩令人鼓舞，在国际上也是令人称赞。近几十年来，以针刺疗法为先锋的我国传统医学逐步走向世界。中西医结合在推动传统医学走向世界的现代化和国际化方面起了关键的作用，这是毋庸置疑的。

现代医学本身就是一个开放包容的体系。所以更应以宽广的胸怀来拥抱我国的传统医学，全力支持和促进传统医学国际化进程。而我国传统医学的发展，也应顺应时代潮流。传统医学扎根于中华大地，有丰富的文献积累和疗效经验，有深厚的人脉渊源和文化底蕴，理应有充分的理论自信和文化自信。但是这种自信要建立在实事求是的科学基础上。我国传统医学宝库中有大医精诚的从医之道，治未病的先进理念，富有哲理的辨证施治，太极拳等养生措施，针灸等“绿色”非药物疗法，数以千百计的经典药方等等，这些都是值得研究的精华。通过现代化研究，让这些精华在国际上产生更大的影响，这就是传统医学国际化的康庄大道。我国的中西医结合理应为推动传统医学国际化而继续努力。

对于同学们来说，无论是学中医还是学西医，都需要花大量的时间。但学制有限，课时有限。这些困难客观存在。中西医结合医学教育也应该是“互联网+”的新思路，让同学们在新媒体时代，掌握基本功，练就新思路。要对生命和医学事业有更多的敬畏，对中西医结合事业有更多的热爱。在校学习、规范培训、实践磨炼、终身学习相互衔接，善于自学，勤于钻研。在厚积薄发的基础上，寻找新的突破点。这样一定能成为一个好医生！

习近平主席说：“希望广大中医药工作者增强民族自信，勇攀医学高峰，深入发掘中医药宝库中的精华，充分发挥中医药的独特优势，推进中医药现代化，推动中医药走向世界，切实把中医药这一祖先留给我们的宝贵财富继承好、发展好、利用好，在建设健康中国、实现中国梦的伟大征程中谱写新的篇章”。让我们牢记新一代中央领导的嘱咐，在促进现代医学中国化、传统医学国际化方面继续努力，把医学人文和医学科技更紧密地结合起来，为中国人民和世界人民的医学卫生保健事业做出我们应有的贡献！

第十章　疾病诊断与治疗的辩证法

王吉耀

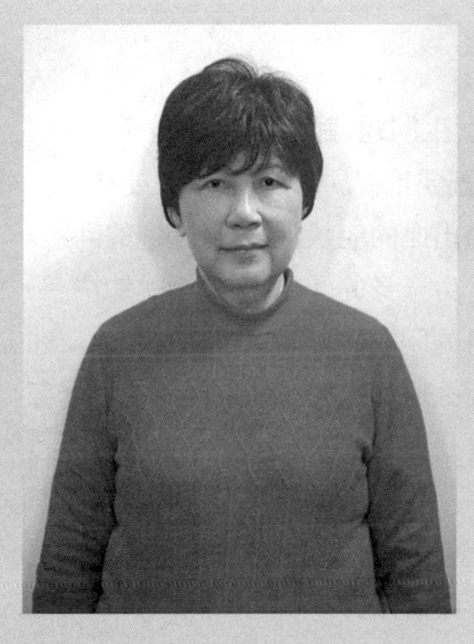

王吉耀

复旦大学内科学二级教授、博士生导师、胃肠病和肝病以及临床流行病学资深专家。1967年毕业于上海医科大学，1981年和1986年分别获上海医科大学消化内科医学硕士和加拿大 McMaster 大学临床流行病学科学硕士。曾任复旦大学附属中山医院内科教研室主任、消化科主任，复旦大学校学术委员会委员。现任复旦大学上海医学院内科学系主任，复旦大学临床流行病学培训中心/循证医学中心主任、校学术规范委员会委员，上海肝病研究所学术委员会副主任，中国临床流行病学工作网主席，国际临床流行病工作网常务理事。获上海市三八红旗手、上海市高尚医德奖、上海市高校名师称号。研究成果获国家科技进步二等奖、上海市医学科技一等奖、上海市科技进步一至三等奖等10余项。主编八年制《内科学》(第1、2版)和第14、15版《实用内科学》。曾获上海市教育成果一等奖(2005)和二等奖(2005、2013)。主编教材获全国优秀教材一等奖和上海市优秀教材一等奖(2005，2015)。负责的“内科学”为国家级首批精品课程、“循证医学”为上海市精品课程。

同学们，大家好！今天我给大家讲的题目是《疾病诊断与治疗的辩证法》。

生老病死的自然规律是每个人都会经历的，我们一生都可能生过病，生了病常常会找医生或者去医院就诊，希望解决以下的问题：我是不是病了？患的是什么病？病情严重吗？有没有治疗的方法？怎么治疗能最好、最快地缓解病情？因此，对于疾病的诊断和治疗，对于每个人来讲，都是十分重要的。

第一节　诊断的辩证法

一、整体与局部的关系

人是一个整体，任何一个局部，或者器官发生问题，都会影响到全身。认清整体与局部的关系，对正确的诊断是重要的。既要重视局部的症状，又要注意全身的表现。例如，如果一个患者呕血，是消化道出血的症状，这是胃肠道的问题。但是如果出血的量多了，或者速度快了，就会产生全身的问题，比如心跳加快、头昏、血压下降，甚至休克。这时首先要关注全身的问题，处理休克，挽救生命。在血压稳定的情况下，再做胃镜明确哪里出血、什么原因出血。如果仅仅关注局部的诊断问题，忽视了全身的情况，出血的原因找到了，但是患者可能也救不过来了。

因为现在的分科越来越细，但是人是一个整体，我们医生不能只考虑到自己本专业的疾病，应该有全面的知识，才不会漏诊或误诊。

又例如，一个上腹部疼痛的患者前来就诊，医生诊断为胃病，患者回家以后发生了死亡。其实呢，这个患者是下壁心肌梗死，他表现的情况不是心痛而是上腹痛。有时患者的病症不像教科书上写的那么典型，如果医生没有经验或者知识不全面、考虑不周到，造成的误诊和漏诊会产生严重的后果。如果考虑到要排除心肌梗死的可能性，做一点相应的检查或者心电图等，早些做出诊断，就可以避免这个患者的死亡。

二、全面与重点

对于疾病的诊断过程是一个搜集证据、逻辑分析、提出假设、逐一排除、最后确诊的过程。我们搜集的证据，包括了详细的病史询问和全面的体格检查，既要全面又要重点，在此基础上提出必须进行的化验和影像学检查来验证。不要不问病史不检查，就开一大堆化验单。

病史的询问是非常重要的，问患者的时候既要全面又要有重点，而且一边问一边还要思考，到底这个患者可能是什么情况。

例如在冬季，我会碰到一些肝功能异常、转氨酶偏高的患者来就诊，但是检查后他没有病毒性肝炎，也没有肥胖，也没有喝酒，总之，一般常见的引起转氨酶升高的原因都没有找到。我反复详细地追问病史，问他有没有吃过什么药？他说没有；保健品？没有；中药？才想起来说这一个多月在服用膏方。所以这个患者可能是服用膏方药物引起的肝脏损伤。还有在病房里遇到一些近期出现黄疸、腹水的患者，以前也没有肝病也找不到原因，我们在反复询问病史的时候，才问到他几个月前因头部外伤服了 2 个月自己家里种的草药(土三七)；另外一个患者也因为腰痛、关节痛服过土三七，最后通过检查确诊是土三七的毒性成分引起的肝窦阻塞综合征。所以全面地问病史是非常重要的。

体格检查也是非常重要的。最近网络上传的一位影视明星，她在国外发高热 10 多天找不到原因，治疗也不见好转，回国后检查发现是急性化脓性扁桃体炎，是个非常常见的病，只要检查咽喉部就会发现。这样一个简单的病如果不检查就根本找不到原因，检查后经治疗很快就好转了。

查房时我告诉学生，到了消化科(病房)不要光是看患者腹部的情况，例如门诊诊断为肝硬化腹水的患者到我们这来，我们还要摸摸他的脉搏，是否有奇脉(脉搏随着呼吸的强弱会变化)，再看看他的颈部颈静脉是不是充盈，按压肝脏会不会加重充盈。如果有这种情况，就不是我们平时的肝炎肝硬化或者酒精性肝硬化，这种肝硬化腹水有可能是缩窄性心包炎引起的，如果照一般性的肝硬化治疗效果不好，但是找出了病因，经过手术松解了缩窄的心包，病情就能得到缓解。

三、辩证地看待化验的结果

随着科学技术的发展，仪器设备越来越先进，化验结果的信息量非常大，所以我们对化验结果的解读也需要有辩证的观点。

诊断和鉴别诊断的目的就是将有病的人和无病的人区分开。这条线左边是无病的，右边是有病的，理想的是有一项检查值可以将它们区分开。也就是有病的人检查结果全部阳性,敏感性 100%;没有病的人检查结果全部阴性,特异性 100%(图 1)。

实际上,没有这种可能性把它全部区分开来,有病和无病往往有部分重叠。有病的患者,但是试验结果是正常的,也就是有病但是没有查出来,称为假阴性,即漏诊。没病的人,但试验结果是阳性的(有病),叫做假阳性,即误诊(图 2)。一般来讲特异度高的试验,它的漏诊率就高了,而敏感度高的试验,敏感度提高了,误诊率也高了,这是辩证的。

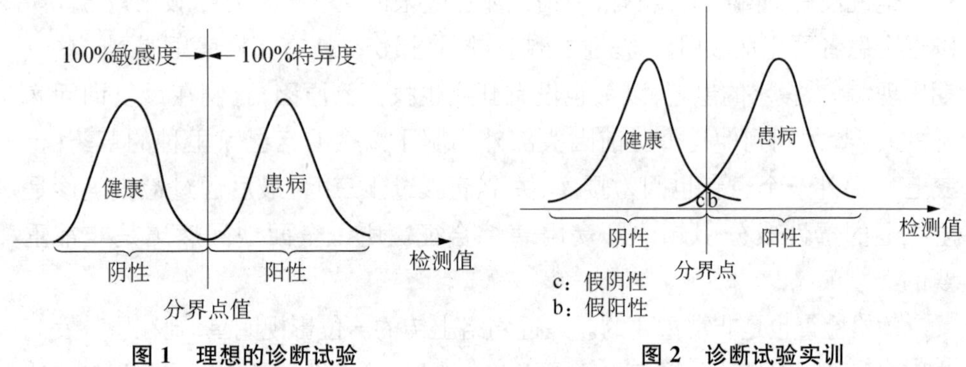

图 1　理想的诊断试验　　**图 2　诊断试验实训**

临床上更加关注的是化验报告单的阳性(异常)和阴性(正常)。当我们拿到一张化验报告单的结果不正常时,并不是一定有病。因为有可能是假阳性,试验阳性真正患病的概率叫阳性预测值。这项指标与被检查人群中患这个病的比例(患病率)是相关的。患病率升高,阳性预测值升高;患病率降低,阳性预测值降低,即假阳性增加。

例如,酸性磷酸酶(PSA)诊断前列腺癌,敏感度为 70%(100 个人去检查这个指标,其中 70 个人能发现是阳性的,即患这个肿瘤的人),特异度为 90%(如果患者查出来阴性,90%是无病的),假阳性 10%(没有前列腺癌的,但 PSA 是阳性的)。但是我们可以看到这张表,应用于不同人群其阳性预测值差别非常大。当平时用这个 PSA 检查患者时,一般这个患者已经在前列腺摸到结节时给他开检查单,这类患者中的 50%是患前列腺癌的,即 10 万分之 5 万(患病率 50%),这时做出来试验是阳性,那他 93%(预测值 93%)可能是前列腺癌患者。如果我们去普查,用于 75 岁以上老年男性(高危人群),患前列腺癌的患病率 10 万分之 500(患病率 0.5%),阳性预测值只有 5.6%,即每 18 名阳性者仅 1 名证实为前列腺癌。而把这个试验用于无选择人群普查时,因患病率更低,结果出现大量假阳性者,1 000 个阳性人中,仅 4 个是患者。总之,由于受患病率的影响,即使试验的特异度很高，当用于患病率很低的人群时，仍会出现大量假阳性患者（表 1）。

表 1　不同人群用酸性磷酶诊断前列腺时患病率与阳性预测值的关系

人群	患病率（1/10 万）	阳性预测值（%）
一般群体	35	0.4
75 岁以上男性	500	5.6
临床触及前列腺结节	50 000	93.0

对健康人进行体检是一件好事，现在体检有很多肿瘤指标，主要是想通过筛查，希望肿瘤能够做到早诊早治。因为我们是在正常健康人中进行检查（患病率很低），在筛查的时候会出现很多的假阳性，这些人实际没有病，但是这些指标阳性提示他有可能患这个病。因此他和家属都很害怕，他会到医院找医生，要求医生给他做很多的检查排除这个肿瘤（可能性）。比如 CEA 呈现阳性，要做胃镜、肠镜、CT 等，结果绝大部分都是正常的，这样不仅浪费了资源，同时也给假阳性患者心理带来了影响，我们应该关注到这一点，了解这样的一个情况。如果我们在体检的时候发现一些指标不正常的话，首先就应该进行复查。如果指标有异常，譬如我们肝功能、转氨酶不正常，你查了以后还是不正常，那应该做进一步检查，进行治疗。而有些指标，一些肿瘤指标，像癌胚抗原，有很多如 CEA、CA199、CA724 等，如果健康人没有一点症状，它可能是假阳性（也就是说你实际上是没有肿瘤的，而检查指标不正常），虽然有这个可能性，但是这个可能性非常小（其实很可能是假阳性）。所以如果这个人没有一点不舒服的地方，我觉得可以采取随访的方式，过一些时间再查一下，而不会像我们现在有的人非常的紧张，一不正常就觉得自己已经患了肿瘤。所以他饭也吃不好，觉也睡不着，很紧张、很焦虑。其实这样会抑制你的免疫系统，因为我们每个人每天身体上都可以产生一些变异的细胞，人体的免疫系统就像我们用扫帚扫地一样，这些细胞像灰尘一样每天都扫掉就不会堆积起来。但是如果免疫系统功能降低以后，这些垃圾就堆积起来，就真正形成肿瘤了。所以一定要放得开，有乐观的心态。当然如果在这个随访期间，出现任何的不舒服，比如大便有隐血阳性，或者体重减轻、胃口不好等等，还是需要及时检查就医的。我讲的不必要，就是发现一个异常马上从头到脚检查一遍，花了很多钱和精力，但是还是没查到问题，这也是我经常碰到的一些情况。

医生在开检查化验时既要全面也要有重点。医生一般会根据患者的病史体检,基本有思路以后再开必要的检查和化验。我们现在要明白并不是仪器设备越是高级越是正确,例如我们对已经有肿瘤的病人,了解他有没有转移病灶,做PET-CT很必要的。但是有些高端的体检把PET-CT用于检查正常人、健康人就有很多假阳性,而且有些说不清代谢异常的情况,有很多的假阳性并且花了很多的钱,实际是没有必要的。

碰到有创的检查,或者是昂贵的,我主张给患者做检查时必须告知他为什么要做这项检查,要把做这项检查的利和弊告知病人,最好用一张纸列出来,如果利大于弊,才做这项检查,否则的话我认为是不应该做的。

要尊重患者知情权,保证患者有权知道自己的病情、诊断和治疗情况。患者有权知道相关医疗措施的潜在获益和风险,并有权从中选择。

以上就是讲我们在诊断的时候应该注意的地方,是我们诊断方面的辩证法,既要全面也要重点,要有整体的观念,也要了解局部的情况。

第二节 治疗的辩证法

一、治疗结果的利弊概率

我想介绍一起医疗纠纷。有位84岁的老年患者,因为消化道大出血,有呕血、便血,到医院去急诊。其实当天上午他在另外一家医院已经做过胃镜,发现胃里边有一个大的溃疡。这个患者曾经有过脑梗,就是我们讲的小中风,同时口服一些抗凝的药物阿司匹林。他入院以后经过内科的止血补液等治疗之后没有见到好转,还继续在出血,所以他们请外科会诊,当晚进行了手术。外科医生从手术室出来的时候,就对家属说,这个手术非常成功,出血部位胃溃疡已经切掉了,但是病人不行了。这种情况家属就到法院告了医生。我觉得这里有两个问题。第一个,在手术前,医生与家属有过详细的谈话,是不是明确告诉患者的家属,这个患者的情况是非常危重的,不开刀切胃的话病人可能会因为出血而死亡。但是开刀的话,因为患者年龄大,又用过抗凝药,有各种并发症的可能,有可能死在手术台上,但也可能存活,这个可能性也就1%—5%,就是说100个人这种情况的患者可能只有1—5个人通过手术能挽救生命。手术医生必须要与家属商量,权衡整个的利弊,确定是不是进行手术。第二个,我觉得家属应该充分理解这个医生是为了救患者才冒险去开刀的,要有救不过来的思想准备,应该跟医生共同承担风险。如果做到这两点的话呢，可能就不会发生医疗纠纷了。

不管诊断和治疗都有许多不确定性，医生要认识到这一点，话不要讲得太满，要与患者及其家属沟通，尽最大的努力减轻患者痛苦，挽救生命。患者及其家属也要理解和信任医生，只有真正信任医生，医生才会为了患者的利益去拼搏。否则，以后医生碰到这种患者不会选择开刀，患者也就没有救过来的可能性了。

二、整体和局部

我们也碰到一些患者例如结肠癌肝转移，他到医院不同的科室，给出的治疗方案可能完全不一样，外科可能认为可以开刀，化疗科可能认为先做化疗，介入科可能认为先做介入，放疗科认为应先做放疗，如果大家从自己本专业的角度去考虑，没有从患者的整体情况去考虑，就会发生一些问题。当然，除了从病情本身考虑，还要考虑患者本身的意愿、家属的情况、经济条件等。所以现在医院开展的多学科协作 MDT 这个方式，患者来了以后我们多个学科的医生在一起为他会诊，患者也参加，一起讨论一个完整的方案，让患者及其家属心中有数，不会像以前要一个一个科室转，这样整体和局部就有一个很有效的结合。

第三节 经验和证据的辩证关系

临床医学是一门实践性很强的学科，疾病的临床表现是千变万化的，同一疾病的不同患者可以有不同的临床表现，所以经验对于医生来讲是十分重要的。经验是医生长期从医的积累。治好了，总结了经验；治不好，也总结出反面的经验。医生越老越有经验，患者看病就喜欢找老医生。但是一个人的经验毕竟是有限的，治疗成功受到多种因素的影响。一个患者用这种方法治好了，并不代表可以用来治疗其他的患者。

例如，在国外杂志上发表的一篇文章，报道一名 17 岁的女孩，肝豆状核变性发生急性溶血伴肝衰竭，入院的 24 小时里评估必须做肝移植，在等待肝脏的时候做了几次血浆置换，度过了肝衰竭期，她的病情得到了好转，就不需要立即去做肝移植了。这篇文章报道了这个病例，结论认为可以用血浆置换来治疗肝豆状核变性急性肝衰竭。这种说法有什么问题呢？这个报道实际上是没有对照的，而且病例数只有1例，也没有观察过其他相同的病人不用血浆置换会不会好转。因为没有一个对照，所以我们不能光从这个病例在没有对照的情况下说结论是正确的，这样容易引起误导，所以这就是我们讲的病例报道有它的局限性。

有时我们也看到有的报道一些偏方可以将肿瘤治愈。实际上可能有许多病人都用了，而只有少数治好了，只报道了个别治好的，我们只看到治好的。到底是不是这个偏方的效果呢？只有通过临床试验，将同样的患者分成两组，一组用偏方，一组不用，其他条件都相同，如果用偏方这一组有效，不用的没有效，这时才能说这个偏方是有效的。

另外一个例子是20世纪80年代(1981年)的新英格兰杂志(*The New England Journal of Medicine*)上发表了一篇非常权威的文章，这篇文章报道了研究胰腺癌与咖啡之间的关系。文章里，医生调查了369例胰腺癌的患者，同时找了在同一家医院住院的没有胰腺癌的664个病人进行年龄、性别、有没有吸烟等配对，调查两组病人喝咖啡的情况。这个研究结果发现每天喝4杯以上咖啡的患者比不喝咖啡的或者少喝咖啡的人发生胰腺癌的可能性增加了2.7倍。也就是说，喝咖啡可能会增加胰腺癌的发生。文章发表了以后就引起了恐慌，许多人都不敢喝咖啡了。但是经过了25年，2006年又发表了另外一篇研究，否定了这篇报道的结论(咖啡作为致癌原的说法)。

如何否定的呢？研究者回顾了25年前的研究，发现那篇文章里面，选的对照组有问题，就是我们当时讲的600多个无胰腺癌患者与300多个胰腺癌患者在年龄、性别、吸烟情况相同的，是配对的。但是这些不患胰腺癌的患者也是在消化科住院，为什么消化科的病人作对照会有问题呢？因为在那个时代，消化科的患者大多数是溃疡病，或者是重度的胃食管反流病，这些患者因为这个病的关系，医生医嘱上会让他不要喝咖啡或者少喝咖啡，患者就会尊重医嘱，所以拿这些患者对照的话，就会夸大咖啡和胰腺癌两者之间关系。从这个例子可以看到，我们看到的任何一篇文章或者在网上发表的所有证据都要看看它的研究方法对不对，而不能看它最后的几句结论怎么样。我们经常可以在网上看到发布的某些食疗或者医疗手段的评价怎么样怎么样，实际上你一定要看它是用什么方法研究出来的，方法是否正确。如果研究方法不可靠的话，这个结论会误导我们广大的群众。所以我们要相信的证据是应该经过严密的临床试验，去除了会造成假象的因素的一些研究，综合临床指南就是我们可能可以找到的比较可靠的证据。

所以只有科学设计好的研究才能产生真正科学的结果，这就是为什么我们要用随机对照研究作为证据，来指导我们疾病的治疗。

实际上，国际、国内对每一种疾病都会有临床指南，这些指南都通过科学的方法将研究证据综合以后用来指导医生和病人的治疗。在网络时代，证据和指南是很容易获得的。

那么是不是就不需要医生了呢？是否上网查一下就可以自己用药了呢？我认为无论怎么好的证据，还是需要有医生的经验，需要医生对患者做出一个准确的诊断，而且对他病情轻重作出判断，才能用好这个证据。所以证据和经验两者必须结合，缺一不可。虽然是同一种病，但由于社会环境通过各种因素的影响，每一个患者都不相同的。我医治过的上千例肝硬化患者，至今也没发现两个人是完全相同的。

我们强调的精准医学和个体化治疗，就是要在证据或指南的指导下，结合患者，在不同的情况下给予治疗。

第四节 诊疗实践中践行医学人文

人与人之间需要沟通，有许多社会和心理因素会影响到疾病的发生、发展和治疗的效果。

我医治过不少功能性胃病的患者，即患者的胃镜检查是正常的，也没发现什么器质性病变，但病人就是不舒服，胃胀、嗳气、不适，甚至严重影响到生活和工作。他总觉得自己患了大病，花了很多的钱到处就医，但是没有解决。他到我这里来就医时，我非常注意询问症状以外的情况，更关心他的精神状态，我和患者谈话的时候都会看着他的眼睛来交流，问他衣食住行工作和他的家庭情况，有什么不开心的事情，家里的事，晚上睡觉好不好等，关注患者的语言、语气、行为、表情、情绪等各方面的细节内容，来取得患者的信任，确定他有没有焦虑及心理问题，最后根据病人的情况开药，处方后详细告知如何服药、怎么观察病情的变化，等等。取得病人信任，他也相信自己没病，这样用药以后就缓解了。

由于现在医疗信息的不对称，或者患者从网上搜索到的不实的信息，常常会对自己的病情产生不必要的恐慌，从而导致更多的不适症状的发生。例如，我们会碰到一些胃部不舒服的患者，他在其他医院做了胃镜，诊断是慢性浅表性胃炎，实际上这个是非常轻的一个病症。但是，他自己会对胃镜描述部分的文字产生错误的理解。例如，我们在描写时可能会写到，“胃黏膜充血水肿”，这是很平常的，他就认为我的胃肿起来了。其实没什么的，他是夸大了这个理解，所以会产生更不舒服的症状。还有的病人胃镜的病理报告中间看到“肠化生”,他说当地的医生说他会变癌,所以他十分的害怕,饭也吃不下、觉也睡不着了。他到我这里,我会跟他解释,肠化生实际上是炎症引起的,是可逆的(应该是可以治好的),并不是癌前病变。不治疗少数的病人会逐渐发展成低级别瘤变,低级别的瘤变再发展成高级别的瘤变,高级别瘤变那时候才是癌前病变。不是每个肠化生都会发展成低级别瘤变,大部分可以治愈。就是发生了低级别瘤变也只有4%,100个人中间只有4个人会慢慢发展到后面这个阶段,大多数通过治疗都会好的。低级别瘤变也是3个月随访一次,不需要做其他手术。但是如果发展到高级别瘤变,有80%的可能会发展成癌,那时也可以通过内镜下黏膜切除的方法进行治疗,因此根本不需要担心。我会跟患者说你首先不要担心,有的病其实不重,但是不开心以后,那么免疫系统就会抑制。如果说你一直愁眉苦脸的话,有心事,睡眠不好,胃液分泌会减少,消化也不好,动力也差,那么症状就会更严重。

如果有的患者真的得了肿瘤,我会告诉他应该怎么样正确对待。实际上我们应该在战术上重视,也就是说你有病要看,要治疗,但在整体上应该藐视它,不要怕它,这样可建立起治愈的信心。当然有的患者会说,病不是生在你身上,你当然这样说风凉话,如果在你身上,你也会担心、也会怕的。解释很多次,实在碰到这种情况,我就会对他说,我也是个肿瘤患者,我现在不是挺好的嘛。我就生过癌,应该怎么对待疾病,讲给他听,他可能也会好一点的。我在查房的时候,非常关注病人的表情,如果皱着眉头,心事重重或者在流泪,我都要跟他们解释病情,然后就说下次看到你的时候必须笑一笑,然后你的病就会慢慢好起来的。所以,心理治疗也是非常重要的。

这些情况的交流和沟通是不可能在人与电脑之间完成的。现在很多人认为人机交流能够代替看病,我认为还是有些问题的。

第五节　沟通技巧

医学包含着医学科学、人道主义和职业准则等专业的特点。医生如果没有人文知识、缺乏爱心和与人沟通的技巧,即使有再高深的知识都无法成为能够诊治患者的好医生。因为要正确地诊断,就必须全面地了解治疗的对象,需要沟通,取得病人的信任,了解一些其他医生在问诊时没有了解到的重要信息。

在治疗方案确立后，如何让患者依照治疗方案进行治疗并长期随访也是一种艺术。例如，慢性乙型肝炎病人的抗病毒治疗，虽然指南上都有，这些病人应该用什么药等等，但是，是不是通过人机对话就能治疗乙肝呢？我认为是不行的。首先，碰到这类病人我会向他解释病毒复制会带来什么后果，告诉他目前所处的疾病的阶段以及抗病毒治疗对他的必要性。如果现在不抗病毒的话，转氨酶一直异常，就会发展成肝硬化甚至产生肝癌，再告诉他目前哪些药物可以抗病毒治疗，根据你的情况推荐使用哪种药物比较好，为什么用这个药，如果用这个药，应该怎么服用(空腹服用等)，疗程多长。有的药是不能停的，什么时候可以停药，多久随访一次，每次要检查什么指标，治疗有哪些可能的不良反应等。这样详详细细和患者解释，才能让患者依从治疗方案，达到真正治疗的目的。所以在看病过程中与患者建立起温情关系与患者治疗效果是密切相关的，我们要给患者信心。

现代医学模式已经从由生物医学模式转变为生物—心理—社会医学模式，反映了医学技术的进步，从更高层次上实现了对人的尊重，标志着医学道德的进步。因此，在治疗过程中，关心患者的生活环境、心理因素和社会影响，都会对治疗效果产生很大作用。

第六节　智商和情商的关系

做一名好的医生，智商和情商都很重要，缺一不可。

医生是需要高智商的人，因为医学涉及面广，学科多，知识多，又在不断地发展，活到老学到老。在国外，医生是社会精英。从知识的角度，只有在金字塔尖的人才能从事医生的职业。但是医生医治的对象是人，医学与人文密不可分，需要有高情商的人，即需要有爱心、同情心，关怀他人，愿意帮助他人，有开阔的胸怀、宽容心，有敬业和奉献精神。这样的医生势必具有与人沟通的能力，学习与人沟通的技巧。只有高智商却没有高情商的人，是以自我为中心，只活在个人的世界里，是不配当医生的。在国外，申请当医生时，除了学习成绩，必定要经过面试这一关。主要是考察情商，情商低，学习成绩再好，也当不好医生，不仅会在自己的职业生涯中感到痛苦，也会对患者造成不利。

其实在当代，要做出科研成绩，也需要团队精神。因此同学们要有自塑的过程。世界观正确了，对人、对事的态度也会改变，沟通技巧是可以学习的，问题在于你想不想这么做。

第七节 小结

总之,在疾病的诊断和治疗中充满了辩证法,我谈了其中整体与局部、全面与重点、经验与证据、科学和艺术、智商与情商的关系;最重要的是我们不能忘记人文精神。医学人文最重要的问题,是在诊疗实践中践行医学人文精神。医学人文与医学的结合,最重要的是在诊疗实践中体现对生命和健康的关怀。医学人文教育的薄弱环节是与诊疗实践脱轨。现在的生物—心理—社会模式认为,在为患者提供必要诊疗的基础上,提倡关注患者的生命尊严,重视他们对精神、文化、情感等方面的需求,体现对人和生命的关爱,以患者为中心,实现治疗的目的。作为医生必须牢记患者是生有某一疾病的人,而不是"病例"或"疾病"。人具有社会属性,存在个体差异,个体化处理是诊治疾病的原则之一。面对疾病,患者往往存在焦虑、担忧或恐惧,这对疾病的诊疗会带来负面影响。临床医生应该以专业、温和以及开放的态度,耐心细致地做好解释,灌输信心,减轻或消除患者的心理因素。重视"治病"与"治有病的人"的区别,我们是治有病的人,不仅仅是治病。医生是人,在某一时间也会生病而成为患者,换位思考能使医生体会患者的痛苦和难处。我有这方面的深切体会,因为我曾经是一个肿瘤患者,所以换位思考是非常重要的。与同情心相结合就能够处处为患者着想,尽力减轻或消除患者痛苦。对患者全面了解、互相信任和良好沟通是建立良好医患关系的基础。良好的医患沟通也是医疗实践的核心。无论是准确的病史采集,还是给予患者信息和临床决策,均需要良好的沟通。医生要理解患者及其家属的想法,包括心理、文化和宗教等方面的要求,做出大家都能接受的诊疗计划。良好的医患沟通本身就是一种治疗,向信任、尊敬的医生进行成功咨询可产生额外的治疗效果。

对于不是医生的群体,包括我们在座的各位,也需要对医学和医生有正确的认识。医学中充满了不确定性,任何的诊断和治疗都有利和弊,成功和失败都有可能,我们只是应该将风险降到最低,争取最大的成功。最重要的是对医生的信任,医生和患者应该一致对付疾病这个敌人,互相猜疑提防、不信任、没有诚信是治疗失败的根源。医生和患者结成同盟成为朋友,换位思考,那么,一定会让疾病的防治达到最理想的效果。

第十一章　医患：对付疾患的同盟者

陈勤奋

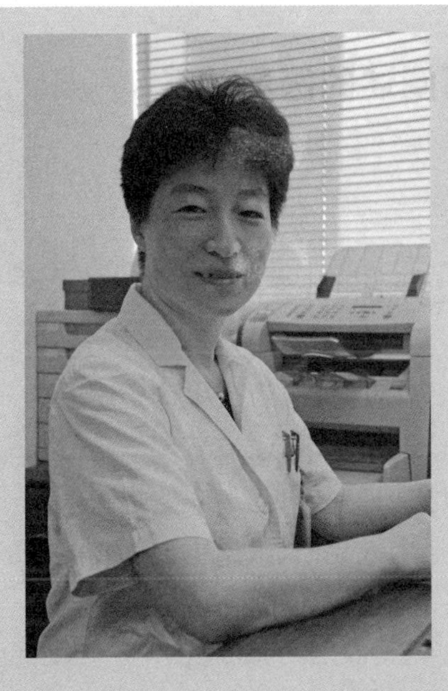

陈勤奋

医学硕士。复旦大学附属华山医院血液科副主任医师，副教授，硕士研究生导师。华山医院党委办公室副主任，宣传科主任。

长期从事血液学的临床医疗、教学和科研工作，承担“诊断学”“内科学”“基于问题的学习(problem-based learning, PBL)”课程和“人文与医学”网络共享课程相关内容的教学工作，参与并主持国家一类新药Ⅰ期、Ⅱ期临床试验，在国内权威、核心期刊以及国外期刊以第一作者或通信作者发表论文 80 余篇，重要报刊发表科普、报道数十篇，参编《实用内科学》(第 11—15 版)、《造血系统疾病的诊断与鉴别诊断》《现代血液病学》《内科学新理论新进展》《死亡如此多情》《医院党建故事 100》等专著，作为学术秘书和译者参译《Cecil textbook of medicine》(第 23 版)。负责及参与完成多项国家级、省部级、校级科研和教学课题。担任上海市医学会输血专委会委员，上海市医学会科普专委会委员兼秘书，上海市女医师协会理事，上海市献血促进会副会长；《中国输血杂志》等多本杂志的编委、专栏主持及审稿专家。曾获上海市和复旦大学临床医疗成果奖、全国无偿献血奉献奖金奖、上海市杰出志愿者、上海市卫生系统先进工作者、复旦大学三八红旗手、复旦大学上海医学院首届 PBL 教案撰写大赛第一名等荣誉。

同学们好！今天，我们来谈一下医患关系。

在我们临床医学界，有一部非常著名的内科学著作，叫《西氏内科学》，1927年首版，至今差不多90年了，与我们复旦大学上海医学院的历史一样长。最新版第25版已于2016年初出版。这部长达442章、2 725页的恢宏巨著开首第一章并不是讲什么疾病，而是关于医学、患者和医疗职业的探讨。作者非常明确地用标题告诉读者，医学是一门博学而人文的职业（medicine as a learned and humane profession）。所以我想，作为一名内科大夫，想阐述我们今天课程的主题——医患关系，就不妨先来看看这部经典著作所说的医患关系吧。

第一节　《西氏内科学》所阐述的医患关系

一、关于医学

作者开宗明义的第一句话就是——医学，是科学和科学方法与行医艺术融为一体的职业。

照护病患与人类历史一样古老。而与此相对应的，作为医生这个职业的关键，医学的科学基础却只有一两百年的历史。即使是现代，有着数千年的常识和近年来医学伦理学系统化方法的指导，照护和安慰的艺术依然是医学的基石。医学职业不仅涵盖医疗科学知识，还包括个人品质、人道主义和专业能力。没有人文素养，现代医学科学的应用不仅不会是最佳的、有效的，甚至会是有害的。

二、关于患者

患者需要医生的倾听和了解，需要医生对自己的关注，需要医生帮助他们从病痛和担忧中解脱出来，需要医生的同情和同理心。他们愿意把医生当成自己最值得信赖的朋友，最值得依赖的靠山，告诉医生自己心底最深处的感受，解决自己最难以启齿的病痛和恐慌。医学生誓言中的那一句“健康所系，性命相托”就是患者寻求医疗帮助时对医生的期待。患者在寻医问药过程中，把自己的整个生命都托付给了医生。

但是，患者缺乏疾病相关的科学知识，医生需要帮助他们了解自己的疾病。

如果患者不能了解，医生的安慰或许是不适宜的或者可能引起误解，照护也可能变得无效或者有反作用，反而阻碍患者得到合适和科学的医疗。只有患者理解医学科学如何能够应用到自己的疾病时，必要的人文关怀和安慰方能充分起作用。

三、关于医生职业

医生职业要求医生应当将患者的利益放在自己的利益之上，这也是业内人士应有的社会责任。美国内科学会和欧洲内科学联合会共同建议医生职业应该强调三个基本原则：患者利益第一，患者自主，社会公平。

患者的利益高于自身的利益，不仅是医学这个职业不可或缺的优秀品质，也是其他行业所推崇的。这个基本原则胜过专业技能，胜过科学知识，甚至胜过对患者的同情心。专业的尊严和对专业的理解必须渗透到我们医生的思维、授业、学习和交流中。医生的利他主义可以获得患者的信任，医生和患者不应该受到经济利益、官僚权势和政治压力的影响。

患者自主的原则维护了医生提建议但由患者做出最终决定的权利。医生是患者的专业顾问，医生应该让患者了解医学科学知识，并使这些知识与患者的情况结合起来。

社会公正的原则意味着患者和医生并不处在真空中，医生有责任帮助患者恢复健康，消除社会在健康和保健方面的不公平。现代医学使诊断和治疗有了更多的选择，从而医生、患者和社会之间的关系变得越来越复杂。事实上，医患是复杂和广泛的医疗或公共健康系统的一部分。在近现代和今天的发达国家中，基本卫生、清洁的水、适当的营养是促进健康和减少疾病的最重要方法。在发展中国家，采用健康的生活方式，包括较好的饮食和适当的锻炼，是降低肥胖、冠心病和糖尿病流行的基础。有效的公共健康干预包括：提供免疫，减少伤害，控制烟草、违法药物和酗酒等。

为了促进这些基本原则，医生应该遵循一系列的职责：胜任本职工作；对患者真诚；保守患者的秘密；保持适当的医患关系；持续改进诊疗质量；及时提供诊疗服务；合理分配有限的资源；提供科学知识；公平地处理利益冲突，保持患者的信任；有行业责任心。这些特殊的职责体现在日常的医疗实践和临床关爱中，统一医生、患者和社会的利益。遵循这些职责的医生不仅促进了事业，提高了患者的满意度，而且也降低了失责和医疗事故的危险。

美国内科学协会曾经颁布内科医生的职业规范：置患者的利益在自己的利益

之上,同时,还有责任在行医施治、传徒授技中保持最高的医技水准;有责任对患者的利益或康乐保持积极的心态和行为;有责任对社会的健康需求做出认真的反应。

我们有时候会问:医生的爱心是天生具备的还是后天学到的?对我们多数人来讲,医技高超和富有爱心都是后天学到和培养的。在学医的过程中,在掌握医疗技能的过程中,我们必须同时学会同情和仁爱,学会将或许是天生就有但不知道如何展现的同情和仁爱释放出来。将心比心,换位思考一下,如果医生在为患者诊疗时,医技是精湛的,态度是科学的,神情却是冷漠的,尽管病情也会好转或者治愈,但患者可能会想、会问:这个医生真的关心我吗?真的在乎我的病痛吗?真的都了解我的病情和需求了吗?

医患需要沟通,医患沟通的目的在于减少医患双方的疑问。医生在为患者诊治疾病的过程中有许多的推理和决策,这个过程医生需要通过询问和评估,了解患者的详细病史,通过体格检查和与诊断相关的实验室检查,推理一个综合临床发现和实验室检查的结果,与患者及其家属讨论,理解疾病过程中可能出现的危险和机会,形成诊疗计划。医生还需要查阅循证医学相关的文献,根据不同患者的个体特点使诊疗计划利益最大化,也就是要个体化地对待患者。为此,医生还应了解患者的社会状态、家庭情况、经济情况,以及从减轻疼痛到最大限度延长生命的相关情况。如果医生不能理解和运用这一点,将不能恰当地应用医学科学,甚至最博学的医生也不能达到预期的目的。

作家纪伯伦曾说,如果你付出的仅是你身外之物,那你所付出的只是很少一点;只有在你全身心给予时,你才真正做到了付出。所以医生不能光凭自己的医疗技术和娴熟的处理方式来诊治患者,还应当让患者相信,自己的医生是把自己作为一个普通的人来看待的,而不是仅仅作为一个患者来看待的。医生必须乐意满足患者的要求,乐意为患者的长期求治承担责任。

以上我们看到了西方经典的、专业的著作是这样诠释医患关系的,那么我们自己的医生又是如何来诠释医患关系的呢?下面我想通过我自己身边三位熟悉的名医大家的故事来告诉大家。

第二节　医学大家眼中的医患关系

一、王振义院士的故事

王振义院士是著名的血液学专家,中国工程院院士,上海瑞金医院终身教授。他在医学上的最主要贡献是首次利用全反式维甲酸诱导急性早幼粒细胞白血病细胞的分化，在临床上极大地提高急性早幼粒细胞白血病患者的完全缓解率和长期生存率。为此，他获得了 2010 年度国家最高科学技术奖。

1985 年，王院士第一次用全反式维甲酸治愈了一名 5 岁的急性早幼粒细胞白血病女孩，当时这个孩子出血、高热，病情十分危重。依据当时的医疗水平，治愈是无望的，家长也准备在沉痛中接受现实。当时已经是医科大学校长的王院士决定用他研究的这个全反式维甲酸为挽救这个小女孩的生命而尽最大的努力。很多人劝他不要用自己专家、教授、校长的声誉去冒险，万一失败了呢？可王院士对自己的努力结果有信心，认为“试试总比什么都不做强”。他顶住压力，征得了孩子父母的同意，最后用了这个药，小女孩得救了。如今 30 年过去了，奄奄一息的女孩健康地长大成人，全反式维甲酸也成为死亡率非常高的急性早幼粒细胞白血病的治愈良方。王院士说，这不是拿病人做实验，而是从患者需要考虑，为了挽救生命。我们在患者身上用药是非常谨慎的，在治疗这个女孩之前，已经经过长时间的研究，获得了体外试验的疗效。

在谈到医患关系，王院士反复强调，爱心和好的医术是医生必备的两个素质。他对医生提出的要求是：医生必须不断学习、不断研究，你的知识越全面，诊断就越不容易出错；你的医学水平越高，能够帮助的患者就越多。所以医生要充实自己的知识，要在已有研究的基础上多问一个为什么，要有扎实的基础理论和知识，触类旁通，要学习掌握教学大纲之外的内容，白天看什么病，晚上就看什么书。要注重医患沟通，正确对待医患关系。要追求崇高境界，不为名利。王院士耄耋之年依然追随学科最前沿的进展，诊治患者，带教年轻医生。

或许，这就是王院士之所以成为名医大家的奥秘。

二、顾玉东院士的故事

顾玉东院士是著名的手外科、显微外科专家，中国工程院首届院士，华山医院手外科主任。

顾院士被誉为“红色院士”。他获奖无数：国家科技进步二等奖、国家发明二等奖、“白求恩”奖章、全国五一劳动奖章、全国先进工作者、全国道德模范、国家级有突出贡献专家、全国科技先进工作者、上海市科技精英、上海市科技功臣……但他却常常给青年医生讲述这样一个案例。

那是1981年的4月,当时,他的足趾游离再造拇指手术的成功率已经达到了93%。尽管这已经是世界领先的水平了,但7%的失败率还是让顾玉东感觉很不安。

一位因工伤折断拇指的19岁女孩从大连慕名来到上海,希望能在华山医院用足趾再造拇指。然而,手术很不顺利,术中发现女孩的足背动脉有变异,太细了。顾玉东清晰地记得,在他做过的100例手术中有4例也是这种情况,最后只有1例是成功的。顾玉东征询等在手术室外女孩母亲的意见,女孩母亲态度坚决地要求继续手术,因为这是她们最后的希望了。

奇迹没有发生,用足趾新造的拇指血供很差,手术后从红色变得苍白,最后变成了黑色。虽然母女俩一再表示理解和接受这个结果,但顾玉东却无法原谅自己,他无法直视女孩缺了一只脚趾离去的背影。他说:"医生的职责就是给病人解除痛苦。现在,病人的手指没治好,还因此少了一个脚趾,这是增加了病人的痛苦。医生的职业是不能拿百分比来算的,即使是99%的成功,那个1%的失败对单个病人来说,就是100%的失败!"

7%的失败率怎么办?顾玉东对自己提出了足趾再造拇指手术成功率100%的要求。整整5年,在分析了数百例手术成功和失败的原因后,顾玉东终于攻克了足背动脉变异的难题——他首创了"第二套供血系统",保证了足趾移植后供血的万无一失,使手术成功率达到了100%!他也因此获得了国家科技进步二等奖。

顾院士先后六次获得了国家科技进步二等奖和国家发明二等奖,他所有的课题、所有的研究都来源于临床,为着解决临床的难题、临床的挑战。他说,科研选题一定是来自临床上最迫切需要解决的问题。顾玉东为每一个经手的患者建一张卡片,把每一个值得深究的细节记录在卡片上。他的业余时间、他的节假日,就置身于这些浩瀚的卡片中。膈神经移植术、健侧颈7神经移位术、小腿外侧皮瓣、静脉干动脉化皮瓣修复术、长段膈神经及颈神经移位术。这些大胆的、看起来匪夷所思的世界首创的手术方案就来源于对上千例相似病例的梳理总结中。但即使这样,即使在成为了院士之后,顾玉东依然不能释怀。他把行医路上的失败病例一遍遍地告诉年轻医生,他是想让年轻医生知道,一个医生的成长和成功是病人的痛苦、鲜血乃至生命换来的,所以医生必须把病人的痛苦看成自己的痛苦,怀着对病人的感恩之心,尽医生之职责,并不断创新,造福更多的病人。

顾玉东也曾经是一名危重病人。10岁时的一场脑膜脑炎,几乎夺走了顾玉东幼小的生命。高热、抽搐、昏迷,情况紧急。值班医生把高年资的王医生从他家里请来,救人心切的王医生全然不顾匆忙中从楼梯上摔下来的疼痛,在顾玉东的床旁守了一夜，一点一点放脑脊液，一点一点把体温降下来，缓解了症状，避免了脑疝，这才想起来看一眼摔伤的腿，发现脚趾已经骨折了。王医生没有想到，他亲手救回来的男孩从此在心里就埋下了一颗救死扶伤的种子。男孩长大，种子发芽，成为名医大家的道路尽管充满荆棘，但男孩却披荆斩棘，坚定地走出了一条新路，并且越走越坚定。

20 世纪 90 年代，顾玉东院士提出了对工作要有责任心、对病人要有同情心、对同志要有团结心、对事业要有进取心这“四心”，用这“四心”作为自己行医做人的准则，也用这“四心”带领他的团队成为中国乃至全世界最优秀的手外科团队。

无独有偶，20 世纪 30 年代，中国医学伦理学的先驱者宋国宾先生撰写了一部《医业伦理学》，这是我国第一部医学伦理学著作。宋国宾先生是三四十年代我国知名的医学教授、爱国学者，曾任上海医师公会主席、中华医学会业务保障委员会主席等职。他的这部《医业伦理学》全书四个篇章《医师之人格》《医师与病人》《医师与同道》《医师与社会》，分别阐述了医生人格、医患关系、同业关系和医生与社会关系的伦理主张。他认为才能、敬业、勤业和良好的仪表言辞是医师的理想人格；医师应重视应诊、治疗、健康人事指导、手术、医业秘密等伦理问题，注意“敬人”与“敬己”；强调医师对社会、对国家应尽的义务。顾玉东院士提出的“四心”恰与此不谋而合。

行医执教 50 多年，顾院士一直思考着医患关系的本质。他对因医患关系紧张而陷入迷茫的年轻大夫说：“爱心是医患关系最好的润滑剂！关爱病人就是医患关系的本质！”虽然我们的职业大环境发生了翻天覆地的变化，但医者仁心的初衷并没有改变，医者坚守、奉献的信念也不会改变。

三、林果为教授的故事

林果为教授是我国著名的临床血液学家和临床流行病学奠基人，华山医院终身教授。

行医执教 50 余年的林果为教授曾获得市级以上科技进步奖 7 项，获得上海市教学成果奖 3 项，主编专著 9 本，参编 22 本，发表论文近 200 篇。我们称他“福尔摩斯”“大内高手”，因为很多辗转而来的疑难病例最终在林教授这里找到了答案。但他却是这样介绍自己的：新中国第一批少先队员，共青团员，老党员。他说自己有 3 个身份：党员、教师和医师。

林教授喜欢当医生，大家都说林教授看病就像破案，但他却说“我并不比别人聪明,我只是看得很细”。在林教授看来,看病有两种:细看和粗看。细看,就能解决疑难问题。病人每一张化验单上的数据都应该得到解释。

看病要细看,因为他对每一个病人都深怀同情。

林教授也喜欢当老师,他常说我们华山医院是一所“teaching hospital”,教学医院,高要求是理所当然的。从医执教50余年,林教授的严谨作风一如往昔,带领学生查房,手把手教学生做体检,带领学生进行学术交流。这样的训练总是让学生受益良多。他把时间都用在了病人和学生身上。

林教授规划的人生是这样度过的:付出全部心血完成行医执教的职业生涯,退休;退休之后再重新规划新的人生——著书立说;把临床经验传授给年轻医生。

每周三,他会出现在上海市血液病疑难会诊中心,为来自全国各地的疑难血液病把脉。

每周四,他会出现在我们医院血液科病房,带领我们教学查房,言传身教着他的严谨和情怀。

每个月末,他又会出现在上海市医学会血液学会的疑难病例讨论会上,坐镇点评。

年近八旬的老人,学会了电脑,学会了上网查文献,学会了用微信。

他退休后主编的多部医学巨著频频获奖,如《造血系统疾病的诊断和鉴别诊断》《现代临床流行病学》《现代临床血液病学》《实用内科学》。其中,被誉为“中国cecil”的《实用内科学》又将再版,林教授再次受邀成为第15版的主编。

在这个医患关系紧张的年代里,这位历经半个多世纪医学生涯的老人用平和的语气告诉年轻大夫:医生和病人的目标是一致的,医患是对付疾患的同盟者。他非常赞同钟南山院士说的一句话:“一个医生很真心很诚恳地对待一个患者,患者是看得出来的,会相信的!”

事实上,所有的名医大师都在自觉践行着“病人利益第一”的基本准则。前不久刚刚以百岁高龄去世的张涤生院士就曾经撰文谈医患关系,文章的题目就是“开拓创新,勇担责任,把病人利益放在首位”。

第三节　我眼中的医患关系

在我们普通医生眼中,医患关系是怎样的呢?有人曾经在患者或家属、医务人员和社会公众三组人群中做过调查,提出的问题是:您认为医患之间应该是什么关系(多选)？A. 目标相同、相互依存、密不可分的利益共同体；B. 买卖或供需之间的合同关系；C. 平等关系；D. 主动与被动关系；E. 朋友关系。结果三组人的回答基本相同，55％—69％回答医患之间是“A. 目标相同、相互依存、密不可分的利益共同体”；46％—57％回答是“C. 平等关系”；21％—25％回答是“E. 朋友关系”。可见，大多数人是认同“医患是利益共同体，是平等的朋友”这种关系的，也就是说，大多数民众，无论是医生还是病家，都认同“医患是同盟者”这种关系。

所谓医患关系，是指以医生为中心的群体和以患者为中心的群体之间为维护和促进健康而建立起来的一种人际关系。患者在就诊过程中会产生对疾病和死亡的焦虑和恐惧，需要感受到医生对他的关爱、尊重以及悉心诊治所带来的安全感。因此，患者非常渴望得到医务人员的理解和尊重，希望有医术精湛、热情周到、细致服务的医生为自己治疗。当医生成为职业，医生就有了对生命和健康的责任。古今中外，莫不如此。

在我国古代，中医学被称为“仁术”，医生被称为“仁爱之士”。早期的医院是收容患者、老人、穷人、流浪者和提供医疗服务的场所，是具有慈善性质的事业机构，实质就是用仁爱之心去帮助社会上的弱势群体。美国的梅奥诊所有 150 多年历史，是世界上最具影响力、代表世界最高医疗水平的医疗机构之一，其核心价值就是“患者至上”。

无论是患者利益第一还是患者至上，或者是国家卫生和计划生育委员会几年前倡导的“以病人为中心”，都要求医者关注患者的权利。患者的权利有哪些呢？

各国关于患者权利的基本内容大致都包括：获得医疗的权利、隐私权、安全保障权、知情同意权、选择权(包括对医疗机构、医生、治疗方案及药物治疗的选择)、获得赔偿权等。我国学界对于患者权利的基本类型已有共识，概括起来包括：医疗权、医疗自主权、隐私权、知情同意权、要求赔偿权等。

由患者权利的内容我们可以看到显著的“生物—心理—社会”这种医学模式。维也纳的医学教授诺瑟格尔(Herrman Nothnagel)在 1882 年提出“医学治疗的是有病的人而不是病”。1939 年，美国 Johns Hopkins 大学医学教授鲁宾森(Robinson)撰写的著作《作为一个人的病人》(*The patient as a person*)出版；1941 年，哈佛大学开设了“把病人当人”这门课程。

当下的中国处于社会转型期，有着转型期特有的无序化、个体化、碎片化、价值紊乱、制度管理缺失等现象，各种矛盾也包括医患矛盾突显。但不可否认，医患关系总体是良好的，医患携手战病魔的佳话层出不穷，远远多于医患矛盾。良好的医患关系需要医患双方的维护。那么,我们如何来进一步改善并维护良好的医患关系呢?

第四节 改善和维护良好的医患关系

世界医学之父希波克拉底有句名言:医师有“三大法宝”,分别是语言、药物、手术刀。这就是说医生除了用内科和外科的方法来治疗患者之外,首先还需要用语言来与患者沟通。

有的患者说:看见这位医生后病已好了一半。原因是这位医生乐观的情绪、鼓励的话语、轻松的气氛会使患者放心,对医院、对医生有信心。世界医学教育联合会早在1989年就在《福冈宣言》中指出:“所有医师必须学会交流和处理人际关系的技能,缺少共鸣应该看作与技术不够一样,是无能力的表现。”现代医学要求医师应该具备:精湛的医术,高尚的医德,良好的沟通能力和熟知医疗法律、法规。加强医患沟通成为改善医患关系的现实途径。

有一句大家熟悉的话叫“不忘初心”,我觉得特别适合用在我们医生身上。十八九岁,我们走进了神圣的医学殿堂,同时也走上了艰难的医学道路。带着对生命的敬畏,我们付出了比其他专业的学生更多的时间和精力在学业上,因为我们知道,今天的一个疏忽,可能就是明天病人的痛苦。

我毕业于上海医科大学,也就是今天的复旦大学上海医学院,“正谊明道”是这所拥有近90年历史的医学殿堂的校训。“正谊明道”这句话源自《汉书·董仲舒传》:“正其谊不谋其利,明其道不计其功。”意思是说,做任何事情都是为了匡扶正义而不是为了个人的利益。上医创始人颜福庆先生也是中华医学会的首任会长,他一生倡导医生要“为人群服务”。上医的校歌里开首就是这样两句歌词:“人生意义何在乎?为人群服务;服务价值何在乎?为人群灭除痛苦。”医学院的学制本来就长,毕业后还要进入住院医师规范化培训和专科医师培训的程序,如果没有治病救人、为人群灭除痛苦的信念,这样艰苦而漫长的学习是很难坚持下来的。

上医毕业生王万青,人称“草原曼巴”,“曼巴”是藏语“医生”的意思。1968年,王万青从上医毕业后,自愿来到条件极为艰苦的甘南藏族自治州玛曲县工作。在长达40多年的时间里,王万青医生凭着对玛曲人民、对藏族同胞的深厚感情,坚守治病救人的初心,放弃多次回上海的机会,在最需要他的高原留守、扎根，视藏乡为故乡，视牧民为亲人，书写了许许多多为藏族群众解除病痛的感人故事。可以想象，这样的医患关系必定是融洽的、温暖的。

央视著名主持人白岩松在一次演讲中，讲了他父亲的一件事，那是他母亲告诉他的。20 世纪 70 年代，他父亲 30 多岁时有一次去天津出差，临回家前去看了个病，因为他父亲经常咳嗽，还会咳出血。医生看诊后就不让他走，要他马上住院，因为怀疑是癌症，又不能跟他父亲直说。他父亲问多少钱？医生说了个大概以后，他的父亲认为太贵了，天津看的病在家乡又不能报销。所以，他掏出车票对医生说，这是我今天回海拉尔的车票，非走不可。医生就说，请你稍等，我去找我们的领导来跟你谈。医生去找领导的时候，他父亲却溜走了。晚上，他父亲在天津火车站等车的时候，火车站的喇叭响起来，居然有人找他。到门口一看，一辆救护车停在那里，下午那位医生，焦急地站在门口等他。原来医生看病时，记住了父亲的车票车次。医生说，虽然我吃不准你是否得了这种病，但你还是看一下吧，你就这样走了，我心里会不安的。至于看病的钱，我可以帮你去凑、去借。他的父亲就这样被救护车拉回了医院。尽管他的父亲两年后还是过世了，但是他的母亲在讲述这个故事的时候，安安静静地说："如果遇上这样的医生，加上现代的技术，也许你爸的病就能治好了。"

这个医生和白岩松的父亲素不相识，他为什么要这样费心费力？因为在他的心里，疾病是他们共同的敌人，即使他们素昧平生。这只是一位普通的医生，我们甚至都不知道他的名字。但不要紧，我们现在都知道了他的故事，并因此而理解了"医患是对付疾患的同盟者"这句话的含义。

今天，我们从经典著作里学习了医患关系的概念，从名医大家的轶事里看到了理想中的医患关系。尽管我们成长的年代不同，但医患关系的本质却没有改变。良好的医患关系是我们每个人都呼唤的、需要的。要维护良好的医患关系，需要医生的努力，也需要患者的理解。不管怎样，医患是同盟者，疾病是我们共同的敌人。

第十二章　老龄化社会的人文医学

杨秉辉

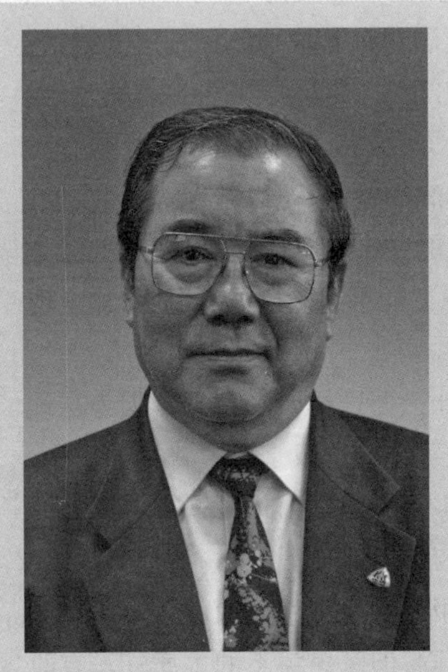

杨秉辉

复旦大学上海医学院内科学教授、博士生导师。中华医学会全科医学分会名誉主任委员、中国科普作家协会名誉理事。曾任复旦大学附属中山医院院长、上海市科学技术协会副主席、国务院学位委员会学科评议组召集人等职。多年从事肝癌的研究和推进全科医学、健康教育等工作。曾因“小肝癌的研究”获国家科技进步奖一等奖等奖项。在国内外发表学术论文140余篇，主编《现代内科学进展》《全科医学概论》等专著10余部。发表科普文章近千篇，主编、撰著科普书籍等50余册。

医生应该了解医学史，树立起医学人文思想，不然就是一个“没有教养的医生”。

——乔治·萨顿

第一节　医学起源对人的关怀

恩格斯说过:“劳动创造了人”。其实,劳动也创造了医学。原始的人类在求生的活动中,像现代人一样,当然也会生病、也有创伤。开初,他们扛着,但后来偶然发觉吃了一种什么草,头不痛了,敷了一种什么树叶子不出血了。后来又有人头痛了、出血了,想起此事,一试,还灵,于是口口相传,成为经验。后来有了文字,把它记录下来,便成了医学,应该说这种医学名为“经验医学”。无论中外,医学皆源于此。到了农耕时代,生产发展,食而有余,于是社会有了分工:有人种田,有人做工,有人做官当老爷,有人以给人治病为业,成了医生。

这些医生通常也只是用些有限的自然疗法减轻病人的痛苦,或是给予安慰、鼓励和舒缓病人的紧张。西方的医圣希波克拉底就说过:“药物和语言都是医生治病的手段。”那时的医生应该说本事不大(技术含量不高),但是,还是很受病家欢迎,因为他在病人危难时给予了帮助、给予了照顾。

第二节　建筑在实验科学基础上的医学得到了突飞猛进的发展

欧洲文艺复兴以后,学术研究从质转到量、测试代替了推理、数学成了检验的标准。比利时的皇家医生维萨里发展了解剖技术,于1543年出版了他的名著《人体的构造》,使得医学完全脱离了哲学逻辑的推演。1628年英国人哈维发表《心血运动论》,解释了人体的血液循环,为医学成为一种实验科学打下了基础。

医学随着实验科学的发展而不断发展,对疾病的认识深化,治疗手段推陈出新,医疗效果也不断提高。1676年荷兰人列文虎克用自制的显微镜看到了细菌;1753年英国海军军医林德发现困扰着航海人员的坏血病的发生与缺少新鲜的蔬菜与水果有关,这一发现不但解决了坏血病的防治问题,也为日后维生素的发现铺平了道路;1796年英国医生琴纳发明了接种牛痘预防天花的方式,导致天花成了第一个被人类消灭了的疾病;1842年英国人查德威克提出环境与疾病关系的理论，开创了现代公共卫生学；1848 年美国医生莫顿发明了乙醚全身麻醉术，从而极大地促进了外科手术的发展；1854 年英国护士南丁格尔，率众赴克里米亚战场救护，极大地降低了伤员的死亡率，证明了护理工作的重要性；1857 年法国的微生物学家巴斯德提出细菌便是许多感染性疾病的病因。

自此至今的 150 余年，现代医学在实验科学的领域里到达了登峰造极的地步：1858 年德国病理学家魏尔啸发表《细胞病理学》，奠定了肿瘤学的基础；1866 年奥地利的奥古斯多教士孟德尔完成豌豆试验，发现"遗传单位"；1876 年德国细菌学家科赫发现结核、霍乱、炭疽的病原菌，导致 1881 年法国的巴斯德制成炭疽疫苗；1890 年德国的贝林及日本人北里柴三郎发明白喉抗毒素，开创了血清疗法；1894 年法国医生西蒙发现鼠疫是由鼠疫杆菌引起的，为鼠疫的防治奠定了基础；1895 年德国物理学家伦琴发现 X 线，开创了放射诊断学；同年德国药物学家霍夫曼和德雷泽合成阿司匹林，奠定了化学药物治疗的基础；1898 年法国物理学家居里夫妇发现了镭，开始了肿瘤放射治疗；1901 年奥地利的精神病学家弗洛伊德发表《释梦》一书，创立了精神分析法，开始了现代精神医学；1902 年他的同胞兰德施泰纳发现 ABO 血型，使输血成为可能；1908 年德国化学家埃利希合成抗梅毒药 606，被称为"魔弹"，开始了抗病原微生物的化学疗法；1921 年加拿大医生班亭和贝斯特提取到胰岛素并用以救治糖尿病病人获得成功；1928 年英国细菌学家弗莱明发现青霉素，13 年后由他的同胞弗洛里和钱恩投入生产并正式在临床使用，开创了现代医学足以自豪的抗生素时代；1943 年美国药物学家瓦克斯曼发现了链霉素，使结核病有了有效的药物治疗；1943 年荷兰人科尔夫制成肾透析机，使终末期肾病有了治疗的方法；1953 年美国人吉本发明了人工心肺机，可以在心脏停止搏动的条件下进行复杂的心脏手术；同年英国的克里克与沃森阐明了 DNA 的双螺旋结构，为日后的分子生物学研究奠定了基础；1954 年英国医生默里首先在双生儿中成功地进行了肾移植，开创了移植外科；1965 年英国工程师霍普金斯发明了光导纤维内镜，使许多腔内疾病的诊疗水平获得大幅度的提高；1967 年英国工程师霍斯菲尔德发明了计算机断层扫描仪(CT)，大幅度地提高了临床诊疗水平；1978 年世界第一例"试管婴儿"布朗出生；1980 年世界卫生组织宣布全球消灭了天花；2000 年人类基因工作框架草图绘成；2003 年人类基因测序完成……

现代医学的历史就这样，在古文艺复兴之后，以实验科学为基础，跨着坚实的步伐一步一步地走入人们的生活之中，为人类的健康服务。

第三节　科学技术应该为人类服务

现代科学技术的发展为社会创造了巨大的物质财富，迅速地改变着人们的生活面貌，并悄悄地改变着人们的思维方式和价值观念。科学技术是人类知识体系中的一个重要组成部分，是人类文化的一个重要方面。但科学技术也是一个能够自我发展的系统，它可以“不以人的意志为转移”，径直向前发展，科学与人文的间距越拉越大，结果偏离了人文的轨道，甚至产生对立。为人类造福的科学技术，有时反而在某种意义上来说，凌驾于人之上。近代的科学技术高度发展，人们看到科学技术的威力，相信科学技术无所不能，使科学技术走上了“唯科学主义”和“技术至上主义”的道路。

所谓“唯科学主义”或“技术至上主义”，即认为科学万能，科学技术可以解决一切问题。这种思潮的另一个侧面则是对于人的漠视、对人的全面发展的漠视。其结果是工具先进而文化贫乏，物质丰富而精神空虚，甚至生活优裕而道德沦丧。伦理道德本是人类行为的准则，如果失去了这些规则，人类的社会将倒退，人性将异化。科学与技术也就走向了它的反面。

这当然是人类不愿意看到的。趋利避害的本能促使人们思考，于是产生了对脱离了人文的科技发展的忧患意识。这种意识希望对科技的发展予以引导和调节，使科技的发展回到为人服务的基点上来。这也就是人们一直追求的“新人文主义”、“后现代主义”、“环境保护主义”乃至“科学发展观”等等。

第四节　医学本应该是充满人文精神的学科

英国科学史学者斯蒂芬曾指出：“医学是人道精神和人道思想最早产生的领域。”因为医学起源于对人的关怀，所以医学是科学的、也是人文的。我国的传统医学将医术称为仁术。“仁”是仁爱之意，爱什么？自然是爱人！所以晋代的《论医》中便有“夫医者，非仁爱之士不可托也”。西方的“希波克拉底誓言”中有“医生的目的应在于为病家谋幸福”的话。都是说明医学与人文本有不可分割的联系，医学本应该是充满人文精神的学科。

但是，医学进入到实验科学时代之后，随着医学科技的发展，人们看到了医学科技的威力,甚至使得医生们在医治病人的过程中也越来越多地把注意力移向了对疾病的科技探索。

德国病理学家魏尔啸在他的名著《细胞病理学》中宣称：人体是细胞的总和,疾病的本质便是细胞的疾病,治愈了细胞的病,人的病自然痊愈。他的同胞,德国细菌学家科赫则创立了“传染性疾病病因确定”的四原则：病原体感染发生于疾病发作之前,在病人体内能检获该病原体,该病原体能在其他个体引起相同的疾病,以及治疗清除该病原体后所患之病即痊愈。

两位德国医学家的学术被奉为经典,为现代实验医学铸造了定式：即任何疾病都是身体局部的病变,而且都由一个特定的病因引起,只有针对此项病因治疗,才有可能治愈疾病,即“特异性病因”说。

“特异性病因”学术在其后至今的一百多年中创造了空前的辉煌。仅1874—1900年的26年中,22种传染病的致病因子被查明,包括鼠疫、白喉等曾严重威胁人类健康的急性、烈性传染病,为这些疾病的治疗和预防奠定了基础。但是“特异性病因”学术是将疾病视为与人的整体无关的局部问题,更不要说与人的心理、社会的关系了。这就必然导致将疾病、尽管长在人身上,但却与人分离开来进行研究的现象。而这样一来,便为医学人文精神的缺失埋下了伏笔。

第五节　临床诊疗工作中人文精神缺失的现象

如今的临床医疗工作中,高度发达的各种检查技术,使许多疾病的诊断显得十分明确和较易在疾病的早期发现,加上治疗技术的进步,因而治疗的效果也得到了明显的提高。这些自然是好,但是却将医生的注意力引向了疾病而忽视了病人,医生只从某一器官疾病的病理过程来看他们的病人,而疏忽了对病人的重视,即所谓“见病不见人”。

一位病人投诉：医生在为他诊病时只顾看他的病历,连他长什么样子也没看一眼,而且他的话还没说完,这医生的“方子(药方)”已经开出来了。接待人员找该医生核实情况,医生坦言：这病人患胃溃疡,他的胃(做胃镜检查)我已经看过,确诊无疑(言下之意：病人长什么样子是不必看了)。至于处方,所用H2受体阻滞剂、质子泵抑制剂,并无差错。接待人员好生安慰病人：处方并无差失,可以放心服用。孰料病人称：我要问他这病会不会变癌,我父亲即是先诊断为胃溃疡,后来又变成胃癌了……

缺乏人文精神"技术至上"的思想使医生的兴趣被高新技术的发展所吸引，医生们以掌握高新技术为荣，以推进高新技术为能事。当然，在科技进步的过程中，舆论的、甚至行政的影响也起了推波助澜的作用。结果病人只被视为疾病的载体、药物反应的试管，甚至将病人视为掌握新技术的资源。

一位心脏科医生有一阶段热衷于收治主诉为"胸闷"的病人住院作冠状动脉造影检查。固然有数位病人得以确诊为冠心病，并得到了及时的治疗，但多数受检者并无冠心病。虽说冠状动脉造影检查为诊断冠心病的"金标准"，但这些病人其实并非皆应考虑有冠心病的可能，这其中固然可能有临床经验不足的问题，但也不排除该医生对掌握此类新技术有浓厚兴趣的可能。

人文精神的缺失使医疗技术的发展走向了它的反面。

其实，这些还是属于躯体疾病的范畴。如今科技进步、社会发展，工作要求提高、生活节奏加快，几千年田园牧歌式生活造就的人，有的便难以适应，于是心理障碍、社会压力都造成人类的疾病或不适。缺乏人文精神的生物医学漠视了人的心理活动、人的社会属性。结果是：这些病人在各个专科求诊，往往都不得要领。

20 世纪 70 年代美国学者恩格尔提出了医学应该从单纯的生物学模式转化为生物—心理—社会模式(bio-psycho-social model)。可惜，20 世纪后期生物科技的骄人的成就，似乎更占了"话语权"，以致近几十年来我们的医学教育、临床医疗基本上还是生物学模式的。

医学人文精神的缺失还使临床医学带来"物质化"的倾向。而物质是可以进入市场的。当市场使人们对物质利益的追求合法化之后，也必定对缺失了人文精神的医学带来冲击。"技术至上"的背后有了利益的驱使，除了学理方面的原因外，过度诊断、过度治疗也可能因此产生。

第六节　新人文主义及其在医学中的体现

人终不愧为万物之灵，科学技术发展的"失人文化"，也一直受到批判，甚至科学技术越是发展，批判的呼声也越高。经过两次世界大战的洗礼，人们越来越清楚地认识到科学技术的发展应该纳入人性的轨道，大到限制核扩散、京都议定书、禁止克隆人等，小到转基因食品的审批、消除乙肝歧视、禁止胎儿性别鉴定等，无不是这种精神的体现。

20世纪后期,在建筑、艺术等领域"后现代主义"兴起。"火柴盒"式的建筑固然省钱,但是住着不舒服,看着也压抑。荒诞的抽象艺术固然给人以感官的刺激,终究没有多少内涵。这些领域的"后现代主义"重新重视人的感受、重视人性的发挥了。

英国科学史学者萨顿将科学的"真"与人文的"善"结合起来,创造了科学的人文主义,称之为"新人文主义"(new humanist)。新人文主义以科学为基础,同时肯定人文的价值,强调科学与人文的协调发展,使科学的发展为人类的幸福服务。现代医学当然也面临着同样的抉择。

萨顿在《科学的生命》一书中说:"医学是一门'人学',是关系人类幸福的事业,对人的全面关怀为医学应有之意。"萨顿的"新人文主义"的医学人文观(medical humanist),发展了传统的医学人文观念。表现在:

(1) 新人文主义的医学人文观既继承了传统的医学人文观,关爱生命、尊重生命、维护生命尊严的精神,也重视生命的质量;既支持改善生命质量的技术,也追求安详的死亡。

(2) 认为人的生命和健康是人的基本权利。知情同意权、自主选择权,同样是人固有的权利。因此要求国家对此承担责任和义务,人们自己应该捍卫这种权利,明确医疗保健服务不是恩赐,应该形成保障这种权益的体制。

(3) 强调医学人文与医学科学的统一,而医学与人文则应该相互渗透、相互结合。医学科学应以人文为先导,医学人文则应以科学为基础。

临床医疗直接服务于病人,应该是医学领域中最富于人文精神的科目,医学的人文精神应该贯彻在临床医疗的各个方面,比如:①将人视为生物的、同时也是社会的人,克服病与人、身与心、生物与社会"二元论"的医学观。②将医学服务的目标定位于满足人对身心健康、生命质量的需求。③全面转变治疗观念,尽量减少对机体的损伤。④努力为病人提供最优化的治疗。⑤限制某些高新技术的滥用,提高医疗的安全度。

第七节　老龄化社会医学面临着新的问题

老龄化社会面临着许多社会学的问题,也给医疗卫生服务提出了新的挑战。其中突出问题之一是"疾病谱"的变化:严重危害民众健康的不再是传染病、感染性疾病、营养缺乏病,而是大量的慢性非传染性疾病与退行性疾病。

尽管医学从传统上来说，是一门为人医治疾病的学问。疾病危害人的健康甚至危及生命，治病自然应该务求彻底，将病彻底治愈、不留后遗症。即医学的目的应该是治愈疾病，这似乎是毋庸置疑的。秉持这种目的的医学可以称之为“治愈医学”。

在传染病猖獗的时代，治愈医学曾经大放异彩，许多曾严重危害人民健康的疾病都被治愈，病人被治愈，消除了传染源，传染病也就偃旗息鼓了。传染病、感染性疾病能够治愈，因为这些病的病因明确：都是些细菌、病毒、寄生虫等致病微生物，而许多抗生素、化学药物能有效地杀灭这些致病微生物，自然就药到病除了。又如一些营养缺乏性疾病，更可顾名思义，既是缺乏，补充上去便得了。夜盲症因缺乏维生素 A 所致，给服含维生素 A 之胶丸便可治愈；坏血病因缺乏维生素 C 引起，服些维生素 C 便可治愈，甚至多吃新鲜蔬菜与水果亦能有效；缺铁性贫血，面色苍白，动则心悸气促，但给服硫酸亚铁可以立竿见影……因此，治愈医学深入人心。

可是疾病谱的转变让“治愈型医学”的光环不再。

如今严重危害人们健康的慢性病，如动脉粥样硬化、心脑血管病、高血压病、糖尿病、癌症、慢性呼吸道疾病、肝硬化、抑郁症等病因复杂，并非针对某种病因治疗便能将其治愈。如冠心病与冠状动脉粥样硬化有关，而脂代谢的紊乱则是引发动脉粥样硬化的主要原因，但用调脂药纠正了脂代谢的紊乱，血脂正常了，冠心病并未因而治愈；高血压病病人服了降压药，血压可以下降，但高血压病并未治愈，一旦停药前功尽弃；心肌梗死的病人在冠状动脉中放了支架，血流重新沟通，生命得以挽救，但冠心病仍然存在，冠状动脉难免再次阻塞；癌症确有治愈的病例，但大多数病人手术后仍会复发转移。

而且这些疾病的病因还与人们的不良生活行为相关，非一般医疗措施能够消除。

老龄化社会中，老人们大多有着这样或那样的退行性疾病：如骨质疏松、骨关节炎、前列腺肥大、老年性黄斑变性、老年性肺气肿、老年性痴呆之类。对于这些疾病，人类既然没有“返老还童”药，也就注定无法根本解决、无法治愈。

无法治愈不等于不需要治疗。不管是慢性非传染性疾病还是老年退行性疾病皆需要治疗，治疗的目标应该是减轻痛苦、提高生活质量、延长健康的寿命。给高血压的病人服降压药可以减少脑出血的机会，心肌梗死的病人放了支架还需抗凝治疗、调脂治疗，如有糖尿病还必须使血糖达标，便可以减少再次发生心肌梗死的概率；癌症病人治疗后必须长期在医学监护之下，以防复发；骨质疏松的病人要酌情补钙，更要预防滑跌以免骨折；老年痴呆需要加强护理，等等。

不但身体的病痛需要得到医学的照顾，许多社会的、心理的因素亦皆会影响人的健康和引发疾病，或在原有疾病的基础上使问题更加复杂化。如一位冠心病病人常因愤怒而诱发心绞痛，心绞痛固然有其冠状动脉粥样硬化的背景，但其愤怒却是因从领导岗位上退下，导致的心理上的失落而引起。诸如此类的问题，其实也应该得到在医学层面上的照顾。

这一切很明显不是力求"治愈"的医学之所能。需要的是长期的、几乎皆是终身的医学照顾，即"照顾型的医学"服务。因此，面对老龄化社会，疾病谱的转变，美国哈斯廷斯医学中心曾提出：应该将"治愈型医学（cure medicine）"转化为"照预型医学（care medicine）"。

疾病，能治愈当然是好，但从如今疾病的总体情况看，更需要的是照顾型的医学。不过，时至今日，不但一些民众觉得医学万能、对什么病都应该能治愈；而且医学本身似乎也还没有从对感染性疾病与营养缺乏病成功的自信中清醒过来。

对于大量慢性非传染性疾病与退行性疾病的病人来说，当他们希望得到长期、甚至终身的医学照顾时，只将病人视为疾病的载体、药物反应的试管，缺乏了人文精神，自然不能符合人们的愿望。当今医患关系的"失和谐"，此亦为重要原因之一。

第八节　人们自我意识的提高需要医学人文化

人口结构的老龄化，是社会发展的标志之一。而社会的发展亦必然带来人们"自我意识"的提高。美国社会学家马斯洛曾提出过一个"层次需要论"的说法：当人们满足了基本的生理需求后，便开始有了安全、尊重、社交、自我发展的需求。在如今的社会里，人们获得了基本的生理需求的满足，当他们生了病后，他们"自我发展的需求"自然是治好病，但他们还需要（医疗）安全、得到（医务人员的）尊重和交流，以及在一定程度上参与医疗决策，因为他们理解健康是属于他们自己的。

医疗服务中传统的医生"家长式"的，即医生作出诊疗决策、病人只能被动地服从的医患关系，已被认为不合时宜。充满人文精神的医学提倡的是：医生与病人互动的或称为道德的医患关系模式。这种模式要求医生在疾病的诊疗过程中尽其职责，在做出医疗决策时充分考虑病人的利益，给予病人较多的决定权，并帮助病人实现这些权力。而病人则应该对医生充分尊重，信任医生，把自己的健康和生命托付给医生。这种医患关系模式也是避免决策分歧、和谐医患关系的基础。

实现此种医患关系模式需要医患双方的，但主要是医生方面的努力：

(1) 医生应将病人的利益放在首位。我国卫生部提出"以病人为中心"便是这种理念的体现。

(2) 医生与病人应该有良好的沟通，医生应将医疗决策中的关键部分，如拟采取的诊疗措施的效果、风险、花费等实事求是地详细向病人及其家属介绍。如有几种可能的选择，应分析各项的利弊，包括费用的多少，把决策权交给病人，并帮助病人决策。

(3) 医生应理解对病人人格的尊重是其职责之所在。相互尊重本是人际关系的基础，病人的身体、心理受到疾病的侵害时，医疗的过程可能带来风险时，病人更需要来自医生的呵护、来自医生的尊重。

(4) 病人应该对医生信任，对纯技术性的问题，应尊重医生的决策，并应该理解这样做并不影响自己独立自主的人格，从而主动地接受医生的建议。

第九节　医学的人文精神在发展中

尽管科学技术的发展仍在突飞猛进，尤其是生物科技的发展更是日新月异，甚至有人称 21 世纪是生物科技的世纪。但是在新人文主义的大旗下，医学的人文精神也逐步得到了一定的发展，进入 21 世纪以来，临床医学的发展在许多方面都体现了人文的走向。

我国医学人文学者杜治政教授总结有十个方面：①从追求生命的延长到追求对人的整体关怀和生命质量的提高。②从单纯的治疗到治疗与关怀并重。③从关心病到关心病人，关注"全人"的整体医疗。④从只重医疗技术到关注病人的心理、社会问题。⑤从局部大动干戈到微创手术。⑥从单一学科到多学科协作。⑦从经验医学到循证医学。⑧从医生包办到病人自主、医患互动。⑨从医学中心到社区医疗。⑩从治已病到治未病。

论及医学人文学的兴起，不能不提到全科(家庭)医学的作用。全科医学兴起于 20 世纪 70 年代，是一门集现代生物医学、心理学科、社会科学之大全的医学学科，全科医学强调对于人的身心、社会因素影响的全面的照顾，强调以预防为先导，强调调动病人、家庭乃至社区的积极性来维护人的健康。全科医学顺应着医学人文精神的发展而成长，全科医学是一门充分体现医学人文精神的医学分科，如今在我国亦已逐步推进。

第十节　医学人文精神对医生的要求

医生是医学的实践者，也是医学人文精神的体现者。医学的人文精神应该贯穿于医生的言行举止之中，贯穿于医生医疗行为之中。所以提倡医学的人文精神，除了要求医生掌握医学科技外，还对医生的文化、道德、审美修养及社会适应诸方面有更高的要求。

1. 对医生文化素质的要求

我国古代的说法是“医者，儒也”，意思是医生应该是个读书人、是一个有文化修养的人。西谚亦有“无知便无智”之说，读书使人聪明。英国哲学家培根说过：“读史使人明智，读诗使人聪明，演算使人精密，哲理使人深刻，伦理使人有修养。总之，知识能塑造人的品格”。文化是21世纪劳动者必备的素质。受人托付生命与健康的医生除了应努力掌握现代医学科技之外，更应该通过学习文、史、哲及艺术等门类的知识来提高自己的人文修养。中华民族有着优秀的文化传统，需要学习和继承。隋唐的孙思邈说过：“不读《五经》，不知有仁义之道，不读三史不知有古今之事……若能具而学之，则于医道无所滞碍，尽善尽善矣。”书读多了，医道就“无所滞碍”了。同样，西方科学的理性和求实精神、怀疑和批判精神也都是值得我们认真学习的。

2. 对医生道德品质的要求

中国古代有“无德不为医”的说法，没有道德的人怎么担当得起病人以生命与健康相托的责任呢？可以这么说：医德与医术犹如车之二轮、鸟之双翼，对医生而言是缺一不可的。

3. 对医生审美观的要求

“新人文主义”是将科学之“真”与人文之“善”结合而产生。其实，“真”是“善”的基础，而“美”则是“善”的表现。所以“美”便是人文精神的表现。对“美”的理解也是需要不断提高的，这个过程便是“审美”的过程。审美可以使人精神正直，心灵纯洁，情趣高尚。科学思维主要是一种抽象思维，而审美的过程更多的是形象思维。两种思维方式的交叉、互补,可以提高人的观察力、想象力、理解和创造的能力。“通晓和熟悉艺术和人文学科能促使优秀科学家变得更加敏锐,视野更加开阔。”所以医生应该注意培养自己在文学、艺术方面的爱好,参加一些文艺活动以陶冶情操,使自己成为一个人性丰满的人。这对从事“救死扶伤”的职业来说,也是必需的。

4. 医生应该有良好的社会适应能力

世界卫生组织给健康作出的定义是:“躯体上、精神上以及社会适应上的良好状态,而不是没有疾病和虚弱。”人是一种“社会的”动物,人不可能离群索居,医生更不可能。所以人应该适应社会的变革,与社会相融洽。医生在社会生活中扮演的是帮助人的角色,特别是帮助在身体上、心理上发生了障碍的病人,因此对医生的社会适应能力的要求更高。比如:医学科技不断发展,医生需要不断地、终身学习医学新知,医生应有良好的自学能力,不然就会落伍。医生还应该有良好的人际交往的能力,病人是一个特殊的人群,他们需要治疗,更需要安慰。医学是一个群体的事业,医生需要同行的配合和协作。医学是一个需要传承的事业,医生对于自己的师长应该敬、对自己的学生应该爱。这些都需要在“待人以诚”的基础上,通过不断地历练,获得这种处世能力。

此外,医疗是一种高风险事业,国家、社会为了规范医疗行为,保障医生和病人的权益,必定有相应的法律和规定,医生皆应该努力学习,模范遵守。

第二篇

[见面课]...

第十三章　当前生命伦理的热点问题与挑战

胡庆澧

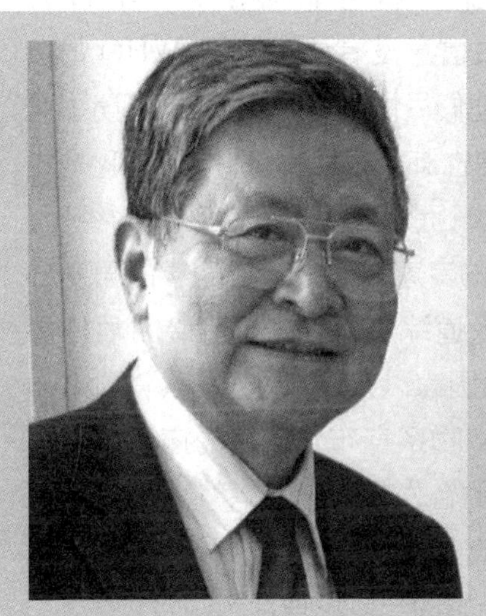

胡庆澧

上海交通大学医学院附属瑞金医院终身教授，上海交通大学医学院顾问。上海市关心下一代研究中心主任，国家人类基因组南方研究中心伦理、法律与社会问题研究部顾问组组长，上海医药临床研究中心独立伦理委员会主任，复旦大学生命科学院伦理委员会副主任，上海市卫生局医学伦理专家委员会主任，北京卫生部生命伦理专家委员会委员，国际妇产科联盟人类生殖和妇女卫生伦理委员会委员，联合国教科文组织（UNESCO）国际生命伦理委员会（International Bioethics Committee）委员。

行医的道德和行为是一个永恒的话题。随着生物医学的发展，当今的生命伦理更加关注公正性和维护群体的健康，不是仅仅对待每一个病人的问题了。

重大传染病的伦理问题

我有幸在世界卫生组织(WHO)工作了 21 年。从 WHO 退休回来后,我看到我们国家在这个领域跟国外有一个比较大的差距。这个差距不是以前所讲的在医学伦理这么个狭义的范围里,而是在我们的医学进展和生物学进展中对生命伦理学的科学研究还有着较大的差距。

最突出的例子,是对重大传染病 SARS 呈现的一些伦理问题:2002 年 11 月 SARS 首先在广东顺德爆发。在疫情早期,相关信息没有如实披露;WHO 曾在 2003 年初派了一个专家组,但到了北京未能让他们尽快到达疫区,结果延误了对初发疫情的判断;我们一开始把它诊断为非典型性肺炎,简称为“非典”。我是儿科医生,非典型性肺炎是一种常见的病毒性肺炎;而我在世界卫生组织的经历,让我从一开始就怀疑这一推断的正确性。我们的专家没有从流行病学的角度分析疫情;没有从源头上来制止这一严重急性呼吸道综合征。2003 年 2 月后疫情扩大到中国香港、中国台湾、越南和其他东南亚国家以及澳大利亚、欧美国家,3 月 25 日美国疾病预防控制中心及香港大学微生物系宣布了该病的病原体是一种新的病毒。4 月我国承诺了与世界卫生组织的合作,报告了有关疫情,并隔离可疑患者,阻断了 SARS 的流行。让这些人隔离起来,是为了更好地控制疫情,更好地阻断疾病。实际上,这里呈现了防控传染病的一些伦理问题。

到现在为止,虽然美国等其他国家对“Ebola virus”做了大量的研究,但是真正有效的疫苗和有效的药物还没有。在这种情况下,能不能把这些还没有最后完全确定有效性和安全性的药用上去?WHO 专家委员会进行了讨论。最后,在 2015 年 8 月 11 日,WHO 决定,如果我们能够满足以下几个条件,包括很透明地告诉病人,给病人知情同意,让病人进行自由选择,尊重病人,还是可以在这些病人身上用的。这是在面临“Ebola virus”这样疾病灾难的时候我们所做的伦理考虑。

非传染性疾病蔓延中的伦理问题

在公共卫生事业中,现在面临的是一个非传染性疾病蔓延的问题。中国慢性疾病有 900 多万人，总的死亡率占了死亡人数的 87%，其中心血管疾病占 45%，癌症病人占 23%。怎样来干预个人的行为？改变个人的行为？这也成为全社会的责任。我们也要看到社会的不公正现象。有些发达国家，常常把临床试验拿到发展中国家来做。还有代孕问题，有人甚至到发展中国家找代孕。怎样合理、公正、符合伦理处理这些问题呢？

王振义院士有很丰富的临床经验。有个很疑难的病例，他去查房的时候，发现旁边有一个年轻医生随口就说出了这个病的诊断。王院士很惊奇，问这位年轻大夫，您怎么会知道是这个病？年轻大夫说，很简单，我把症状、化验结果都输到电脑里去，一查不就出来了嘛？现在，有的病人来看病的时候，实际上都查过了，也知道自己大概是什么病，跟你医生进行交谈。不是过去病人都听医生的。所以医患之间的关系跟过去就不一样。王院士说，现在的病人怎样能像以前那么尊重我们？当前的情况和我们几十年前不一样，医生就要更加地敬业，要有更多的智慧，来给病人治病。

一些难治的问题，罕见病的问题，重大传染病的问题，人口老龄化的问题，城镇化的问题，生活方式的改变，病人对于医疗质量要求更高，要求诊断水平更高，需要更高质量的服务，要有更丰富的医疗产品，要更多层次的服务，要有以患者为中心的护理环境，要有各方面的医疗保险，医疗服务的资源要整合起来。这就是现在医疗界所面临的问题和挑战。

当前生命伦理碰到的几个热点问题

大家很关注的一个问题是临终关怀。这是指一些病人已经到了没有有效治疗的阶段了。临终关怀和安乐死不是同一个概念，区别在于我们没有去促使病人死亡，而是希望病人临终时，能够很尊严地、没有痛苦地离开人世，这是现在所推崇的。我在 WHO 工作的时候，已经把这个工作列在里面了，现在这个工作就更加迫切。WHO 做了统计，估计每年有两千多万名患者需要临终的姑息治疗，但只有 10%的人获得了这样的服务。高收入国家 80%的人可以获得这样的服务，但在一些发展中国家就没有。我们中国是不是能够对这个问题做一个推动？国外有生前预嘱，就是假如我今后不能进行有效治疗的时候，我是不是要实行心肺复苏？但是在我国没有这样的伦理规范。很多病人在临终阶段，辗转很多医院，医院又不能收进去，因为收进去也没有治疗办法。有的病人收进病房了，插了很多管,他觉得自己活着没有尊严。有个老干部,住在华东医院里。六七根管子插在身上,导尿管、滴注管,气管切开,又是鼻饲,又是静脉滴注,他实在觉得没有这个必要,甚至偷偷地把安眠药吃下去了。当发现了以后,帮他洗胃洗出来,再继续抢救。我们也知道,大概一个人一生的医疗费,四分之一到三分之一用在了这些最后的无谓治疗中了。怎样来面对临终关怀是一个伦理和临床实践的问题。

第二是干细胞的研究和临床应用。干细胞可以分化成所有的各种各样人身上的细胞,可以修复我们的组织。再生医学也好,今后的转化医学也好,都看中了干细胞这样一个特性,但是真正把干细胞用到人身上去,还有漫长的道路。过去,中国没有经过正规的临床试验,就把干细胞的治疗推到市场上去,有的人费了大量的钱去付医疗费。目前干细胞治疗还是在临床研究阶段,费用应该从科学研究的经费里出。打一针五千元钱,都不知道打进去的到底是不是干细胞?是哪一类干细胞?会不会产生不良反应?会癌变吗?大量的在网上宣传,很多国外人,也到中国来。实际上,我们以前做的干细胞治疗,是一个商业催生的早产儿。

第三是生物样本库的问题。精准医学需要生物样本库,生物样本及其相关的基因组学以及卫生相关的数据应该共享。这对转化医学和精准医学产生了关键的作用。中国虽然样本库的发展起步比较晚一些,但是我们可以借鉴很多国外的经验。我们国家有 56 个民族和资源,我们有很丰富的遗传资源。要发展一个生物样本库,有很多伦理问题需要考虑。需要有知情同意书,告诉他样本收集了以后,派什么用处?要告诉他有退出的自由;要告诉他整个收集过程是经过伦理审查的,能保护个人隐私,能避免基因歧视。怎样进行二手利用?比如收集了以后,能不能提供给第三者去用?什么条件?样本和数据怎样共享?怎样进行管理?知识产权的问题,利益共享的问题,都要清清楚楚地列出来。所有的伦理、法律和社会所关注的问题,都要得到解决。这样,公众对样本库的信任才能建立起来。

第四是生殖技术带来的伦理问题。这就要谈到受孕和克隆的问题。克隆羊刚出现时就想到,如果把克隆羊技术用在人身上会怎么样?那会引起一连串的社会问题,克隆出来的应该是你孩子?还是兄弟?克隆下来的个体今后怎么称呼他?我们当时就问了,克隆羊的母体已是 12 岁,那么那个克隆出来的羊算是从零岁开始呢?还是从什么时候开始?当时就组织了全球的专家进行了讨论。如果同样的技术用在人身上可以吗?假如我们把克隆技术用在产生胚胎干细胞，到此截断，不让它发育成人，而用克隆的胚胎干细胞，来修复人身上的200多种细胞，我们就可以修复很多人的疾病。当时这个技术在200多次实验中，只有一个唯一存活的羊，这个技术是不成熟的，而且会带来很多其他的问题。所以当时我们认为，用这种方法来达到生殖的目的，是不可取的。这个称作生殖性克隆。但是，如果为了治疗的目的去做，或者研究的目的去做，就不应该一棍子打死。听了专家的意见，还是区别对待，我们反对用这个技术克隆人，进行生殖性的克隆，但我们还是鼓励研究，进一步应该怎么处理？现在又发现了IPS细胞，就是在这种情况下，一个体细胞也可以退回到多能干细胞的状态。我们已经有能力像《西游记》里的唐僧一样，拔根汗毛，吹口气，成千上万个猴子都出来了。这个体细胞可以变成精子，也可以变成卵子，精子和卵子一结合就出来小孩了，这个实际上很快就完成动物实验了。而且也很快就可能在人身上完成。在这种情况下，IPS所带来的这样一个研究可以修复很多人的疾病，心肌损害，或者其他的，都可以用这个方法。如果卵巢被破坏了，或者有一些人精子没有了，他们是不是可以有自己的孩子？可以有。

在广州中山大学的研究机构里一位叫黄军就的研究生导师，率领一个团队，把生殖中心提取的一个已经诊断出不会再发育成健康人的、无效的、要丢弃的胚胎，做一个基因的改造。他要改造地中海性贫血的那一段坏的基因。这个技术实际上不是个新的技术，好多年前已经有了，但是大家都是用在植物和动物上，没有用在人身上，用在改造生殖基因。他的想法是，如果改造了这个基因，不是可以控制地中海贫血了吗？但是，引起了轩然大波。国外很多媒体，很多科学家，我们国内的一些科学家，都提出反对意见。为什么？我们现在基因改造，是可以允许体细胞的一些改造。就是说，如果治疗一些疾病，可以通过基因编辑，作基因治疗，但是不能去动生殖系统，因为编辑了生殖细胞，就要影响到下一代。这存在着很多风险，还没有办法控制。这是一条红线，是作为伦理方面的一个规范。黄军就把这篇稿子发到*Nature*杂志，*Nature*杂志把稿子退回来了。后来登在了国内的一个杂志上。登出来以后，人们说，中国现在已经不仅仅是黄军就，还有别的科学家也在做这个事情，引起了很大的震惊。所以，伦理问题是需要科学家很好考虑的。多年前也是在广州，用人和兔子杂交，变成一个嵌合体。国外就批评我们，说中国有些人是东方的野蛮的科学家，什么事情都敢做。这件事情又一次反映了我们在做科学实验上，应该考虑伦理方面的影响问题。

还有一个敏感的问题，就是黄金大米事件。美国的临床杂志上发表了黄金大米中的β胡萝卜素可以补充维生素A缺乏这样一篇论文。试验为什么没有在美国做呢？因为美国没有维生素 A 缺乏的人群。所以到中国来，可以看看有没有效？但是我们在处理这个事情的过程中有问题。黄金大米不是通过正确的渠道拿进来的。拿来了以后要在一个小学里做试验，也没有跟受试者的家属和小孩讲清楚是做什么的。等到这篇文章发表的时候，才知道出问题了。卫生部和有关的机构就去调查了：当时一共有 25 个小孩，在 6 月 2 日吃中饭的时候，吃了 60 克黄金大米的米饭，而这个米饭怎么来的，当时也不知道。我们发现，没有给小孩的家属做很好的知情同意，而且用虚假的信息。后来，疾病预防和控制中心向家属致歉，赔偿了一笔费用。但是赔偿这点钱也解决不了问题，因为吃了黄金大米以后会不会断子绝孙？赔我这几万元钱难道就行了吗？以后的事情你管不管？你可能要管我一辈子。这个事情表面解决了，却带来了很大的负面影响。所以，我们一定要增强伦理意识，遵循伦理规范。如果当时是按照很好的伦理规范去做，就不会发生这个问题。

再讲一讲纳米技术。看一看网上，领带是纳米技术，袜子是纳米技术，衣服是纳米技术，似乎变成了纳米万能。纳米是十亿分之一米这样小的颗粒，在医学诊断上确有用处，把纳米颗粒注入到人身体里去，它可能就跑到了肿瘤细胞里；它可以显像，如果做一个扫描，甚至可以找到哪些细胞有问题。但是在生产纳米过程中对人的保护，是很大的问题。有好几次事故产生，都是由于纳米技术的工厂里，纳米的粉尘所造成的危害问题。

神经科学也是一个热门的话题。在神经科学方面，可以定位大脑的功能，可以知道哪个部分在想什么？怎么活动？甚至可以用在强化我们战士的战斗力，来摧毁敌人的战斗力，有很多军事上的用途。但是有人说，如果这样发展下去，神经科学会不会侵犯了别人的隐私？会不会控制别人的思想？这就造成了很多的伦理问题。

30 年来，我国的生命伦理学有了长足的发展，但如何来保护遗传信息？保护医疗的知情权？怎样做到分享和公正？新技术带来了哪些生物安全和信息安全问题？要推动科学健康良性的发展，需要伦理学家、科学家、行政管理和法学部门共同携起手来，有序地向前推进我们的工作。

第十四章　精准医疗

戴尅戎

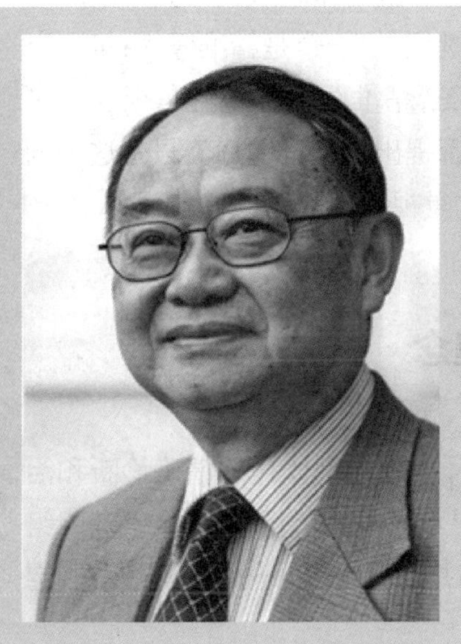

戴尅戎

中国工程院院士，法国国家医学科学院外籍通信院士。上海交通大学医学院附属第九人民医院终身教授、博士生导师，上海市关节外科临床医学中心主任，上海交通大学医学院骨与关节研究所主任，数字医学临床转化教育部工程研究中心主任，上海交通大学医学3D打印创新研究中心主任，上海交通大学转化医学研究院干细胞与再生医学转化基地主任，《医用生物力学杂志》和《临床骨科杂志》主编，《中华创伤外科杂志(英文版)》副主编。

精准，Precision，并不是一个新词，早就有了。

最早可能是用于军事上，人们发展各种各样的精准武器，比如说在自导系统控制下，可以用导弹准确攻击某个远距离目标。精准的概念，其实在很多领域都在使用，都是追求的目标。于是，就有了精准农业、精准林业，甚至于很多人在提精准营销。如果把精准跟医疗连在一起，那就是精准医疗了。

精准医疗的概念

精准医疗很多年前就有了。2011 年,美国国家研究委员会就明确提出了精准医疗的概念。

2015 年 1 月 20 日,美国总统奥巴马在做国情咨文时,有这么一段话:“……今晚我将启动一个崭新的精准医疗计划。这将使我们离治愈癌症和糖尿病等疾病更近一步。并且将使我们利用个性化的信息,让自己和家人更为健康成为可能。”这引起了广泛的重视。这段话中有三个关键词,第一个是精准医疗;第二个是把精准医疗与癌症和糖尿病连在了一起;第三,精准医疗的基础是个性化信息。其实,在这之前,包括中国在内的许多国家都提出过精准医疗。只是这个词一旦出自一位总统的正式讲话,引起了更广泛的重视。

精准医疗的理念

精准医疗是什么呢？就是根据病人的特征,来制定个体化的精确诊断和治疗方案。这就是需要量体裁衣。“量体”量什么？人们首先想到的是个人基因组信息。其基本程序为:基因筛查、纳入大数据库并进行比较、分析致病原因、制定个体化方案。即测序—入库—分析—方案。

精准医疗的目标就是对一个确定的对象,在正确的时间,进行正确的处理。精准医疗是一种更加精确的个体化医疗,是以遗传信息作为基础,结合临床检查、分子诊断、影像等其他信息,同时,现在经常在讲的基因筛查与大数据、云端服务等都密切相关。

我们不得不提起源于 20 世纪后期的人类基因组计划。这是在 1990 年启动的。当时打算到 2005 年,也就是用 15 年,完成一个人的全部基因测序。这项测序工作量非常巨大,中国参与了整项工作的百分之一左右。最终这第一个人测序用了 13 年,耗资 30 亿美元。这种效率和性价比,是无法对精准医疗理念的临床应用作出贡献的。

在上述第一代基因计划的完成过程中,出现了大量的技术革新,以高通量测序等为代表的第二代测序技术完成一个人的基因测序只需几周时间、2 000—

5 000美元。随着第三代测序技术的形成,一个人的基因测序只需几百美元,甚至有人预测数年后只需 10 美元、3 天就行了。在这段十多年的时期及以后的年代里,全世界的科学家做了不懈的努力,得到了不可思议的快速进步。没有各种相关技术的进步,就谈不上以基因测序、蛋白质组学、生物大数据等为基础的个性化诊断、确定病因、分类和亚分类、找出治疗靶点、确定因人而异的精准治疗方案。

科学与技术的进步,为我们带来医疗模式的进步与转变。过去诊治疾病的根据是症状,辅以医生的经验。现在,我们进步了,可以依靠多项现代化的先进检查设备,遵照循证医疗的原则,作出诊断和治疗的决策。未来呢?不少疾病是通过基因测序,然后与云端的大数据库进行比较分析,确定分类诊断和治疗靶点,进行更精确的个性化治疗。其中大量的工作,包括数据分析与整合,是由计算机完成的。

过去是一种经验医疗,现在是一种循证医疗,未来是精准医疗,一步一步地往前推进。大家都知道,在医学上我们倡导 4 个 P:predictive,预测性;preventive,预防性;personalized 或者叫做 personalization,个体化;participatory,参与性。现在又加了一个 P,precision,精确性。我们正在进入医学上的 5 P时代。

有人对全球个体化医疗技术市场作过估算,内容包括药学基因组市场和即时检测市场,2014 年为 292 亿美元,比起 2009 年的 144 亿美元,增长了很多。

精准医疗与个体化治疗

第三部分我想强调说明,其实并不是只有美国人在讲精准医疗,包括中国在内的许多国家都在讲精准医疗,而且多数国家在讲精准的时候,都强调了个体化,personalized。

譬如日本,2003 年 6 月就启动了个体化医疗一期实现计划并于 2008 年完成。又在 2009 年 1 月启动二期计划,2014 年完成。在美国,2004 年 11 月就建立了个体化医疗同盟。这个同盟提出,每一个病人都是不同的,为什么要给他们中的大多数吃同样的药呢?至少有 30%的病人未在服药中获益,而且很多病人还可能出现不良反应,甚至导致死亡。欧洲在 2009 年 8 月成立了首个个体化的医疗诊断联合会。2014 年 8 月英国宣布投入 3 亿英镑,要做十万人的基因组测定。

美国就着急了，宣布将投入 2.15 亿美元做 100 万人的基因测序，建立一个大于 100 万志愿者数据的电子样本数据库。

精准医疗的实践和面临的挑战

第四个问题，我想谈谈精准医疗的实践过程和挑战。

精准医疗的主要技术背景是基因测序。英国 2013 年就发表了首个癌症遗传明细图谱。其中有 20 多种基因变异，这些基因变异的单一或联合作用可导致 30 多种不同的癌症，如肺癌、乳腺癌等。这样，就把诊断和治疗这些癌症的钥匙找到了。其实践过程就是，建立数据库，找出跟某种疾病相关的特异性的标志物，然后进行准确的分类，再细分为若干亚类，再亚类，最后找准治疗方案。这么一来，生物和医学的研究，就成一种数据密集型的科学了。本来我们的医生面对的是化验单、影像学报告单等等。现在我们要看基因检测报告单了。从供应链来讲，上游提供设备、改进设备、提供耗材。然后通过第三方服务，分散到科研机构、药厂、医院，甚至于某些个人，从而为病人服务。全球基因测序的行业增长得非常快。我国其实并不落后，据 2014 年的不全统计，提供硬件试剂盒的有 5 家公司，临床服务的有 22 家，基因检测有 6 家，生物性血液分析有 7 家，做技术服务的有 24 家，接受各种测序的单位已过 150 家。形成了基因测序的服务链。

在奥巴马的计划里提到两种疾病，一种是癌症，一种是糖尿病。疾病多种多样，但抓住这两种病很聪明。为什么？因为影响面很大。谁都谈癌变色，老年人谈到糖尿病都着急，这就抓住了人心。

譬如肺癌，本来分为三种类型，这是靠病理切片区分出来的。1987 年，有人发现了一种 KRAS 基因型。但是不知道基因对肺癌的发病起多大的作用。2004 年的时候，又发现了 EGFR。到 2009 年找出来的越来越快，越来越多，能明确基因型的肺癌患者已超过 50%。如果我们把大部分肺癌患者各自的相关基因型都找到，那相应的精准治疗也就形成了。

再譬如我们经常吃的阿司匹林(aspirin)和多种非甾体类抗炎药。有人发现，这些抗炎药，能降低大部分服药者 30%的结、直肠癌发生风险。但基因测序发现，约有 9%的人在 15 号染色体上有变异，他们服用阿司匹林就得不到上述的好处了，反而要承受可能发生的药物不良反应。另有约 4%的人在 12 号染色体上携带了两个罕见的基因，这时服用阿司匹林反而增加发生癌症的风险。这说明,让许多人一律吃阿司匹林是不妥当的。

再举一个例子,有位医学生,得了一种 G551D 突变囊性纤维化病。那是 1 900多种已知基因变异中的一种,给他服了针对 G551D 基因突变的药物 "kalydeco",就获救了。我们如能找到某个基因变异与某个肿瘤相关,就能进行有针对性的预防或治疗。

精准医疗面对的挑战是什么?一个人的基因信息有 1 000 个 GB,要是用人工在上述信息中去找出问题基因,可能要几个月、几年的时间,是大海捞针。有人搞了一个丘吉尔(Churchill)软件,这个丘吉尔软件能够在 90 分钟里,帮你一下子阅读所有数据,并找出问题来。我想再过个一两年,可能不是 90 分钟而是 10 分钟。此外,还会有一些问题,比如胃癌的化疗药物,本来多数病人使用的是同一种药,现在通过基因检查筛选,使用人数可能会减少数十倍。此时药物研发成本怎么收回来?药价是否应上涨?还有隐私的保护,既要有利于信息的使用,又需防止信息外泄,这些都是面临的挑战。

精准治疗是不是只跟基因有关?我觉得不是。精准医疗是不是只跟糖尿病、癌症有关?更不是。做心脏手术就不要精准了吗?诊断脑外科疾病就不要精准了吗?在医学的其他领域、其他疾病、其他医疗技术,同样都需要推行精准医疗和个性化医疗的理念。

精准医疗的近期和远期目标

精准医疗有近期的目标,也有远期的目标。近期目标在美国,可能就是推动肿瘤研究。在中国怎么样?我们中国人自己考虑。可以跟美国一样,也可以不一样。我们将尽量加快精准医疗的研究,我们可以有近期聚焦的研究规划,也有长期的全方位的健康与疾病研究规划。各种各样的检查要不要精准?要的!我们的 CT、MR、实验室分析也都要更好更精准。在医疗上我们可以用基因芯片去做诊断和随访监测,可以进行个体化用药,我们可以为病人订制个体化的植入物,其中有些甚至是我们已经在做的。我们可以将导航或技术用于一些风险巨大的头颅手术、脊椎手术等,可以通过导航或机器人使多种手术做得更加精准、快速。

医学的发展已经经历了两个里程碑式的革命。第一次革命就是我们创造积累了解剖、生理、病理等知识并用以解释、认识疾病。第二次革命是认识疾病发生和发展的细胞机制和分子机制,发展人类基因组规划和干细胞研究。但我们还将面临第三次革命,这涉及遗传背景、环境、人的行为生活方式等,涉及个性化的预测、预防和干预,并从跟疾病斗争延伸到维护人类健康。

所以,精准医疗作为一种医学的理念、一个努力方向,绝对应该鼓励和强调。但是,当我们面对一个更大的题目:医学走向何方?回答就不仅仅是精准医疗。因为医学面对的不单单是疾病,而是一个个具体的人,包括生病的人、渴望健康的人,具有不同心理状态、精神特质、宗教信仰、生活方式、行为习惯的人。当我们面对着所有的这些人时,单靠基因测序够吗?我们需要建立生物—心理—社会医学模式。这个模式单靠精准医疗是不够的,精准医疗不是全部。医学不单单是一个有关疾病的科学,医学是有关健康的科学。医学的任务不单是治疗疾病,更重要的是要提高我们的生活质量,提高我们的健康水平,延长有效生命。

精准医疗必将为人类健康作出贡献,但不是全部。

第十五章　呼唤医学人文精神的回归

秦伯益

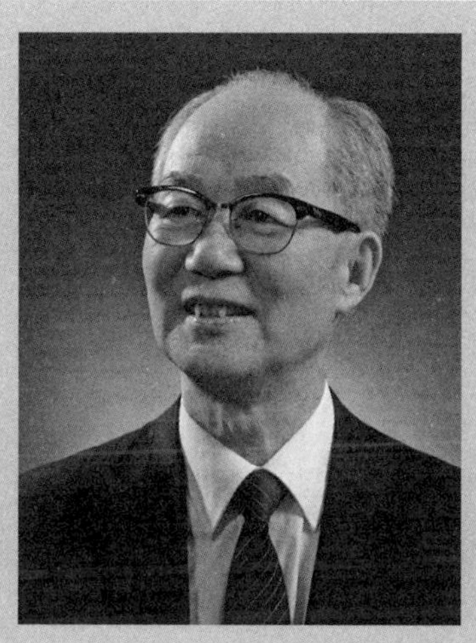

秦伯益

中国工程院院士，少将，博士研究生导师，中国人民解放军军事医学科学院原院长，军事医学科学院学术委员会主任委员。曾任中国共产党十二大代表，第七届全国人民代表大会代表，中国医学基金会副会长，中国药理学会副理事长，国家科技进步奖评审委员会委员兼医药组副组长，国家发明奖评审委员会医药组副组长，全军药品审评委员会主任委员等。

古代中国的医学人文精神是优秀的

有一种历史现象叫回归,回归了才有进步,才有健康的持续的进步。

文艺复兴就是提倡恢复古希腊、古罗马的文化,提出人本主义思想体系,使得人性回归。启蒙运动是批判中世纪的蒙昧主义,使得理性回归。中国唐朝的古文运动提倡恢复先秦和两汉的文风,使得文风和社会风气回归。粉碎"四人帮"以后,关于真理标准的讨论,是对马克思主义基本理论的回归。十三大提出我们国家正处于社会主义初级阶段,这是中国社会历史方位的回归。现在我们大力反腐,几年、几百年以后看,人们会感觉到这场反腐也是一种回归,是向清正廉明的党和政府光辉形象的回归。回归到中国政府仍然是一个清正廉明的政府,共产党员是先人后己的先进的共产党员。

医学人文四个字,包含了三个基本元素,医学、人和文化。当然医学有庞大的领域,人有更大的领域,文化也有非常丰富的领域,不是讲全部,讲这三者的边界关系,这三者的结合叫医学人文,医学中的人的文化问题。

古代的医药先贤们,战国时候的扁鹊,汉朝的张仲景,三国的华佗,隋唐的孙思邈,元朝的朱丹溪,明朝的李时珍,中华民族的医学人文是体现在这些精英身上的。古代先贤们从医的目的是悬壶济世,治病救人,而且都是全科医学。内外妇儿,包括五官科、皮肤科都看,药剂自己调制。在反对迷信、反对巫汉神婆的斗争中,科学地提炼人们经过实践检验有用的东西。那个时候医患关系是非常和睦的,而且医、教、研是结合的,都是从临床治疗中看到问题来研究,研究了有效,再去治疗,治疗果然证明有效,就写成书,教学生。

现在,我们经常说要循证医学,要转化医学,要精准医学,要整合医学,其实自古以来,中国的传统医学就是循证的、转化的、精准的、整合的。不管中医、西医,走对了,有用的,最后在临床上证明的,都是一个道理,人文精神是一样的。

中国对"医"的概念跟外国还不同,外国从来没这么三句话,叫"上医医国,中医医人,下医医病"。由于社会分工不同,医国靠政治家,医人靠思想家、教育家,医病靠医学家、药学家。但是为什么国家的问题、人的问题、病的问题都可用一个"医"字来贯穿?贯穿其中的就是"医"字所体现的人文精神。要关心人的身体健康,就要治病;要关心人的心理健康、精神健康,就要治人;要关心人的生存环境,就要治国。

当代中国医学人文精神的欠缺

当代中国为什么医学人文精神欠缺？既有医学科学本身的变化所造成的原因，也有新中国成立以后社会政治因素造成的原因，也有改革开放以后医疗体制改革、教育体制改革造成的问题。

医学科学本身的变化，西方也有，中国也有，从医的目的，传统的都是治病救人、悬壶济世，甚至是医学世家，代代有这样的一个传统。现在的从医目的多半也是职业化的，是作为一种谋生的手段，做了医生以后，也是在具体的分工里做一项事情。现在学科分得很细，不仅心、肝、脾、肺、肾都有专门的具体的分科；有专家做报告说现在，看眼底病的医生不会看眼皮病，一个人眼底给他看好了，他说大夫我的眼皮上长个疖子你帮我处理一下吧。他说眼皮不是我治的，你到隔壁找张医师。影像科医生就只会看片子，病理科医生只对着样本看，化验科医生只对着化验的一滴血来看。对着一个样本、一张片子、一滴血，怎么谈人文？

此外，中国还有自己的问题。新中国成立以后的社会政治因素，前 30 年老是搞运动，运动文化，政治影响一切，政治统帅一切，就不知道该怎么坚持人格。后 30 年市场文化。卫生部长陈敏章在国务院讨论的时候，再三反对把医学也市场化。但卫生部长顶不住，医疗市场化了。不仅医疗没顶住，科、教、文、卫全没顶住。此外，还有几千年中国所固有的官场文化、世俗文化，也在严重地影响学术文化。

医疗体制改革的深层问题

深层问题是什么？一个是制度建设问题，一个是全民的道德建设问题，一个是理论建设问题。这三个是要整个国家来一起解决的问题。

教育体制改革，实际上对我们的影响是很大的。我是 1932 年生的，1950 年进上医，基础教育基本上是新中国成立前的。新中国成立前，小学和中学进行的是基础人文教育。如乡土课讲本乡本土的事。从乡土课里知道我的家乡很可爱，我的家乡太湖水太湖美，钟灵毓秀，人杰地灵，而且是“风声雨声读书声，声声入耳；家事国事天下事，事事关心”，江南读书人有这种骨气，有这种家国情怀、书生意气，影响我一辈子。我爱家乡，所以我爱祖国；我爱祖国，所以我爱共产党。当时小学里讲公德课，公德讲的是“五爱”，爱同学，爱老师，爱父母，爱公共财物，爱个人卫生。爱同学特别要爱弱势的同学，都是讲身边做的道德事情。总的来说，我觉得小学就在培养我们的一颗爱心。中学里首先上修身课，大家前几年看一部电视剧叫《恰同学少年》，讲的是毛泽东青少年时候求学的过程。到了湖南第一师范，第一堂课就是杨昌济教授给他们讲，你们以后是要做教师的，所以你们首先要把自己修身修好了，如果你们自己的身子不正，就无法教孩子们去校正。到高中开始上公民课，学公民应该有的一些表现、一些自我的意识和定位，上来第一句话，公民是国家的主人翁。以主人翁态度来看国家问题，国家是我们公民的，我可以来指点江山、激扬文字。中学阶段培养人的理性，一个有爱心的人，能够理性地看待问题，这个人将来的发展和成长就比较正，如果没有爱心，没有理性，那什么诱惑你都可以接受。

新中国成立以后，我们强调的是思想政治品德课，教育是分时期的，教育是递进的，不能什么时候都是一样的教育。政治思想教育不能代替道德诚信教育，道德诚信教育是另外一个范畴。

现在也有很多人在说，很多东西都应该从娃娃抓起，可是我们仔细看看抓了孩子们什么呢？小孩子的时候培养爱心，培养什么叫是，什么叫非，什么叫荣，什么叫辱，是最主要的时候。道德诚信才最需要从娃娃抓起，而我们抓的是竞技，是应试。

再讲讲人的问题。新中国成立以后在如何对待人的问题上，我们一直不自觉地在违背着马克思关于人的学说。马克思非常爱护人、关心人。他关心人的全面发展，发展个性和才能，呼吁要从生存的桎梏中和思想的禁锢中解放出来。他当时把社会主义称为自由人的联合体，马克思说“每个人的自由发展是一切人自由发展的条件”。15、16世纪文艺复兴、启蒙运动以后，西方就一直在高举着人的大旗，提倡人文精神，呼吁人本主义，强调人性、人道、人情、人权。我们新中国成立以后到改革开放以前，从来不谈人文精神和人本主义。现在，我们敢开课了，这就是进步。新中国成立以后，批判人性论，批判人道主义，把很多富有人情味的戏，像《四郎探母》《锁麟囊》和《牡丹亭》长期禁演，现在都演了。新中国成立后人权更是不谈了，好像人权就是我们头上的伤疤，生怕人家来抓。后来，《宪法》中写上要“尊重和保障人权”，所以应该看到进步。

人道问题，我们在理解上确实也很不够。马克思一生的追求、一生的倡导，是人道主义。马克思提出的共产主义就是人道极乐，在共产主义社会里没有剥削，没有压迫，各尽所能，按需分配，能够人人自由，能够每个人发展自己的个性和特点。而中国要讲人道主义，就讲革命的人道主义。一般人道就会认为是资产阶级的，这是不对的。人道主义没有不革命的人道主义，也没有反革命的人道主义，人道主义就是人道主义。你加了个"革命的",结果像刘少奇这样的国家主席,最后都没能得到应有的医疗保障,像贺龙、陈毅、彭德怀这些开国元勋,到临终都只能痛苦地死亡。所以,人道主义要强调革命的话,最后要异化为不人道主义。

中国是讲礼的,礼数、礼节、礼仪,到最后是礼品、礼物,越来越虚,越来越假,越来越烦,最后成为贪污贿赂的载体。所以我是最讨厌请客送礼的,你要说清官不能办事,那我宁可不办事,也不愿办坏事。

人权这几年在国内谈得比较多。2004 年,我们国家修改《宪法》,写进了单独的一条,国家尊重和保障人权。这句话一写,就减少了很多西方人来抓我们的辮子。十八大报告,民主、自由、公正、法治等等,这是最基本的人权,最高层的人权,都写进了社会主义核心价值观。

当代中国的文化纠结

刚才讲了医学认知问题,现在讲文化。当代中国有三种文化在纠结。

首先,是 2000 多年的传统文化,这在老百姓里根深蒂固,是以家庭为核心、以孝字为特点的一种文化。2016 年春节,22 亿人次的流动量,相当于把欧洲、美洲、南美洲、非洲再加上日本的总人口搬了一次家。为的就是一家人团圆,吃一顿年夜饭。这个就是文化,就是凝聚力。一个一个家庭的凝聚,一个一个群落的凝聚。一个一个省市能凝聚,国家就能凝聚。为什么中国历代受了那么多的侵略,那么多的欺负,中国始终没散?不是靠的武器,不是靠的科技,不是靠政权的强大,靠的就是文化。外族可以侵犯中原,元朝、清朝,全中国被它拿去,拿去以后最后还是被汉族所融合,成为一个大中华的文明,这是文化的力量。文化是软实力,但它是一切硬实力的根基。

其次,200 多年西方文化在我们知识分子中已经深入人心。现在大学里开的课,自然科学里,除了中医药学,社会科学里,除了中国文学、中国历史是中国人写的以外,其他的材料都是来自西方研究的结果。我们中国也不是没有贡献,如药理学,那么厚的教科书里头,提到了麻黄碱等,就那么几个地方提到了中国。如果现在要反对西方文化的话,整个大学全关门,再恢复到以前的状态去。

还有,我们靠革命文化取得了政权,我们也靠革命文化使中国现在凝聚成那么大、那么强的一个国家。所以政府系统、主管部门、意识形态主流始终在坚持革命文化。

这三个文化确实也都有优点,都有用处,都有好处,又有冲突,这就是中国的现状。现状怎么磨合？怎么来取舍？文化的特征，总是从高处往低处流，哪儿的文明程度高，哪儿的文化优秀，低的一端肯定会接受这些高的。文化这个东西，不是哪个领导人下个命令就能整个改过来的，也不是哪个学者写一本书就能够影响大家的。人民群众在选择过程中，自然会该化的化，不该化的不化。

你看现在我们的服装文化，全部西化了，谁也没穿着长袍马褂来，对不对？领导人出场全是西装领带，没有那种马蹄袖的服装了。有什么不好？好得很。可是饮食文化，叫你吃一次西餐，觉得挺有意思，吃两三餐就腻了，叫你连吃两三天就受不了了，哪怕到中餐馆喝一碗稀饭，吃点咸菜，也觉得嘴巴里比较爽。

我们还缺乏一种大国大党的风度，真有大国大党的，那就像唐朝一样，根本不在乎外国人来，来了以后咱们互相交流，交流到什么程度？唐太宗伟大到什么程度？他把整个佛教请进来，现在印度倒没有正儿八经的佛教了，是印度教了。印度的梵文也已经成了稀有文字了，是以英文为主了。而真正的佛教倒在中国生根发芽了，所以我们中国是有很强大的文化软实力的，当然这个过程很慢。

1940 年毛泽东的《新民主主义论》提出我们要建立的新民主主义文化，是民族的、科学的、大众的。新中国成立后，到 1964 年，三届人大，周恩来总理提出“四个现代化”，是指工业、农业、国防和科技现代化，全是技术层面的。没提人要现代化，观念要现代化，思维要现代化，法律要现代化，理论要现代化，政治要现代化，文化要现代化。江泽民提出“三个代表”，三个代表里就有一个“代表”要代表中国先进文化的前进方向。不仅是一般文化，要先进文化，先进文化还要前进方向。十七届六中全会，号召要社会主义文化大发展大繁荣。

现在我非常高兴的是十八大提出来的“社会主义核心价值观”。很多人说 24 个字不好记，我说很好记，3 个层面每个 8 个字，每 8 个字都是有关系的。

第一个是国家层面，富强、民主、文明、和谐。和谐改了革命时提的独立两个字，当时讲的是富强、独立、民主、文明，是中国共产党革命的目的。核心价值观的第一条就是中国共产党从建党开始，一直强调到现在的富强、民主、文明，现在多一个和谐。

第二个层面，自由、平等、公正、法治，这跟西方没有区别，西方的核心价值多个人权，而我说人权没写是因为以上这些就是人权的内容。

第三个是公民层面，爱国、敬业、诚信、友善，不都是中国的传统文化吗？是传统文化凝练出来的几个字。

所以，我觉得传统文化，加上西方文化，再加上中国革命的奋斗目标，就是社会主义核心价值观。

第十六章　医学、人文与名画

黄　钢

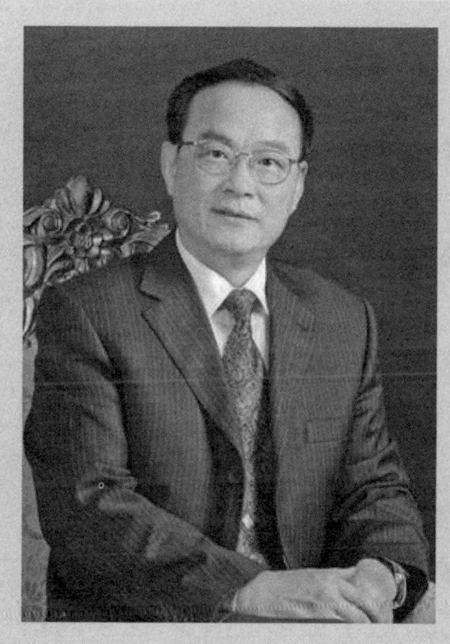

黄钢

上海健康医学院院长，教授，博士生导师。兼任上海交通大学临床核医学研究所所长，亚洲核医学联盟学院院长，上海医学教育学会主任委员，《中华核医学与分子影像学杂志》等多家杂志主编和副主编。

人文是人类文化的简称，需要通过课程传递，相关知识学习，更需要内心的修养，是一种无需提醒的自觉，面对困难的自信，时刻反思的自省，承认约束的自由，设身处地为他人着想的善良。善良就是一盏点亮自我的心灯，人们要有善良的情感，用智慧维持自己的善良，并奉献于社会。这才是我们希望看到的人文素养。

人文的知识和人文的课程改善了对人文的感知和认识，而更多的应该是一种精神的体验。

医学、人文与艺术的融合

现在，我们延伸到名画中的艺术。

什么是艺术？艺术就是为人类精神感悟找到一种最合适的表现形式。每个人对艺术都有自己的一种感悟，都有自我的一种表达与反应形式。通过一幅画、一种音乐来唤醒内心对世界的感受，对自我的感受，以及对周围的感受，恰恰这种感受呼唤了他对艺术的一种反应，也共鸣了艺术的表达形式。

既然人文和艺术让人类向往，那它又是如何与医学融为一体的呢？实际上，在医学的发展过程中，始终有人文和艺术的彼此融合。

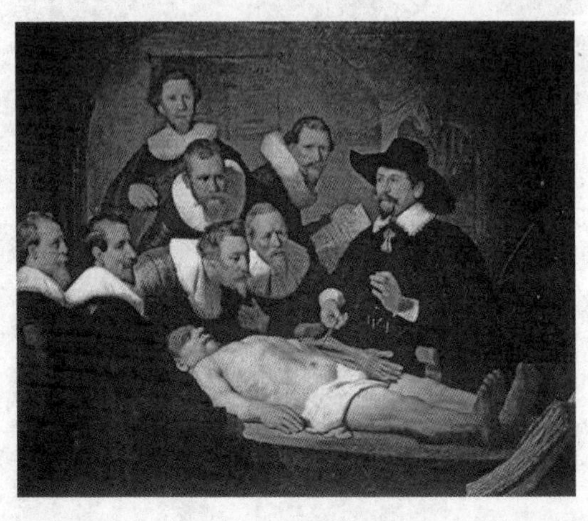

这里是一幅名画《杜普教授的解剖课》，16 及 17 世纪，人们所看到的一些医学教学的最基本场景。医学生都很清楚，医学的基础课程就是解剖课，尸体是我们的大体老师，它引导着医学生进入医学的殿堂，重新认识或完整认识人的基本结构，为下一步医学的学习、疾病的诊治奠定良好的基础。这一幅画展示了非凡的艺术特性，开创了整个画面不同人物富有故事情节的艺术布局。人物空间定位、神色表情、内心变化、外在表现都通过这幅画出神入化地显示出来。我们可以看到，主人公是哪些人？谁在讲课？教授的位置在画中非常明显。谁在听课？画中的表现也非常清楚，7 位学生在听老师循循善诱、颇具启发、引人入胜的讲课，每个人的表情各异。这第 9 位画面的人物就是躺在这里的一具尸体，作为整个上课的一个重要内容。这个画面既有非常重要的艺术欣赏价值，更有我们所理解的医学启蒙课解剖，以及外科教授讲解医学相关解剖内容的非常重要的一系列表现形式。

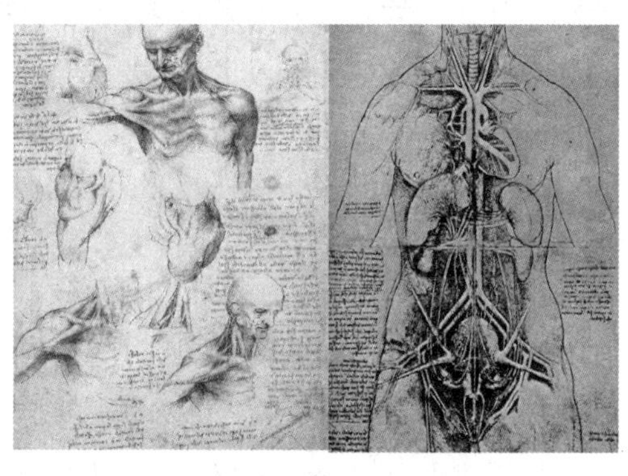

解剖学与16世纪后的文艺复兴有着非常重要的关系。文艺复兴之后，迅速推动了人文运动，肯定了人的价值：从艺术到社会生活，把人的历史、人的世界、人的活动，以及人的精神、形象和身体本身作为关注的中心。强调了科学的重要性，解剖恰恰在这个时代应运而生了。维萨里在1540年出版了第一本《人体的构造》，奠定了解剖学的相应地位和它的基础。我们很快会联想到另外一位伟大的画家，我们所熟知的达·芬奇。在解剖学这本书出现之前，他已经解剖了几十具尸体，并对人体的结构有非常精细的了解。你们会惊奇地发现，达·芬奇的手稿与今天的解剖书有着极其惊人的精确性和相应的表现。这是一幅《维特鲁威人》，达·芬奇的一个手稿。我们可以看到人的黄金分割，告知了我们人体的黄金分割是一个什么样的比例，两手伸直与身高一致。可以看到这张图是一个正方形，两手伸直与他身高是一致的。标准的人上下左右伸直后是一样的，以肚脐为中心，形成了上下等比例分割。

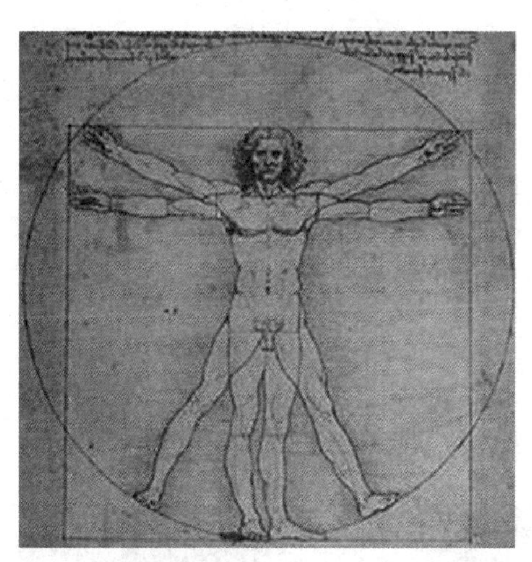

名画中外科的进步和发展

很多学医或不学医的人，对于医生的了解，多数是外科医生的一个基本形象。学医的学生，每次问他今后想做什么，他就说我要做外科医生。似乎医生只有外科医生。因为在医院里,开刀的医生是手到病除。病人认识医生,也觉得只有外科医生才真正能够迅速解决疾患和痛苦。但实际上,早在16、17世纪及更早的一段时间,外科被称为“理发匠的技艺”,外科医生的地位是极其卑微的。内科医生如同贵族,头戴假发,修着指甲,过着优雅的生活,和病人聊着天。外科则是处理污浊坏死的组织及肿块、拔指甲、锯坏腿。试想,在没有麻醉的年代,这种场面令人毛骨悚然、惨不忍睹。

随着麻醉学的进步与止血的引入,外科手术的作用日益提高。抗生素的出现,消毒概念的引入等,使外科在减少感染、减少术后并发症的同时,地位不断提升,外科医生的价值体现就更为明确。

伊金斯(Thomas Eakins)的杰作《大诊所》就是一幅19世纪70年代美国外科的快照,展示了当时著名的外科教授格罗斯将要进行的骨髓炎手术场面,患者正在接受麻醉,但外科医师们穿的是日常的便服,没有手术衣、口罩及手套,未消毒的器械随意暴露及使用,周围有很多人像看戏一样地坐在旁边,这就是当时的外科手术环境。但这幅画画出了格罗斯教授作为知名的外科医师所表现出的风度与神情。他如临场的将军,缜密思考着将要进行的手术。

15年之后,伊金斯的另一幅画《阿格纽的临床教学》,外科学出现了很大进步。外科医生穿的是手术衣,并且有了一个比较稳定的手术环境,护士有护士服,基本的状态与今天有点类似,但并没有手术室,而是在一个比较开放的空间,让病人的家属、学生和相应的同事观摩整个手术的过程,了解手术的进展,展示外科医生精妙的手术技艺。这种教学应该说是非常具有开放性。

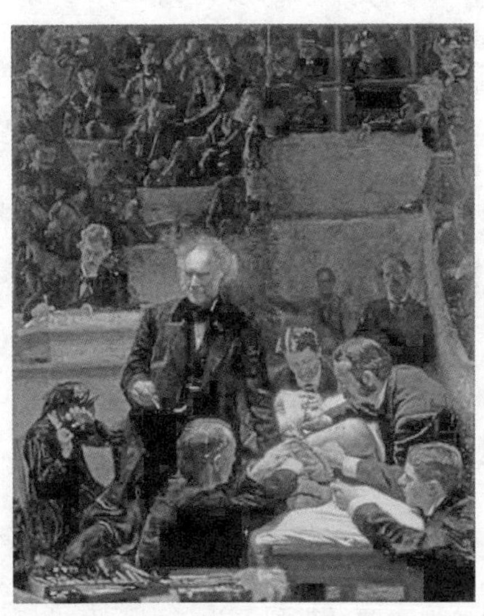

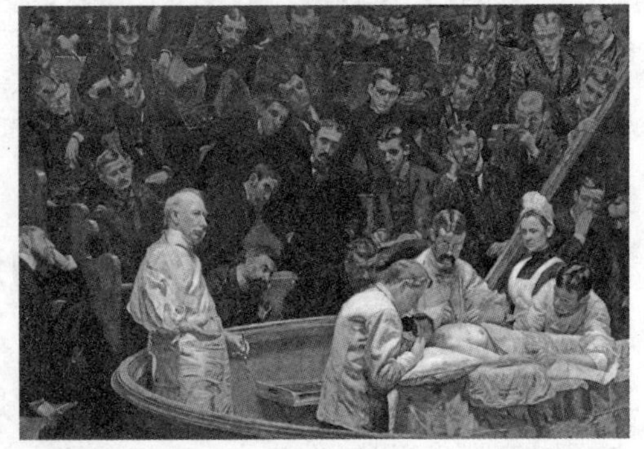

这两幅画给我们最大的感觉,不仅仅展示外科学的进步和医学的发展,更重要的是,在那个时代,人们看到的是医生的崇高形象,体现了一种英雄主义气概,彰显出写实主义和浪漫主义的良好结合。外科医生这种气宇轩昂、运筹帷幄的气质,让病人,让家属,让社会,让同事,让他的学生都有高度的信赖,对医生的这种崇敬的感觉和表现非常明显。画家之所以喜欢将外科医生及外科的整个过程作为创作的画面,原因是外科手术过程是一种变化莫测、惊心动魄的场面,远比一场惨烈的战争更为精彩。因此,在构建画面中,往往可以展现一种强烈的视觉冲击,精彩的动感变化,难忘的记忆启迪。在这个过程中,人们看到的是医生的高大形象,看到社会对医生寄予的期望,更能够看到医生自身的一种气质和表现形式。我们可以有一系列的思考和感悟。医学到底是什么?很多定义医学是对疾病的诊治,当然更多的是,医学是对于人的关心。因为,医学无论发展到什么程度,都无法改变生老病死的自然规律。医学不仅仅要通过技术去缓解疾病对肉体的损害或痛苦,更多的是让病人在心灵上得到相应的呵护。

医学是注入人文灵性的科学

很多人在选择自己专业的过程中,不会选择医学。原因并不是说他对于医学本身的了解,而是现在的社会更多地认为,其他专业有更好的收入,有更多的社会彰显空间,而医学付出的太多,世俗的评价是回报的太少。大量的时间似乎给予别人,而不能给予自己。但任何一个人,当你提升到一定的境界的时候,自然感觉到,幸福不仅仅是自我感觉的一种良好,也不是说自己有更多的收入,更好的工作环境,或者是更轻松的感觉。幸福实际上更多的是一种对生命的热爱。幸福之本是对生命的热爱,而同情恰恰又是一种道德之本,敬畏生命则是信仰之本。在人们感受幸福的过程中,如果仅仅是来自于物质的话,这种幸福停留在物化层次,只有对生命的同情即生命的敬畏,人们才能够真正升华到精神层面,真正能够将人有别于其他的物种。

人之所以称为人,是因为他有一种对于群体的关爱,对于各种帮助,以及对于自我价值实现的精神追求。医者不是一般人所为,需要丰满的博爱与人文精神,医技的娴熟称之为“医匠”,因为医匠面对病人,只看其病而未见其人,与高级技工无异。只有先视病人为有灵性、有情感的人,再行诊治疾病,以“生理一心理一社会一环境”为诊治的思考模式,方可能成为“医学大家”。医者需要一种强烈的人文博爱的情怀,理性缜密的思维,规范逻辑的做事,在明确的伦理和法律意识下从事自己的职业,对生命有真正的感悟和真正的体会。只有这样一类高尚的人,接近于圣洁的人,才能够很好地从事医学。

医学不仅仅是科学,它涵盖了科学,是注入人文灵性的科学,是一种非物化的灵性和科学到了至高境界后的艺术化的人文科学。

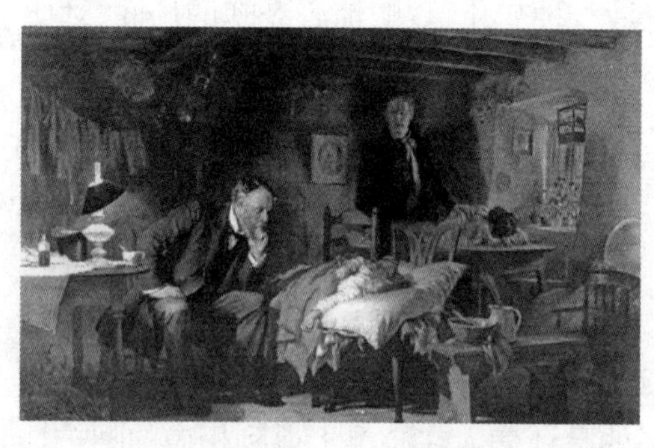

在这里,我们可通过另一幅画印证医者的神圣。这幅画在医学界非常有名,叫《穆瑞医生》,是画家卢克所作。这幅画从画的本身,构图非常精美,具有极强的动感,内容极为丰富,有充分的想象空间。画面中所展示的一系列故事和场景,彰显出丰富的时间长度和内容丰度。这幅画描述了卢克自己的人生经历,在他女儿生病时,医生如何抢救的画面。画中 4 个人物的表现,为整个故事注入了生命的活力。穆瑞医生手托下颌,正在宁静沉思,他在思考着下一步该如何处理。目光关注的对象是一个熟睡的患儿。患儿已经安静地熟睡,但经历了一个惨烈的急救或抢救的不眠之夜。在这幅画中,画家通过整个画面的布局和光的使用,给大家一个非常重要的时间概念。首先,桌上有一盏灯,灯正亮着,画面的一侧由窗外射入一缕清晨的阳光,为什么是清晨的阳光呢?原因是它照着灯,同时照在医生及患儿的脸上,告诉了我们一个完整的时间概念,通过这个时间概念,彰显出抢救的整个过程。而这里,画家本人以坚定、充满信心的目光注视着穆瑞医生。他在想,我唯一女儿的生命交在你手里,放心!性命相托,在这个画面上充满着患者对医生的高度信任,展示出一幅医患之间的彼此信赖关系,一种仁爱的关怀和博爱的情怀。在这幅画面中,并没有很多医疗设备,也没有很多与抢救相关的药材器材等,仅仅是一盆水、几块布和一点点药品。在这种极其简陋的医疗条件和相对落后的医疗设施的状态下,医生用他的爱心,用他的医技,在全身心地抢救着病人;而同时又告诉另外一个重要的内容,医学技术的进步固然重要,而人文的关怀更能够彰显整个医学诊治的过程,更能够体现医生对患者的关心和心灵的呵护。此时展现的医生形象及社会角色,已超越了一般契约关系的“服务者”,并上升到人道主义关怀及博爱精神层面,只有医疗技能和精神修炼达到至善与圣洁的至高水准的人,才能在他们身上光耀出这种禀性和境界。

过度迷信科技会让医学精神退化

随着医学的进步，人们越来越迷信于技术在医学的重要性，越来越迷信科学在医学推动中的重要性，但恰恰这种迷信让医学的精神不断地退化，而这又是我们特别希望看到并呼唤着医学人文重新注入医学本身的急迫性和重要性。在《穆瑞医生》的画作中，是我们特别期望重新看到的一种医生的形象，坚毅、自信、奉献、从容、博爱和睿智。在医学中，无论是外科医生还是内科医生，在人们的心中，都是极为高大的，因而被患者或病家所崇敬。

社会对于医学，对于医生的期望，实际上就是利他主义者。知识渊博，技术娴熟，更重要的是有高度的责任感。医生或医学生不是什么人都能够进入的行业，他必须要有爱心，有社会责任心，有奉献的精神，甘于自我牺牲的精神。只有这样的一类人，才有可能成为好医生，成为大师型的医生，才能真正给病人不仅解决肉体的痛苦，更多的是能够解决心灵的折磨，让患者由生理到心理都得到充分的舒缓。

今天，整个医学飞速发展，医学的进步，科学的提升，技术的发展，使整个医学水平在不断提升，但由此也带来了对医学历史了解的匮乏，人文与医学、人文与科学之间的断裂，以及技术与人道主义的疏远。人们更多地关心病人的病而不是人，更多的是解决疾病所产生的一系列结果，而忘记疾病所依附的人的心灵感受。我们希望医者自身是一个人性丰满、人文浓郁、人情细腻的人；我们也希望病人能够认定自己的角色，并充分理解医生的甘苦，体会到他们的付出。

社会的理解、政府的关爱和政策的倾斜，对于从事医学的这一批人非常重要。要想让医生能够保持职业的优雅、博爱的情怀，必须要有充分的社会认可和社会理解，才能给予他持续爱心付出的愿望，否则这种爱心也只能是短暂的，并且在不断的付出中伤感地收回。

医学是有崇高境界的行业

我希望能够通过名画的形式，彰显医学内在的艺术、人文的感悟。我一直说，医学实际上是人的科学，离开了人，医学就失去了本源；离开了人文关怀，医学就失去了灵魂。我们需要向善,我们需要从善,我们更希望用智慧的心灵去延长善所带来的这种美好和优雅,更希望整个社会是因为善与向善的彼此互动产生一种和谐和美好的社会。

中国希望能够在 2020 年实现小康社会,小康社会要由健康来支撑,有健康才会有小康,有小康才能实现中国梦。

最后,我想与大家共勉。眼界决定境界,思路决定出路,品位决定地位,细节决定成败,共享才能共赢,交流促进发展。

医学是具有崇高境界的行业,这个职业中的每一个人,需要有更丰满的博爱与更多的智慧,也更多地需要社会的理解和关爱。我想让更多的人了解医学,关注医生,更好地爱护、呵护兢兢业业、忘我工作的医生和护士们。只要大家共同努力,创建和谐的、互相关爱的社会,互相帮助和理解的社会,才会有充满爱和非常好的未来!

第十七章　神经外科与科技进步

周良辅

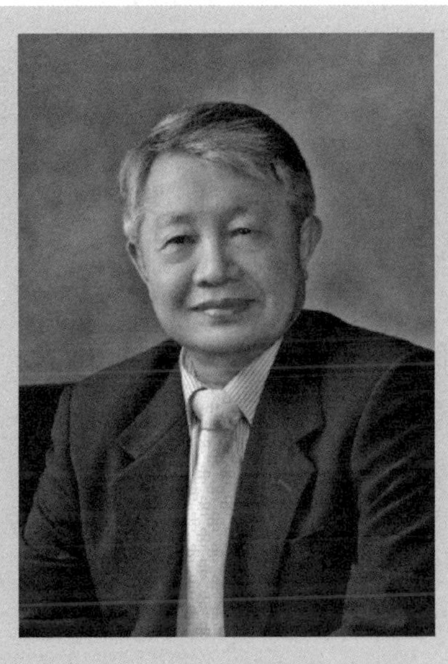

周良辅

中国工程院院士，世界神经外科学院院士，博士生导师。现任复旦大学神经外科研究所所长，复旦大学附属华山医院神经外科主任，上海神经外科临床医学中心主任，上海神经外科急救中心主任，复旦大学学术委员会委员，中华医学会神经外科学会和上海医学会神经外科学会荣誉主任委员。曾担任全国政协委员（九、十、十一届）。

神经外科是用外科的方法来诊断和治疗中枢神经系统疾病的一门学科。从神经外科的发展史可以生动地反映医学和科技的关系。

中国古代思想家庄子说：无古无今。英国莎士比亚说："What is past is prologue"。这句话在习近平主席前不久访问英国的演讲里也用过。按照字面解释的翻译是：凡是往事，皆今序章。而按照意思翻译，我认为叫"温故知新"更好。

神经外科的历史

考古学家从中国、南美洲和非洲出土的公元前 7000 到 3000 年的颅骨上,发现颅骨上的孔洞是人用工具凿出来的。说明人类祖先,不管是在西方还是在中国,会通过在颅骨上钻洞来治疗疾病,反映了神经外科最基本的钻颅术是所有外科手术里最古老的。

公元前 2600 年,古埃及人在用芦苇打成的纸浆做成的纸莎草文稿上,以及中国《黄帝内经》的书文,还有甲骨文上,都有关于脑部疾病和脊髓疾病的记载。希波克拉底(Hippocrates)的书上也记载了开颅。所以,西方公推希波克拉底是第一个钻颅人。

在中国民间传说中,华佗发明麻沸散比西方的麻醉要早 1000 多年,华佗会开颅。有一天,曹操头痛得实在忍不住,把华佗叫去。华佗经望、闻、问、切后说:大王头内长风邪(风邪在中医里指血肿、脓肿或肿瘤),必须喝了麻沸散,用利斧劈开,去除风邪病即愈。曹操生性多疑,不仅不信反疑华佗不轨,派人把华佗杀了。华佗在临死前,把他终身编写的医书交给狱吏。可是,狱吏胆小怕事,不敢接收。华佗一怒,把医书丢到火堆。因此,曹操杀了华佗,不仅开创了中国病人杀死医生的先例,而且使神经外科在中国传统医学里失传。

公元 5—15 世纪,中世纪的欧洲封建愚昧。到了 15、16 世纪,欧洲文艺复兴解放思想、破除迷信,推动了欧洲社会和生产的发展,资本主义在欧洲出现。这是一幅很有名的画,挂在荷兰阿姆斯特丹博物馆,杜普大夫(传教士)在地下室解剖一个犯人,给学生看。法国医生巴列(Paré),被称为“外科之父”,也会开颅。巴列是剃头匠出身。早期的外科医生是剃头匠出身或者传教士出身,地位比内科医生低得多了。

法国外科医生布罗卡(Broca)在临床上发现,有些病人不是哑巴,发音器官很好,但是不会讲话。病人死亡以后,他解剖发现病人的左侧额叶的额下回后部都有病灶,要么脓肿,要么受伤,还有肿瘤之类。经过病例的积累,他发现这个区域跟病人生前不会讲话有密切关系,就列为运动性语言中枢,后来称为布罗卡区(Broca's area)。以后,美国医生霍斯利(Horsley)用颅骨表面的一些结构来确定大脑皮层功能区,管手脚、管语言的区。这种用解剖的资料来定位是很粗糙的,但简单实用,到现在这种技术还是有用的。

20 世纪初期,美国医生库欣(Cushing),第一个把神经外科从普外科分出来,成立了神经外科。在国外,称库欣为“神经外科之父”。早期的神经外科医生工作条件很差,很简陋,疗效也差。但是,他们坚持下来了。在医学影像技术出来以前,漫长的历史时期,整个医学包括神经外科,发展很缓慢、很落后,由于诊断治疗水平低,疗效差,死亡率很高。

医学影像的进步对神经外科发展的影响

1895 年,德国物理学家伦琴发现了 X 射线,开启了人类用仪器探索人体奥妙的大门。伦琴在 1901 年获得诺贝尔奖。早期,透视或 X 射线拍片的分辨率很低,仅显示颅骨,对颅内部看不到什么东西。库欣的学生丹迪(Dandy)从气腹(肠穿孔,空气从肠腔跑到腹腔,把腹腔内结构显示出)得到启发。他在病人头上打个窟窿,用针穿刺脑室,把空气打到脑室里面进行造影。年轻医生大卫杜夫(Davidoff)从腰穿上打空气,空气沿椎管跑到颅腔内做气脑造影。这两个检查用空气做造影剂,显示脑室以及脑室周边的结构,比单纯 X 线头颅平片进一步,但是,病人本来就有颅内压升高引起的头痛,空气打进去头痛加剧,而且有危险性。

曾获诺贝尔奖的葡萄牙医生莫尼斯(Moniz)在病人额部钻个洞,刀伸进去,在前额叶脑白质之间割一刀。割了以后,精神分裂症病人安静了、变傻了。这个手术现在不用了,但他凭这个手术获得了诺贝尔奖。莫尼斯最大的贡献是脑血管造影的发明。契卡是一个美国医生,过去只要腰背痛,就在压痛点打蓖麻油止痛。有一次不小心把蓖麻油打到椎管里去了。他拍 X 线片一看,怎么蓖麻油跑到椎管里面,脊髓显示出来了,但病人没事。此事被莫尼斯晓得了,他觉得这不是一个单纯的椎管碘油造影,这是说明人体的空腔脏器可以打造影剂显示。这是一种概念思维。以此类推,他尝试切开颈动脉打造影剂,开始用锶、锂、钾、溴等复合物,都有毒性,最后用到碘。也付出很大代价,造成一死六伤,但是成功了。开始是单片,就是拍一个动脉期。在一次事故中,延期看到静脉期,得到了启示,所以今天是连续拍片。开始连续拍片的时候都是一张张拉的,不仅很费时、不准确,而且拉片医生会有 X 线暴露。一个加拿大的医生佩雷斯(Perez)到莫尼斯的医院去参观学习,就想是不是可以用自行车的链条来代替?做了一个半自动换片机。机器用手摇,摇起来声音很响,所以被戏称为“基督的机器”。这样,脑血管造影终于在临床推广用了。

莫尼斯的初衷是把脑血管造影用在肿瘤上。但是后来发现血管病变显得比肿瘤还要好。目前,脑血管造影主要用在脑血管病、中风、动脉瘤和动—静脉畸形等。这种现象在科学研究中常会发生,故称“无心插柳柳成行”。

理想的影像学检查得益于计算机革命。计算机的应用在我们人类文明史中是划时代的里程碑,对社会、经济、科学、文化以及我们医学都是很大的推进。数字的医学影像,第一个公推 CT(computed tomography),就是电子计算机断层扫描,这是英国物理学家亨斯菲尔德(Hounsfield)和南非物理学家科马克(Cormack)发明的。1979 年获诺贝尔物理奖。CT 比我们的 X 线平片、比气脑脑室造影分辨率更高,病人也没痛苦。CT 是数字影像的第一波,现在磁共振用的比 CT 更多,磁共振的发明应用得了 3 个诺贝尔奖。第一个是两个美国物理学家布洛赫(Bloch)和珀塞尔(Purcell)发现磁共振现象、了解物质的内部结构,他们获得了 1952 年物理奖。早期磁共振用在军事上和化学物品上,里夏(Richar)在 1991 年获第二个奖是化学奖。美国物理学家劳特伯(Lauterbur)和英国数学家曼斯菲尔德(Mansfield)经过努力,把磁共振用到临床上,他们为此获得 2003 年诺贝尔生理医学奖。磁共振用于临床,欧美是 1982 年,复旦大学附属华山医院是 1983 年。从二维到三维成像,科技的发展使脑血管造影的技术大大提高了。数字减影血管造影(digital subtraction angiography, DSA),就是把骨头的影像去除了,微小的结构看得更清楚。DSA 现在主要是用在脑血管病的诊断治疗。

颅脑外伤就怕脑子摔坏出血。过去是靠临床观察,如果病人本来清醒的,现在嗜睡昏迷了;如果他一个瞳孔变大了,对光反应没有了,就怀疑脑子有问题。那怎么办呢? 需要开刀探查。现在有 CT 了,一做就晓得到底是出血还是水肿,还是脑挫裂伤。影像学检查可以早期发现受伤脑子的变化,比临床观察要早,在病人昏迷以前就可以查出来。当然,临床观察还是最基本的手段,神经系统检查还是必须的,而 CT 检查可以提高我们诊断的可靠性。

动脉瘤破裂会引起脑出血,叫蛛网膜下腔出血。蛛网膜下腔出血的严重并发症是血管痉挛。血管痉挛引起脑缺血,缺血轻的残废,重的就是死亡。血管痉挛要早期发现、早期预防,效果比发生了再治要好很多。现在有办法了,在出血的时候,做 CT 看到出血,同时做一个 CT 灌注,可以看到缺血部位。如果等到病人情况不好了,血管痉挛了再做 CT 灌注,已经梗死了就太晚了。现在的影像学检查可以早期发现,早期预防,早期治疗。

脑卒中在中国发病率要比心脏病高多了,死亡率也超过心脏病,脑卒中病人昏迷、偏瘫,做 CT 看不出来,要到发病后一两天才看到。现在做磁共振,磁共振有一个成像方法叫 DW,脑卒中(中风)半个小时就看到了。通过磁共振血管造影,就为溶解动脉血栓提供了一个可靠的标准检查,可及时把病人抢救回来。

我们脑子有功能皮层,管感觉、运动、语言。在活体上怎么确定?现在有办法了,让病人卧在磁共振机器里,叫他讲话、看图识字、动大拇指,相应的功能皮层会兴奋起来。血液里的血红蛋白,在磁共振里是看不到的。如果活动了,讲话了,氧气用掉了,就成为去氧血红蛋白。去氧血红蛋白在磁共振里面是高信号,就可以被看出来。另外一种是传导束,也就是语言皮层要通过传导束支配下面的靶器官。皮层下的传导束,通过 DTI 可以显示出来,可以看到传导束的各种走向用不同的颜色显示出来。

暗物质,暗能量。如果你在晚上朝天空看,你会发现星星离你越来越远。宇宙怎么会变大?现在晓得了,是暗物质黑洞。黑洞有很大能量,把一些经过它的彗星、行星什么的吸进去。暗能量要占宇宙里的 75%,我们脑子也有。脑子占全身体重 2%,它的血量占心搏出量的 15%,脑子消耗 20%的肺吸入氧量,20%的全身能耗。它产生的能量 5%是可见活动,95%是看不见的,就是暗能量消耗掉了。左右两个大脑是同步的、低频的活动,这是暗能量。这是一个印籍美国人做博士后课题做出来的。静息态 BOLD 可以用在视听网络、默认网络、记忆网络、语言网络、背侧注意网络、额顶控制网络,开刀时的定位都用。现在国内外的脑计划,都用这个技术进行研究。

过去,我们对植物人的状态分不清楚。病人受伤后半年、一年不醒,眼睛会睁,是植物人?还是短期昏迷?现在用静息态 BOLD,对女病人讲,回家去,绕房子转一圈,再进大门。管记忆的、管空间的、管运动的皮层都会兴奋起来。说明她没有完全昏迷,她听见了,就是不会讲,不会动。这种病人千万不要做器官捐献,因为她会慢慢醒过来。通过现代的影像学检查,可以判断病人的预后。

神经外科发展史上的里程碑

在中国,史玉泉和朱祯卿两位医生 1952 年在华山医院创立神经外科。20 世纪 50 年代,朱祯卿支援重庆,重庆神经外科是朱祯卿建立的。1952 年赵以成在天津成立神经外科。这三位应该是中国神经外科的鼻祖。

神经外科发展史上有两个里程碑,一个是 20 世纪 60 年代的显微外科,从裸眼到显微镜下手术;一个是 21 世纪初期的微创外科。

国外显微外科 1957 年就有了,国内是 1976 年,晚了 21 年。而微创外科,国外是 1999 年,我们是 2000 年。改革开放了,就很快追上了。

动脉瘤破裂出血 20 世纪 60 年代是不治之症。我们现在用显微外科技术,把血管瘤割下来,在颅腔里进行血管吻合。

神经外科手术现在也可以用导航。现在开颅手术比过去进步多了,因为有影像学、数字影像,有显微镜,有电生理,可以最大限度地切除肿瘤,保留功能。比一般导航还好的,就是把磁共振机器搬到手术室。用的时候,进手术室进行检查,检查好以后再开刀。开到差不多了,肿瘤切得干净还是不干净,机器再检查。现在有这个条件了,叫术中高场强磁共振 3.0。我们华山医院是国内第一台,大大提高了手术的安全性和肿瘤的切除程度。术中磁共振,有唤醒麻醉语言功能皮层定位。病人功能区定位定好,再切肿瘤。

另外一种就是用现代化的影像技术多图像的融合。过去我们进行外科训练,要到解剖室去做尸体解剖,而且尸体很紧缺。现在有多图像 CT、磁共振、功能磁共振等融合在一道,可以进行外科训练,脑功能研究,还有康复治疗。

有的三叉神经痛病人痛得忍不住要自杀,这跟微血管压迫有一定关系。现在我们通过 MRI,二维或三维成像显示出来,把这两个图像融合在一道,就会显示血管与神经的关系。这是显微镜下开刀的情况,在术前,你就可以判断神经与血管压迫的情况。这是数字影像的进步,可以在术前了解到、找到这血管。

动—静脉瘘会引起出血,会致命。CTA 可以清晰显示血管,我们可以把图像融合在一道,可以看到这瘘口是在脑干的左边还是右边?前面?后面?在开刀时,可以根据这个图像去寻找这个瘘口。如果不止一个,有好几个瘘口,就一一处理。

我们人类的祖先,不论国内或国外,都会"钻洞",没有差别。我们的祖宗在医学上的本事都差不多。到了公元前 400 多年,有希波拉克底会钻颅,我们华佗比他晚。到 20 世纪与国外库欣比,我们晚了较多。中国在漫长的历史时期干什么?军阀混战、抗日战争、国内战争。显微外科,国外 1956 年就有了,而我们是 1976 年,晚了 20 年,是天灾人祸造成的,不是我们医生偷懒。到微创外科,国外是 1994 年,我们 1997 年就有了导航。到磁共振 3.0,国外是 2008 年,我们是 2009 年,差 1 年,基本同步。现在的关键是软件,软件是靠大家努力。孔子告诉我们"学而不思则罔,思而不学则殆",还有韩愈的"业精于勤荒于嬉"。做事情要思考,三思而行,不要盲目跟随。这是我们先辈的一些宝贵思想。

瑞典神经外科医生莱克塞尔(Lars Leksell)讲,"A fool with tool is still a fool",即:"傻子有工具还是傻子"。我相信我们中国人,在座的以及在听的,都是工具的主人,不是工具的奴隶。谢谢各位!

第十八章　博物人生

刘华杰

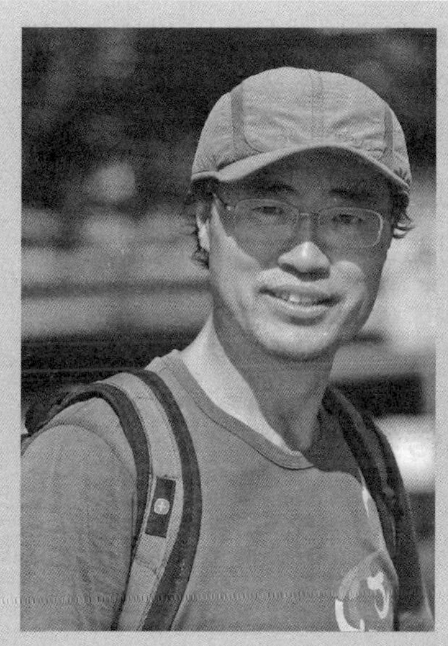

刘华杰

北京大学哲学系教授，博士生导师。研究方向为科学哲学、科学史和科学社会学。主要作品有《浑沌语义与哲学》《分形艺术》《中国类科学》《殿里供的并非都是佛》《看得见的风景：博物学生存》《博物人生》《天涯芳草》《檀岛花事》《博物学文化与编史》《博物自在》《中央之帝为浑沌》《崇礼野花》等。

我今天讲的题目是《博物人生》,副标题是《兼论非人类中心论的医疗观》。

博物学跟医学有什么关系？医疗实践和博物学都非常重视经验,这是两者共性的地方。医学的根基与达尔文演化论有重要的关系,而达尔文演化论是博物学的最高成就。

博物学强调天人合一、博物顺生。医学的理念和实践最终也要达到这样一种境界。医学人文的最高境界,可能是非人类中心论。虽然人文与医学比较强调人文,但是人文并不意味着以人类为中心。大尺度权衡,可能就要超出人类,在更广阔的视野中来考虑问题。

医生要治病救人,而哲学工作者面对更难医治的社会病。现在的社会,生产力高度发达,人们的物质文化、生活水平越来越高,但是相当多的人,仍然感觉不幸福,抑郁者、自杀者也不少。人们发现,发展的速度是一个关键,如果人这个物种发展速度过快,人与自然的矛盾就会加剧,就会导致诸多的不适应,身心健康、天人系统会出大问题。这是哲学层面的一种解读,与博物学有重要关系。

从博物的眼光来看科学、看医学、看人生,可能会有一些新的启发。我讲的未必全正确,希望大家来批评。

自然科学的四大传统

现代性社会中占主流的思想观念是科学的观念,现在的社会也被称为科技的、信息化的社会,这是缓慢演化出来的。

按我的归纳,自然科学有四大传统。第一个叫博物传统,有上千、上万年的历史。第二个叫数理传统,只有 300 来年的历史。第三个叫控制实验传统,不到 300 年的历史。第二次世界大战后,又出现了数值模拟传统。四大传统构成了当今科学的几个“理想类型”。以天文学为例,早期天文学属于博物传统,后来数理的成分加入。数值模拟在天文学中现在也广泛使用,但控制实验对天文学来说比较难。现在的医学也存在四大传统的成分,原来起源于博物,后来衰落了。

博物传统的式微,有得也有失。科学技术高度发达,并不意味着一切都变好了,特别是并不意味着人类个人的生存能力在增强。美国青少年平均每天要花 6.5 个小时看屏幕,包括手机和平板电脑、电视等。我们小时候主要在野地里玩耍。现代人能否像古人一样,感受月亮阴晴圆缺,感受风起于青萍之末,感受杨柳依依、雨雪霏霏？非常难。我们可能更习惯于看书本、听老师讲课,少有机会亲自去看一看美丽的花朵，摸一摸石头，感受一下沙土，听一听大自然的箫声。中央电视台最近有个节目叫《挑战不可能》。有一对蒙古夫妇挑战非洲的千里眼，他们的视力达到了6.0，我们有多少人能够达到？我们的祖先是可以的，非洲大草原上和蒙古大草原上有一些人还是可以的，没有很好的视力，在那个环境下没法生存。而我们的视力在退化，就像洞穴中的鱼一样，视力会一点点退化掉。我们的子孙后代，可能戴的眼镜比我还要厚，怎么能够提高我们的感受力，更了解我们周围的世界呢？复兴博物学可能是一剂药方，能够治愈现在儿童、青少年普遍的自然缺乏症。

当下的高科技不能盲目发展，不能单纯追求知识、控制力。肤浅的博物学依然有魅力。

博物学是不是科学，医学是不是科学？

人们很关心博物学是不是科学。实际上还有一个问题，医学是不是科学。在中国，医学显然被认为是科学的。但是，它真的是科学吗？在一些物理学家、力学家看来，是要打问号的。博物学更是如此。在今天，科学已经高度发达，可以在分子、原子水平上讨论很多问题。

博物学一定要成为科学吗？不成为科学有什么坏处？文学是不是科学？文学显然不是科学，但它依然有价值；美术也如此。博物学与科学之间有交集，但是，博物学不可能还原为科学。医学也如此，医学依然相当程度上依靠经验和耐心，医学是一种仁术。不是普通人都能行医的，道德高尚的人才能行医。医学不完全是现代意义上的科学，包含了很多不可还原为冷冰冰科学的成分。

在当今这样一个时代，科学被戴上了高帽。科学似乎等价于正确，等价于真理，这是有问题的。其实自然科学也并非都是真理，也不意味着完全客观，也不都具有公共性。科学人员从事研究，首先要强调主体的、"我"的知觉、"我"的个人亲知，研究过程中要获得大量"个人知识"。最后，"个人知识"中的一小部分经过标准化，拿出去评审、发表，才转化为一种公共的客观的知识。

博物学英文对应的是"natural history"，不是"自然史"的意思，而是对大自然的探究。其中"history"来源于拉丁词"historia"，是"探究"的意思，不包含时间演化的内容。F·培根就用过这样的表达："natural and experimental history"，指两个方面，一个是对大自然的宏观层面探究，一个是近代大规模实施的实验探究。培根是新的经验科学的鼓吹手。

博物学在西方有悠久的历史,在中国也一样。我们今天讲医学与人文,人文与科学也是到很晚很晚才分裂的。写《动物志》的格斯纳是一名科学家吗?其实他也是人文学者。

19世纪中叶,维多利亚时代,博物学处于鼎盛时期,一个代表人物就是达尔文。达尔文现在被称为科学家,但他的主要身份是博物学家。达尔文做了大量经验观察,他猜测到了生命演化大概是个什么情况。他的书虽然叫《物种起源》,严格说他并不知道"种"是怎么起源的。但他有极好的猜测能力。那时候,没有孟德尔的实验,没有基因的概念,没有遗传编码等,更没有碱基对这些想法。但是他对生命进化的过程给出了天才般的猜测。他的成果,是属于博物层面的,是一种宏观性层面的探究。达尔文的理论,是博物学的重要成就。他的理论有"三非"特征,一是非正统,相对于当时的英国主流文化来说。第二,它有非人类中心论的想法,跟那个时代根本不相合,人们很难正确地理解达尔文的想法。第三,演化是没有方向性的,是一种局部适应。但是通常人们以为演化就是进步。所以达尔文的理论,表现上很通俗,实际上理解起来非常难。"三非"随后都被反转了。达氏的演化论马上就成了正统,人们习惯于按人类中心论理解他的思想,演化被称作进化,被认为具有方向性。这表明,肤浅的博物学虽不包含大量数理公式却也并非很容易理解。

博物学的黄金时代已经完全过去,现在博物学衰落了,新中国成立后的许多年轻人根本没有听说过博物学。达尔文之后,博物学仍然在发展,也有一些重要人物,比如鸟类学家迈尔,比如也得过诺贝尔奖的劳伦兹。诺贝尔奖理论上是不颁给博物学的,但是劳伦兹非常特殊,作为一个动物行为学家他获得了诺贝尔奖。

博物学家缪尔是"国家公园"概念的提出者,他告诉罗斯福,应当把一些地区保护起来,不能随便开发。他不是标准的科学家。

德国诺贝尔文学奖获得者梅特林克也是一名博物学家。他称世界上存在着大量"无用而美好"的事物。我们现在太讲有用、有力量。想一想,我们身边确实存在着很多无用而美好的东西。

今天博物学为什么衰落了?

博物学发展到今天为什么衰落了?是因为有人瞧不起它。获得诺贝尔奖的物理学家卢瑟福曾经说过，世界上的学问或者所有的科学，要么是物理学，要么就是集邮，暗示物理学以外，其他东西都没有物理学深刻，称为科学都有些勉强。在我们哲学界也有帮腔的，比如著名的逻辑学家、哲学家蒯因。他说，物理学的哲学就是足够的哲学。在我们看来，卢瑟福和蒯因的说法有学科偏见，但他们说中了现代性的基本逻辑。现在博物学衰弱了，人们认为它的研究不够深刻，用博物学成果很难改造世界，很难造出政客需要的大规模杀伤性武器。

建立在物理、化学、生物化学、分子生物学基础上的医学取得了相当的进展，却并没有实质性让病人感觉到实实在在的进步，医患矛盾时有出现。现在对一个好医生的要求，不仅技术要高超，也很在乎有良好的沟通能力。除药物和技术外，关心、同情对患者疾病的改善、生活质量的提高，有更重要的帮助。临床医学和传统医学，有相当多的成分都属于博物学的范畴。

最近，屠呦呦先生获得了诺贝尔奖。她做了还原论的实验，从历史上葛洪著作那里得到启示，黄花蒿中的青蒿素能够用来治病，这是从传统医学、中医药学中学来的。对屠呦呦获奖，人们不能斩断了前半部分，只看后半部分。

博物学家有一个特点，占有的经验材料非常多，大多是亲自获得的。历史上有一个案例，就是关于地球年龄的争论。这个争论在博物派与数理派之间展开，进行了很长时间，结果是博物学家胜出了。一种肤浅的探究方式，竟然胜过了一种严格的、深刻的探究方式，为何？因为博物派看到了大量的化石，坚信生命演化的复杂过程一定经历了较长的时间，他们的感觉较好！博物学对于培养好感觉极为重要。现代的博物学家，关于生态环境，他的感觉比还原论科学家还要好一点。当医生也一样，好感觉的养成，非一日一年几年可以成就。患者通常喜欢老医生，看重的也是其丰富的经验。我有位同事的妻子患乳腺肿瘤，在美国多次参加普检均未查出，回国后在一家小医院立即被查出。美国医学水平不低，但医生接触的患者可能较少，而我们的医生有机会接触大量的患者。

中国的学者喜欢跟着国外走，跟风有一定的好处，但也要有自己的独立思维。我们要考虑现在的文明能够持续多久，天人系统是否长期可持续。按照现在自然科学发展思路，未来并不特别乐观。速度越来越快，人与自然会越来越不适应，心理上不适应，整个人类也不适应。人类超速发展，违背自然法则。医药的过分有力、无情，会导致病菌的加速演化，最终会使治病更加困难。

现代科技发展模式和医学发展模式，类似于竞技体育，主张“更快、更高、更强”，其实这无法代表真正的奥林匹克精神。奥林匹克终究是个“game”，就是玩嘛！而现在的体育，成了爱国主义和高科技的激烈竞争。现在的运动员很少有身体好的,体育与健康不再正相关了。同样,现代科技的竞争,也很难说与大众的生活方式改善或幸福有多大关系。博物学给出一个教导:地球是我们唯一的家园,是人类唯一可以依靠、生存的地方。但是物理学家不这么想,霍金最近不断发表谈话,说 300 年以后,我们人类应当移民太空。我相信演化论,从演化论的角度来讲,人类移民太空是一个科学神话,现在是,将来也是。10 万年以后,可能仍然是。人不可能离开地球,地球是非常特别的,虽然在宇宙的层面,地球可以忽略不计。科学家们也在试验,如果把地球看作生物圈 1 号的话,地球能不能建一个生物圈 2 号,来模拟将来太空移民。非常可惜,生物圈 2 号这个模拟以失败告终,现在成了一个旅游、参观、科研的地方了。人在地球上经过上亿年演化出来,人的器官、组织、骨骼都只适应于这个星球!

如果对博物学了解得多一点,我们可以自觉地树立起共生、平衡的理念,知道适应是多么重要,知道不适应会导致多么可怕的后果。博物学提示我们要不断地理解、欣赏这个世界,发现世界之美,不要盲目地改造这个世界。有些改造是不可逆的。近代科学才只有 300 多年的历史,这 300 多年,从人类中心的角度做了很多自以为不错的事情,从生态系统的角度看,问题很多很大。现在人们强调有力量、赚大钱、当大官,这几个目标靠博物学都做不到。但这样一门古老的学问,可以让我们去倾听大自然,让我们有一种谦卑、感恩、敬畏的情怀,也可以让个体的生活更加充实。

博物学是很好的素质教育课程

博物学是要继承传统博物学一些好的方面,也要去掉猎奇、占有、掠夺那些东西,要考虑到人与自然的和谐发展。参与博物学,观察大自然,会得到一些美妙的体验。人人都可以做博物学。

你看那些鸟,画得很漂亮,但是画鸟这个人,没有受过现代科学教育,也没有受过专业绘画,他是一个喇嘛,叫扎西桑格,但他是一名合格的博物学家。他对西藏的生态环境保护做出了重要贡献。

西方学问很强调二分法,而在二分法中人们又只强调一个侧面。比如快和慢,强调快;长寿和短寿,强调长寿;有力量和没力量,它强调有力量;竞争和合作,强调竞争。理论上二分法的另一侧也有价值,请看《道德经》。现在博物学衰落了,但是还有复兴的必要。在科学界内很难复兴,在科学外可以复兴。

医学包含了相当多的博物成分。医疗体制的改变，可能要更多地考虑人文，考虑天人系统的可持续生存。治病，既要治眼前的病，也要治长远的病，甚至治“未病”。对于医学，技术可能不是最重要的，对大自然、对生命的态度和理念可能是最重要的。对于医学，事先预防比事后治疗更重要，要用更多的钱来预防、减缓疾病的发生。但是，为什么预防医学发展不起来呢？或者不那么火呢？因为它没有可观的利润。这涉及现代性的“病”。

第十九章　自我与健康

王登峰

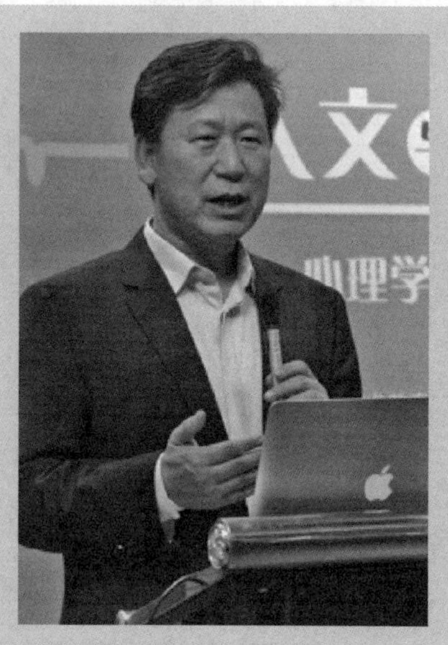

王登峰

教育部体育卫生与艺术教育司司长，北京大学心理学系教授，博士生导师。兼任北京大学人格与社会心理学研究中心主任，中国心理学会副理事长，中国社会心理学会副理事长，北京心理学会理事长，中国心理学会人格分会理事长。

我是学心理学的，但是我从小就想学医。高考的时候报医学院未遂，就选了心理学。我发现心理学里有临床心理学，既遂了我学医的愿，也没有违背学心理学的选定，就一直做临床心理学。

临床心理学又叫变态心理学。当我成了临床心理学教授之后，就成了著名的变态心理学家。其实，变态和常态，是一个渐变的过程。这个世界上完全变态的人是很少的，一点都不变态的人基本上没有。

什么叫自我？内涵到底是什么？跟健康、成功，跟我们日常生活中遇到的各种困扰，是一个怎样的关系？

今天讲的"自我与健康"，实际上跟我们每个人都有非常直接的关系。

什么是自我

自我，是心理学一个非常普遍的概念，所有的心理学理论，从精神分析、人本主义到其他各个方面的各个分支和流派，都对自我有界定。

精神分析里，弗洛伊德把自我当做是内心欲望和现实实现可能性之间起到调节作用的一个心理学的概念。这包含了两部分内容，一部分是指内心的欲望，另一部分是当要实现这样一个欲望的时候，现实可能性是否存在。

我们今天讲的自我，是指我们对自己的看法，这是主观的认识。唯物主义的核心特征是什么？就是存在决定意识。我们对这个世界的认识，是由外部世界来决定的，是主观的看法。

我们讲"情人眼里出西施"，一个年轻女子，在很多人眼里，可能都很漂亮，但是，在那个最爱她的人眼里，她是最漂亮的。看的人不同，对她的认识也就不一样，对自我也是如此。我们对自己的认识，可能也不准确。你可能会高估自己，也可能会低估自己。别人是怎么看我们的？这是客观存在的，但是我们怎么认为别人对我们的看法，这又是我们自己的主观感受，或者是主观认识。

我们对别人的态度，是由我们认为别人看我们的方式来决定的。有些人自我感觉非常好，觉得全世界的人都喜欢他。尽管实际情况不一定如此，但如果他有这样的一种看法，他的自我感觉就会非常好，他对别人也会非常好。而另一个极端，如果周围的人对他还不错，但他老觉得别人对他不好，那么他对别人的态度也会变得不好。所以自我的第二部分是我们认为别人是怎么看我们的。这就是两部分的自我,全部都是主观感受。

自我是怎么形成的?首先是主观的认识。同时,在自我的形成和发展过程中,我们应该如何去克服不够客观、不够准确、不够真实这样的问题。古希腊的神庙上,刻着一行字,叫"认识你自己"。这说明人认清自我,是一件非常难的事情。我们要花毕生的经历,去追求这样的结果。

保持心理的健康

《论语》有一段话,孔子说"十有五而志于学,三十而立,四十而不惑,五十而知天命,六十而耳顺,七十而从心所欲,不逾矩"。说明孔子 15 岁开始认真学习,30 岁达到而立之年,40 岁达到不惑,50 岁知天命,60 岁耳顺,听见什么都觉得很舒适,到 70 岁,才能够想干什么就干什么,而且不逾矩,即不会违背自然规律和社会的规则,可以很自由、很轻松地去做事。圣人要到 70 岁,才能把所有的短处,身上所有的问题都认清了,而且把这个社会上所有对人约束的规则,全都掌握了,融化到他的行为中去了。这是人生最高的境界。说明自我认识是一个不断发现自己局限、不断发现自我问题的过程。

孩子从出生开始,自我意识是一种万能的自我。他饿的时候,马上就会吃到东西;冷的时候,马上就会有人给他盖上衣服;热的时候,马上就会给他脱掉衣服。父母对婴儿那种关照是无微不至的。他觉得,他就是世界的中心,是万能的。随着时间的推移,再认真、再细心的父母,可能也会让孩子稍微饿一会儿,稍微热一会儿,稍微冷一会儿。这个时候,他的万能的自我,就开始变成 9 999,9 998,9 997……这说明从婴幼儿开始,他们对自我的认识,是一个减法的过程。青春期的孩子,他脑子里还有万能自我的非常强的趋势,却感受到了来自父母、学校、社会的约束。这个时候,一方面是万能的自我还在膨胀,另一方面受到外在的约束越来越多。所以,青春期是急风暴雨的时代。过了这个阶段之后,开始慢慢地适应,知道确实得守规矩,得按照老师说的去做,得听父母的话,得遵守社会规则。他的万能的自我,开始慢慢地减退,但不会消失。

如果万能的自我一下子全都消失了,就会走向另一个极端,觉得自己什么都不行。这样的消极情绪,心理学里叫抑郁。抑郁的人对这个世界的认识,戴上了一个灰色的眼镜。但是,心理学发现,那些抑郁的人对外部世界的认识是比较准确的。而没有抑郁的人,对外部世界的认识超出了控制能力,也就是过分自信。

过分自信就是万能的自我的表现。这样一种万能的自我的表现,只要不失真,是有利于我们保持良好心态的。其实我们感觉自己还不错,是因为我们高估了我们的能力。当我们非常准确地看到我们的能力的时候,我们就发现,其实我们真的什么都不行。不要小瞧抑郁症的人,他们对这个世界的认识比我们准确。

美国电影《飘》里有个很有意思的情节。女主人公斯嘉丽(Scarlett)有一天到了穷途末路,她的女佣告诉她,我们这也没了,那也没了。她就很生气地说,你别说了,我知道的,我明天再想这个问题。当一个人面对困境的时候,不要再烦我了,是人的一种自我保护的态度。

对一个中国人来讲,对这个世界的看法,都是由"人之初、性本善"这样的大前提出发的。总希望自己在别人的眼里是好的。这就是心理学里讲的价值条件。我们这个社会对人是有价值标准的。这个标准随时在变,但有相对的稳定性。当我们认清了自己的局限以后就会发现,自己跟这个社会有价值的人的标准离得很远。这个时候,我们会担心别人看不上我们。一个人在他的成长历程中,首先要在父母面前做一个好孩子,在学校做一个好学生,到社会上做一个好公民。这个好孩子、好学生、好公民,不都是有价值标准吗?跟这个标准离得太远,就会感觉别人不喜欢我们。所以,我们总是希望能够得到社会,包括父母、老师、同事、同学,对我们的肯定、接受、喜欢。这就是一种积极的关注。

当我们面对自己的认识和现实表现之间的差距的时候,一个最重要的前提,就是要接受我们的实际表现,改变我们对自我认识的过程,就是让自己对自我的认识越来越接近实际。我们首先要接受自己的局限。每发现一个,我们就把它调整过来,这是一种自我成长的、必须要经历的路径。换句话来讲,只有接受了我们实际的表现,我们才有可能实现自我的成长。这里讲的,都是相对比较负面的对自我的认识。把自己的局限认识得最完全、最完整的人是谁呢?是孔圣人。所以说,我们认清自我的局限是我们最大的优势。我们每个人,都存在各不相同的局限,这就造成了我们每个人的独特性。

人生下来的时候都一样,都有万能的自我。所以,每发现自己一个缺点,你应该感到很高兴,我终于又发现了自己一个缺点,这就是承认自己的独特性。

关于自信的问题

现在中国提出"三个自信",叫理论自信、道路自信和制度自信。习近平总书记最近又强调第四个自信，就是文化自信。什么叫文化自信？就是要弘扬我们优秀的传统文化。如果我们不了解自己的文化是什么样的，也不清楚西方的文化是什么样的，就觉得我们的文化好，就叫万能的自我。而这种自信也是不靠谱的。

什么叫文化自信呢？在我看来，第一，我们要熟悉和了解我们自己的文化，熟悉和了解，不光是了解我们文化中的优势，先进的、灿烂的东西，我们还要了解我们文化中有哪些是不足的，有哪些是跟我们现在的时代潮流不一致的。要认清它的优点和局限。同时，对外来的文化，也要认清它的优点，我们可以向它学习什么，又认清它的局限，我们要避免什么。在做了这样清醒的权衡比较之后，你仍然觉得，我们的文化是好的，是值得珍惜的，这才是真正的文化自信。

我们个人的自信呢，其实也是如此。刚出生的小孩子是最自信的，他觉得万能。在一切顺利的时候相信自己的能力，那不叫自信。真正的自信，是面临困境认清局限，仍然说我能行。

孔子说"君子不立危墙之下"。那堵墙快要倒了，你作为一个君子，不要到那跟前去。其实孔子说的是对自我局限的认识。孔子告诉我们，你不要去做你力所不能及的事情，不要涉险。我们现在很多人，一遇到这样的情况就觉得，我怎么这么差，连这件事都做不好。其实，世界上有那么多的事情，我干嘛非得做这一件？因此，自信就是不管看到自己身上有什么样的不足，仍然相信自己能够克服困难，能够解决问题。

当我们认清了局限之后发现，这个局限如果想改变的话，是非常难的，需要很长的时间，要允许自己有一个逐渐改变的过程。我们不可能把自己身上的问题一夜之间都解决掉。尽管我们每个人都希望如此，然而，这是万能的自我的又一个表现。任何的缺点和局限，要想改变，都不是一蹴而就的。我们要学会带着问题去逐渐地改善。而且这个带着问题，不是整天愁眉苦脸、整天提心吊胆，而是非常坦然地接受现在的问题，然后去改变。

我们对自我的认识和实际表现之间，只有很少的重合。一个完全认清了自我的人，这两个圆圈是重合的。重合的越多，说明我们对自己的认识就越客观，这叫自我的和谐。

自我期望和自我定位决定了我们对这个世界的认识有很多是不符合实际的。我们可能对自我的认识还在路上，我们还有很多东西没有认识到，也没有机会让我们看到。我们的实际表现和我们的自我认识之间存在差距。所以，我们的自我期望和自我定位就特别重要。这种未经证实的自我，它的积极的效果，就是所谓的期望的效应。

我们认为自己还是万能的，能够给我们正向的激励，让我们向着这个方向去努力。而消极部分，就是我们对这个世界的认识并没有达到一种完全客观的程度。如果这种未经证实的自我过分强大，就使得我们根本就不去注意现实中跟我们这种认识不一致的线索。有一句话叫屡教不改、屡败屡战，就是因为那种未经证实的自我，他太相信了，形成了一种刻板的、不可改变的观念。

医患关系与心理健康

学医的同学，都要面临医患关系的问题。如果我们搞清楚了医生在病人眼里是什么样的角色，或者说，病人对自己角色的认知，可能就容易理解医患关系了。

人生病了之后会觉得，整个世界都应该停下来关心他、照顾他。这就是一个病人角色的定位，这虽然是不真实的，但是有合理的一面。我们自己的家人生病了，你去照顾他，他觉得天经地义。因为我生病了，要得到照顾；因为我生病了，医生应该对我好一些。

当我们发现我们的表现跟我们的认识不一致的时候，就要确保自我与表现之间的和谐。我们能做的就是接受。但是这种接受并不是由此就彻底改变自我，它是要达到一定程度的。比如说，我们原来觉得，我是一个很聪明的人，我什么东西都能学会。结果，一次数学考试考了 45 分，这个时候，回过头来，再来调整对自我的认识。这个时候的调整，就有一个限度的问题。是调整成我是一个笨蛋，还是说，我是聪明的，但有些地方存在问题。这种接受现实、调整自我，不应该是从头到尾的颠覆性的改变。

考试考了 45 分，你会不会说，这是因为老师突然袭击？这是因为这次考试的题目我们没学过？这是因为这次考试的题目太偏了？这就是不接受现实，还保持刻板的自我，这就是心理学里讲的防御机制。不是去面对问题、解决问题，而是去回避、去消减、去解构，维持自我的那种脆弱的自信。这是我们在自我和健康之间，特别值得关注的问题。

到了四五十岁，我们发现自己什么事情做不好的时候，可能比较容易地说，这个做不好就算了，我就不做了。但是在年轻人成长的过程中，一旦发现自己存在什么问题和不足，他的那种紧张和焦虑，就直接表现在希望把所有的问题和差距全都弥补。一个是希望尽快弥补，另外一个不加分析和判断，到底需不需要弥补，这就使得我们的年轻人在成长的过程中，面对这个差距的时候，经常会出现各种各样的问题。实际上，我们首先应该对这种差距做一个客观分析，要从这些众多的差距里，选择出一两个一定要改变的。而有些差距，我们能赶上去，锦上添花而已；赶不上去，无伤大雅。在我们跟别人的比较中，99％的差距，都可以归到这一类。只有那个我们安身立命的根本的东西，我们怎么艰苦都要赶上去。这就是我们必须改变的差距，需要让自己有一个逐渐改变的过程。这才是真正的自信。

所以，自我就是我们对自己的主观认识。我们的成长过程，就是在不断地调整和改变对自我的认识，而这个调整和改变是依据我们的实际表现而做的一个逐渐的完善，从而形成对自我认识和实际表现越来越和谐的一个自我。

这个时候，我们的成长也就实现了，我们能够保持心理健康，保持独立的自信心。

第二十章　全球健康与医学科学展望

王一飞

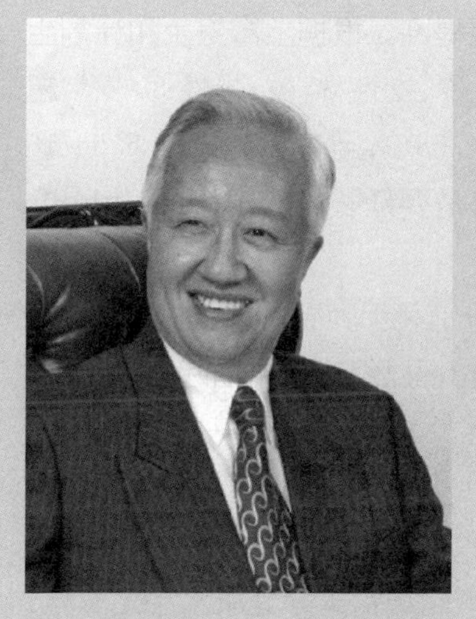

王一飞

上海交通大学医学院教授，博士生导师。现任上海交通大学医学院顾问，上海市老教授协会副会长，上海市计划生育与生殖健康学会理事长，《亚洲男科学杂志》(Asian Journal of Andrology)和《国际生殖健康/计划生育杂志》主编。曾任上海第二医科大学校长，联合国世界卫生组织(WHO)生殖健康科学研究部医学官员，负责 WHO 在亚洲及太平洋地区有关生殖健康合作项目的规划与实施，并管理全球 60 个 WHO 生殖健康研究培训合作中心。中华医学会生殖医学分会首届主任委员，国家教委霍英东教育基金会顾问，第八届全国政协委员，上海市生殖医学研究中心培训中心主任，国际妇产科联盟(FIGO)妇女与生殖健康伦理委员会委员。1995 年被法兰西共和国密特朗总统授予法国荣誉军团骑士勋章。

对医学科学现状的深刻反思

今天的医学科学突飞猛进，人类全基因组测序已经完成，干细胞研究和再生医学每天都捷报频传，信息技术和计算机技术日新月异，3D、4D打印器官取得突破，互联网已从数字化、网络化上升到智能化，临床上精准医学的肺癌靶向治疗取得巨大进展，最近发明的CART免疫治疗，把改造后的T细胞输回患者，可以主动搜寻并攻击肿瘤细胞，等于是一个自杀式的人肉炸弹……鼓舞人心。

整个中国，尤其是上海，居民的健康水平明显提高。根据上海卫生和计划生育委员会年报，2015年居民期望寿命已达82.75岁，女性85岁，男性80岁。超过80岁就已经是发达国家水平。婴儿死亡率4.58‰，孕产妇死亡率6.66/10万，都已经达到了世界先进水平。下一步的关键是要延长健康寿命(health life expectancy)，要让每个人活得有质量、身心健康。

2015年上海每天出生562人，死亡366人，分别死于肿瘤、心脑血管病、慢阻肺和损伤中毒。由此可见，尽管上海的三大健康指标已经达到了国际先进水平，但是依然存在很多严重和棘手的健康和卫生问题。

WHO制定了一个全球2006—2020健康卫生事业发展框架，这个框架一共有四个要素。第一个是健康问题和健康水平(health problems and health outcomes)，分析全球或者每个国家存在哪些健康问题？实际健康水平怎么样？第二个是健康因素(health determinants)，判断哪些是健康的决定因素以及健康的影响因素？各个因素的权重如何？第三个是健康技术和干预措施(health technologies & interventions)，要解决健康问题，必须提供针对性的医疗卫生技术和有效的健康干预措施。所有的健康技术都要符合可接受，可提供，居民可及和经济上可承担(acceptable, available, accessible, affordable)四个A的要求。关键是提供适宜技术和保证公平服务。最后一个是卫生体系(health system)的有力支撑。

我认为，当前中国的健康和卫生事业正面临A、B、C、D、E、F和G七个严峻挑战：

第一，A，Ageing，人口老龄化加速。中国60岁以上老人已高达2.2亿。

第二，B，Birth Quality，出生质量令人担忧。我国每年婴儿诞生的出生先天性缺陷儿有100万左右，这对家庭和社会都是一个相当沉重的负担。

第三，C，Chronic Diseases，慢性病正在蔓延。除了乙肝、结核、艾滋病、性病等传染病之外，慢性非传染性疾病包括糖尿病、高血压、骨质疏松、肿瘤等占了我国疾病总负担的70%—80%。WHO对于慢性病下的定义是：长期绵延的、可以预防的、不会自行好转的、不可能完全治愈的疾病。慢性病将成为今后几十年中国面临的主要健康威胁。

第四，D，Depression，精神障碍频发，诸如抑郁症、自闭症、老年痴呆、认知和心理障碍等已成为影响我国居民健康的又一重大问题。

第五，E，Emergencies，突发事故不断，如爆炸、沉船、踩踏、火灾等。

第六，F，Framework，医疗卫生体制明显缺陷，譬如老百姓都想挤到三级医院看病，怎么解决就近看病、发挥家庭医生的作用、建立双向转诊机制等。

我特别强调第七，G，Gladness，幸福感不够。习近平总书记提出来创新、协调、绿色、开放、共享的发展理念，目标就是要让老百姓都有一个幸福获得感。一个国家是否发达，GDP固然重要，还有两个重要指标，国民幸福总值GNH (gross national happiness)和人类发展指数HDI (human development index)。疾病谱的转变也是全球健康的大趋势，1998年全球疾病负担排在前列的是肺炎、新生儿死亡、腹泻和艾滋病。到2020年，将变成抑郁症、心脏病、中风和道路交通事故。

我们现在需要认真反思一下当前医学存在的主要问题：当前临床医学的分工越来越细，其实人是一个协调的整体，对于疾病和健康问题究竟应当由谁来全面分析判断和综合干预？资源不足，分布不均，服务不公，体制缺陷已经成为我国医疗改革面临的主要问题。

处在十字路口的医学科学走向何方

医学是一门科学，医学还有什么其他属性？我们能光靠基因测序、多能干细胞、信息技术来解决所有上述健康和卫生问题吗？医学科学究竟应当走向何方？我期望我们能对未来的医学取得两个基本共识。

第一个共识是，医学不仅是有关疾病的科学，还应当是一门关于健康的科学。以色列一位名医曾经幽默地说过，生命是一种死亡率为100%的性传播疾病。卵子被精子“感染”后生命就诞生了，有生必有死，谁都逃不过，生的偶然，死的必然。其实衰老不是病，是一个正常的生理过程。衰老是可以推迟的，衰老的症状是可以减轻的，通过合适的干预有可能把衰老压缩在死亡前很短的一段时间内，越短越好。与衰老相关的疾病，是可以预防、积极干预的。“To prevent preventable”，可以预防的要预防，“To postpone inevitable”，不可避免的要推迟。

这个共识是WHO提出来的。医学的终极目标不单是治疗疾病，而是延长健康寿命，提高生存质量，增强人的幸福感。

根据这个理念，医学应当实行三个重要的战略转移：

目标上移，从以疾病为主导的医学走向以健康为主导的医学；

重心下移，从医院为主要基地下沉到社区和家庭，医生要与公众密切交流；

关口前移，从单纯疾病的诊断治疗，向前移到疾病的预测预防和健康促进。

一句话，要从当前主要关注20%的患病人群过渡到对100%人群的健康关怀。

第二个共识，医学既是自然科学和技术科学，又是一门人文科学。我们面对的不仅是疾病，我们面对的是一个有不同心理特质、精神状态、宗教信仰、生活方式和行为习惯的人。

人的生命始于受精。最近美国提出人生最初1 000天健康促进计划，就是指从受精到分娩的266天，再加上1岁和2岁两个365天。要强化和促进这人生最初1 000天的健康，人生不能输在起跑线上！整个人的一生包括胚胎、儿童、青年、成年、更年、老年直到死亡不同阶段，我们不可能避免死亡，但要让人生每一个阶段都健康，这些阶段之间还有相互的关联，许多成年疾病都可以追踪到胚胎和幼年时期的健康问题。我们一定要采用加上时间轴的四维非线性思维模式，实施生命全程的综合健康关怀，做到全人群、全周期、全方位、全覆盖。一定要让医学回归人本主义的本源。

回顾医学发展史，一共有三次里程碑式的革命。第一次是基于人体解剖学、人体生理学和病理学的发展让医学抛开了迷信和巫术的羁绊，从而用科学的方法来描述疾病。当前是第二次革命，针对疾病发生、发展的细胞和分子机制，开发出有针对性的诊断和治疗措施。第三次将是根据疾病发生、发展的有关遗传背景和相应的环境(自然和社会)、个人的行为、生活方式来设计个性化的、精准的、生命全程的综合干预和健康促进方案。这第三次革命就寄希望于诸位中青年，你们必将成为中流砥柱。我们这一代人都愿意把自己的肩膀作为医学科学人梯上又一个台阶，让你们踩着这个台阶向着更高的科学高峰攀登！

未来医学的展望

我认为未来的医学可以用五个Ps和五个Is来概括：

首先说五个Ps：第一，“Personalized Medicine”，个性化医学。人跟人都不一样，所以要强调个性化干预，这就是中医一贯提倡的辨证论治；第二，

"Precision Medicine",精准医学。力求做到所有的疾病诊断治疗、预测预防,都能精准到位;第三,"Predictive Medicine",预测医学,致力于疾病和健康问题的提前预测预警;第四,"Preventive Medicine",预防医学,预防为主,力求做到不发病,少发病,晚发病,所谓"上医治未病";第五,"Public Participatory Medicine",公众主动参与的医学。一定要做好健康知识的科学普及,要让老百姓了解如何预防疾病,如何增强自我保健意识。知识就是力量,但知识只有被千百万的群众所了解、所掌握,才能变成认识世界和改造世界的巨大力量。

五个 Is：第一,"Innovation",创新。要解决上述问题,一定要有创新的意识、创新的思维和创新的实践。第二,"Interdisciplinary Cooperation",跨学科交叉合作。组成多学科工作团队,发挥多学科合作的优势,不断开拓创新。第三,"Integration",要致力于整合。基础跟临床整合,理论和实践整合,提出能真正解决实际问题的可行方案。第四,"Internet-based Medicine",互联网医学。"互联网＋"提供了一个重要的手段,我们要利用大数据的平台,开展医学研究和实践。将来的医生有望做到获得信息在网上,医疗会诊在云端,治未病靠居民的自我健康管理、健康促进,充分利用"互联网＋"技术势在必行。最后一个是"Integrated Health Care Delivery System",一体化的医疗卫生保健服务。这也是 WHO 提出的一个概念,不要等病人上门,要主动为不同的人群提供有针对性、连续的、系列化的全程综合卫生保健服务,包括基本医疗、慢病管理、急救、疾病预防、医疗保健、妇幼卫生、生殖健康、心理咨询、健康促进、康复养老,直至临终关怀。

根据我个人的体会,未来的医学有四个特征。第一,能为所有人提供个性化、精准的、生命全程的综合健康干预;第二,提供让百姓看病方便,充分利用"互联网＋"技术的移动远程医疗保健服务;第三,从单纯的疾病诊断治疗前移到疾病的预测、预警、预防。最后一个就是全人医学"Whole-Person Medicine"。要把健康教育、健康管理、健康促进有机结合。人体是一个开放的、相互协调的、有适应能力的复杂的网络系统,机体的动态平衡和对外的及时应激是维持这个复杂网络的基础。所以,医学的目标应当是维护这个复杂网络,一旦失衡又能使这个网络尽快恢复到新的平衡状态。

最近很热的是所谓整合医学(Integrative Medicine)和转化医学(Translational Medicine)。这是当前医学研究与临床实践的主要战略之一,尤其重要的是要采用 MDT(Multi-disciplinary team)机制,就是要建立多学科的联合研究和诊治团队。力求找到最佳临床路径(optimal clinical pathway),即用最短时间和最少花费,提供最佳健康干预方案和最贴心的优质医疗保健服务。

我认为转化医学的要素是三个 D。第一个是"Demand",需求,人民的需求是我们的出发点和归宿；第二个是“Discovery”，发现，要有新的思路，探索新的模式或新的方法；第三个是“Delivery”，转化，转化成新的方法，新的路径，新的健康规划和新的卫生政策。让健康福祉惠及全民。

以王振义院士获国家最高科技奖为例。他研究的是急性早幼粒细胞白血病(APL)，是20几种白血病中危害很大的一种。放疗、化疗效果都不佳，在杀死肿瘤细胞的同时也伤害了正常细胞。所以，他从实际需求出发，聚焦于这个疾病新疗法的探索。他构思了一个全新的思路，能否不要单单杀死肿瘤细胞，而是能设法改造肿瘤细胞，让它“改邪归正”，这就是所谓诱导分化，这是很可贵的一个全新思路。结果他的团队发现，用维甲酸可以使白血病细胞“改邪归正”，但不会影响正常造血。他先在瑞金医院试用于临床，然后做多中心的系列研究，最后全国推广，在不断优化和改进后治愈率达到70%。由此可见，创新有三个要素，即创新意识、创新思维以及创新实践。关键是能看到所有人都能看到的，但一定要想到别人想不到的，更重要的是把自己的想法变成现实。衡量转化医学成果的不单是学术论文，而是真正解决问题的方法和途径！

综上所述，我认为21世纪的医生必须具备以下六个品格和能力。

(1) 为病人、家庭、社区提供优质的健康综合服务，处处表现出关爱同情与尊重，不忘医学初心，体现人文关怀，一切以人为本。

(2) 在多学科构成的工作团队中，能与大家合作共事，各尽其能，将救死扶伤、疾病防治、健康管理和健康促进三者有机结合。

(3) 要为病人、家庭和公众提供健康咨询和进行健康教育，包括常见病防治、影响健康的危险因素和普及健康生活方式。每个医生都要学会为患者开具治疗疾病和健康教育两张处方。

(4) 在复杂多变的形势下，包括疾病谱改变、医疗技术发展和卫生服务方式改变等，树立终生自学的习惯，不断自我更新、自我提高。

(5) 在卫生体制和政策改变、服务方式多样化、医疗开支剧增时，始终坚持医学的神圣使命，坚持人道主义精神、坚持高尚的医德和坚守伦理原则。

(6) 医学是一门在艺术和科学之间保持平衡的学科。要学会三种语言：专业语言、政治语言和公众语言。要善于和学术界交流，也要善于和政府部门、公众密切交流。

美国著名的临床医学大师威廉奥斯勒100多年前在给医学生讲课时说过，“行医是一种以科学为基础的艺术，是一种专业而非一种交易，是一种使命而非一种行业。每一个医生必须有整体的眼光和宁静的心灵，要时刻做到心路清晰，心地善良，心灵平静。”直到今天还值得我们每一个人深思！

第二十一章　中国式控癌

汤钊猷

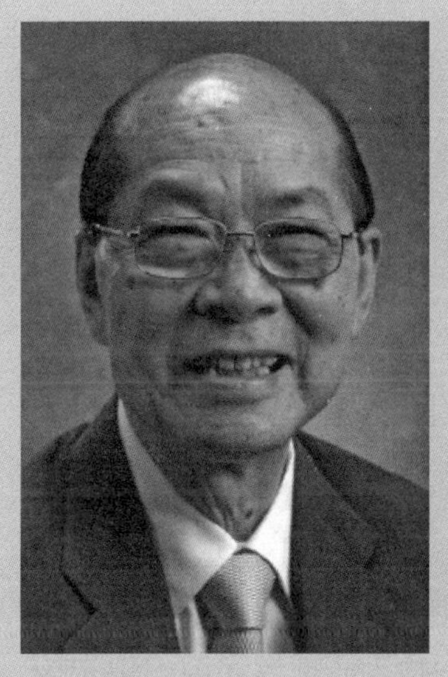

汤钊猷

中国工程院院士，美国外科学会名誉会员。复旦大学附属中山医院外科教授，博士生导师。现任复旦大学（中山医院）肝癌研究所所长。曾任国际抗癌联盟（UICC）理事，国家教委科技委员会副主任，中国工程院医药卫生学部主任，中华医学会副会长，中华医学会肿瘤学会副主委，中国抗癌协会肝癌专业委员会主委，上海医科大学校长。在国际上首先提出“亚临床肝癌”概念，被现代肝病学奠基人汉斯·珀波誉为“人类对肝癌认识与治疗的重大进展”。

抗癌与控癌

大家现在都在讲什么是人文？今天是在人文与医学这个框架下来讨论这个问题。我体会人的素质不外乎两方面，一方面是人文的素质，包括政治思想、道德品质等等，哲学思维可能也是重要的一个方面。另外就是科学的素质，包括科学的理论、科学的技术、科学的知识面，但我觉得更重要的是科学精神。

所以，人文与科学素质这两者是相辅相成的，今天讲中国式的控癌，就是希望通过人文方面的思维来促进我们在控癌方面的一些思维。中国式控癌的题是怎么来的？两年前，我写了一本书叫《中国式抗癌》，希望通过挖掘中华文明精髓，试图将孙子兵法中的智慧，用在抗癌上面。这本书在 2014 年首发，没想到首发式在上海图书馆热闹得不得了，对我的鼓励很大。

如吴咸中院士说，孙子兵法与现代医学和传统中医学相结合，古为今用，洋为中用，是空前的创新。他太客气了，说有点创新就不错了，不能说空前。王正国院士也觉得启发很大。王克明教授建议我把这本书翻译成英文在国际上发表。《参考消息》曾提出打击 IS 需要用孙子兵法。我的体会，就像传染病，是外敌入侵，外面的细菌、病毒进入体内，就是外敌入侵，就是对抗性矛盾，所以我们需要消灭这些敌人，才能把病治好，这是抗。但是癌本身是从自己正常细胞变来的，它不是外敌。所以，我改了一个字是控癌。控制也可以把癌杀死，也可以把癌改造。我觉得癌是内外环境失衡导致机体的内乱，外失衡像环境污染；内失衡，如精神紧张、过劳。这里面既有对抗性的矛盾，也有非对抗性的矛盾。所以，我们在治疗的策略上可能就是不能单单去消灭肿瘤，还需要改造肿瘤。

对付癌症需要新策略

现在中国的癌情如何？2014 年《参考消息》刊登内容，中国新增癌症病例居全球之首！2016 年发表在 *CA-Cancer journal for Clinicians*，影响因子最高的杂志上的一个统计：21 世纪以来，我国癌症的发病和死亡是逐步地上升，近年死亡率是平了，甚至于稍微有点下降，但总体来讲，它还是一个上升的势头。所以，癌症是需要认真对付的问题。

最近国外也开始对抗癌、控癌有些反思，我就举三篇国外的文章，它们发表在国外非常有名的杂志上。

一篇是2014年发表在《柳叶刀》(*Lancet*)上的一篇文章，认为寄希望于“魔弹”对抗癌症，以为越多越好，但是导致了过度诊治。所以，国外也认为过去百年的以消灭肿瘤为主要的战略，并没有获得全胜。

另外一篇文章发表在《自然》(*Nature*)杂志，题目是“癌症是一个移动的靶”(Cancer is moving target)。作者认为，因为肿瘤具有异质性，癌症当然不是一种病，而是多种疾病，而且这多种疾病随着环境的变迁，癌细胞会继续演变为相互影响的不同的细胞。所以，你去对准这个移动的靶，怎么对得准呢？因为癌症是不断变动的多种疾病，抗癌是很困难的。即使是精准医学，也受到一定的限制。

这是*Lancet*上面的另一篇文章，认为40年的抗癌战并没有取得成功，即使是继化疗以后新一代的抗癌药物，靶向治疗，也不是根治癌症的药物，而且也难以持久。因为癌受到攻击后，会产生对抗。因此作者认为抗癌需要多维度的、新的视野。

中国式抗癌的三条途径

中国式抗癌可能有三条途径。

一条就是洋为中用，但是重在超越。我估计在最近的几十年仍然是主流。过去大半个世纪，我们中国学习了西方，引进了各种新的技术、新的肿瘤的理论和技术，从根治性手术、放疗、化疗、局部治疗、器官移植、微创外科，一直到最新的分子靶向治疗。这些无疑使得我们国家肿瘤事业取得长足的发展，应该说是功不可没，仍为主流。

洋为中用就是要适合国情，要便于推广，重在超越。只有超越，才可能通过提高疗效，增加我们国家在国际上的话语权。我自己体会，小肝癌就是洋为中用的一个例子。验血加超声波检查，很容易就可以诊断出肝癌，比较便宜，很适合国情，结果是成倍地提高了疗效，而且使得我们国家取得了10多年在肝癌方面的话语权。

我1978年在国际癌症大会上作报告，请大家注意生存率曲线。当时用甲胎蛋白普查，只要是阳性，没有肝病活动，我们就诊断肝癌了，当时还没有超声波检查技术。经过手术，这些病人在5年后还有百分之六七十存活。但有部分病人他不想接受开刀，他们认为我能吃、能劳动，开刀风险这么大，我何必开刀？不开刀的,病人在5年以后基本都死亡了。

这就说明早期发现、早期诊断、早期有效的治疗,确实能够提高生存率。

病人在60年代进入我们中山医院肝癌科,可用六个字来概括,“走进来,抬出去”,即几个礼拜,最多几个月,病人就被抬到太平间去了。那时,住院的肝癌病人5年生存率只有2.8%,而最近10年,我们有上千个病人,5年生存率可以达到47%。所以,肝癌从不治之症变为部分可治之症,主要是由于早诊、早治。原来只有0.9%早期病人,而现在50%左右是早期病人。这就大幅度地提高了疗效。我在1978年参加第十二届国际癌症大会的时候,国际上不认同我们,把我们的报告排在最后一天的下午,只能讲3分钟,说明我们在国际上是没有地位的。但是,由于我们小肝癌报告引起了大家的重视,所以第二年决定给我们金牌奖。我记得那时候,头头就是Robert Good,我跟他讲,我说你们Sloan-kettering癌症中心有98个实验室,两个街区这么大,金牌应该给你们的学者。他说“你们治好了病人,我们没有”。这个倒是句大实话。

我在1985年写了本英文的《亚临床肝癌》,这是国际上最早的一本早期肝癌的专著了,现代肝病学奠基人评价为:亚临床肝癌的概念是认识和治疗肝癌的重大进展。

1994年,我有幸当上了国际癌症大会肝癌会议的主席。过去我是被人家请,这次是我来决定请哪些专家来作报告,以后三本国际抗癌联盟主编的《临床肿瘤学手册》里肝癌的诊断治疗规范是由我们来写的,主要是因为我们通过洋为中用,虽然甲胎蛋白不是我们发现的,但我们用甲胎蛋白证明了能够早期发现肝癌,能挽救病人,提高疗效。

所以,洋为中用是需要适应国情,我们国情就是使十几亿人口都获益,还能够承担医疗费用。怎样才能重在超越?要质疑过去,提出我们新的思路,并通过实践来实现。

第二条途径,就是中西思维互补长短。中国思维跟西方思维应该不是矛盾的,而是可以互补的。

中国梦就是中华民族的伟大复兴,所谓复兴就是过去有过辉煌。过去没有辉煌就不能讲复兴了!过去辉煌至少有三个人,2500年前,一个是老子,一个是孔子,一个是孙子,这都是国际公认的。老子的思想有助创新,孔子的思想有助和谐,孙子的思想有助取胜。我觉得应该把中华文明的精髓跟现代科技结合起来,这样就有可能发展我们中国特色的医学。

孙子兵法里到底哪些可以用在抗癌上面?“不战而屈人之兵”,提示对癌症最好不要打仗，不要开刀，不要放疗、化疗，怎么办？预防。就像下象棋，为什么你赢了，我输了，就是因为你的战法比我高。现在大家重视杀癌的利器，而不太重视战略战术。我就举孙子的四句话，一是战略上他提倡“不战而屈人之兵”，不要打仗。那怎么办呢？就是“上兵伐谋”，通过谋略，“其次伐交”，通过外交来谈判，再次才是伐兵，才是打仗，其下是攻城，打得一塌糊涂，这个是最下下策。“不战而屈人之兵”在控癌上面，重点是两个方面，一个就是防止癌变，这就是要靠预防；第二是防止癌治疗以后复发。

“不战而屈人之兵”有什么办法呢？一个就是健身防癌，另一个是尽可能去改造那些没有被消灭残余的癌细胞，改造微环境，改造机体。首先还是改造机体，强身才能驱病。这就包括生活方式，还要重视神经系统、免疫系统、内分泌系统、代谢方面的一些调整。相当于要使国家安定团结，没有动乱，首先要加强国家机器。

第二就是改造微环境。类似罪犯犯罪，判了刑，改造好，出来了。但如社会环境恶劣，罪犯还可能会重新犯罪；但如社会环境非常好，罪犯不大会重新犯罪，新的犯罪分子也不会泛滥。改造癌的微环境，目前已知微环境主要是免疫、炎症和缺氧。最后也要改造那些残癌。

像解放战争，当在战场上已取得决定性胜利后，对待敌人就采用分化、劝降政策予以解决。对待残癌也是如此。个人防癌可以通过戒烟，饮食的调整、调理，减少感染。

还有就是适量运动，我觉得保持健康就是要两动、两通，保持身心的动与静。两动就是身体要动，适当游泳和走路；脑子要动，我大概每一两年都写本书；两通就是二便要通，大小便要通，血脉通，血脉通就是通过吃丹参片。身心既要动，又要静，处事要泰然处之，劳逸适度，少计较得失。国外认为，运动是越多越好，而我们认为运动要适度，过犹不及，过分也不好。我们发现适度游泳可以提高多巴胺，多巴胺本身可以抑制癌，又可以提高免疫功能。最近发现跑步可以大大增加天然杀伤细胞的浸润而抑癌。

保持身心的动与静，就是要调整好神经系统。“文化大革命”期间，不少老干部因为受到强烈的精神方面的刺激，后来一解放就生癌。有篇文章说心理、社会因素可以调控癌细胞的基因组的变化，还发现应激可以使乳腺癌的转移潜能提高 30 倍。

“非战取胜”，控制残癌，对待残癌。两个办法，一个是斩尽杀绝，一个是给出路。我觉得只要条件允许，争取改造残癌，这样损失比较小一点。残癌为什么可以被改造？因为它是正常细胞变来的，它不是外敌入侵。“非战取胜”这么一个思想，给我们开辟了另外一个大的对于控制癌症有帮助的领域，这个领域在教科书上是没有的，就是包括怎么控制改造残癌，怎么改造微环境，怎么改造机体，怎么进行综合改造。孙子兵法提出“凡兴师十万，出征千里，百姓之费，公家之奉，日费千金，内外骚动，怠于道路，不得操事者，七十万家”。就是打仗引起这么多这么大的损失，能够不打，还是不打好。我们也做了10年左右的研究，发现所有消灭肿瘤为目的的疗法，包括开刀、放疗、化疗、介入干预治疗，甚至以消灭肿瘤为目的的分子靶向治疗，都可以引起缺氧，引起炎症，抑制免疫，使得没有被杀灭的残余癌细胞变得更加疯狂。例如像打仗，粮食缺乏了，大家都去抢粮食，社会就乱了。过度治疗会引起缺氧，引起癌的恶性程度增加。

任何事物都是一分为二的，消灭肿瘤疗法也不例外，皮球打得越重，反跳越高，消灭肿瘤疗法也有同样的问题。所以，既要消灭肿瘤，又要防止残癌的“狗急跳墙”。

孙子还有一句话“胜于易胜者也”。即打仗不要打那种难取胜的，要打容易取胜的，也就是要早诊早治。对早期癌症只要有条件，尽可能还是要消灭，但是机体不能受到不可逆的损害。孙子兵法简单的几句话，我们就理会到“非战取胜”，预防是重要的；“胜于易胜者”提示早诊、早治是重要的；“以十攻一”提示综合治疗是重要的，奇正相生如循环之无端，从而提示我们需要不断地去创新。

最后一个途径就是关于中西医结合创新学派，这个我想可能需要几代人的努力。毛泽东在60多年前就提到，中医宝贵的经验，必须继承和发扬，对其不合理的部分要去掉；西医有不正确的地方，也有机械唯物论，将来发展只有一个医，应该是唯物辩证法的医。

中国有非常强大的中医体系的传统，中医和西医是互补的，像局部和整体是可以互补；微观和宏观也可以互补；辨病和辨证，攻癌和扶正，堵塞和疏导，单一和综合，精准和模糊，魔弹和恢复失衡，都是可以互补的。

我们研发了一个中药小复方叫“松友饮”，就是五味药，很简单，能够一定程度地抑制肿瘤，减少转移，特别是它可以策反那些癌细胞的“司令部”。“司令部”是什么？就是癌细胞的干细胞。

我最后送三句话给我们的年轻朋友：需求出发，中国特色，和谐包容。我们的工作应该不是从文章出发，不是光从紧跟外国出发，而是从我们国家的需求出发，要形成我们中国的特色，要做到和谐包容，我们才能够团结集体，至少达到我们发展中国特色的医学。我预祝大家在提高疗效、发展有中国特色的医学方面作出更大贡献！

第二十二章　健康老龄化：不只是希望

宁　光

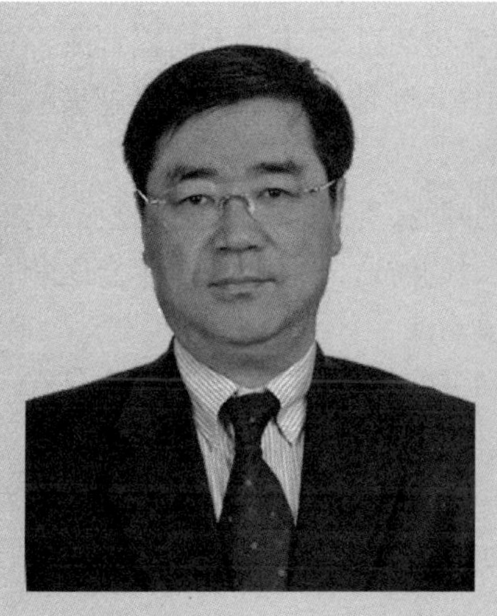

宁　光

中国工程院院士。上海交通大学医学院附属瑞金医院副院长，内分泌代谢科主任，教授，博士研究生导师。上海市内分泌研究所所长，上海市内分泌代谢病临床医学中心主任，上海市内分泌肿瘤重点实验室主任。兼任中华医学会内分泌分会主委，《中华内分泌代谢杂志》和《中国实用内科杂志》副主编。

衰老与延缓衰老

"健康老龄化",它不只是一个希望,是能够有进一步发展的事业。延缓衰老是一个亘古不变的话题。我们都读过《西游记》,除了对《西游记》中孙悟空的那些变法特别感兴趣外,更重要的一个兴趣,就是为什么吃了唐僧肉会长生不老呢? 可见自古以来,人们就希望能够延缓衰老,活得更年轻,活得更健康。

正是基于这样一个亘古不变的话题,争取延缓衰老随着人类的出现一直存在。首先认识到什么是衰老? 衰老是一个逐渐发生的过程,其中会有器官或者脏器,甚至一些分子的损伤,这些分子、脏器的损伤不断地累积,人就变得越来越老化了。

从这个角度上来讲,老又是一个不可逾越的障碍,不可避免的一个过程,是我们大家所面对的一个老龄化的问题。随着岁月的流逝,一个翩翩少年会逐渐变得越来越老,最后可能就会坐着轮椅、腰背弯曲。

对老龄化的问题,中国作出了巨大的贡献。1950 年,中国人的预期寿命只有 39 岁,而到两年前所公布的数字里,我们的预期寿命已经到 78 岁了。由于整个社会制度和医疗制度的改善,在 60 年期间使得我们中国人的预期寿命翻了一番。这是一个非常伟大、非常浩大的医学工程和健康工程,中国能够实现确实了不起。

在这一个实现的过程中,医学和社会学,都扮演了重要的角色。当然,也给我们今天不可避免地带来一个新的话题,即如何使老年人能够老当益壮,在我们社会中发挥更重要的作用。这就是我们今天讨论的主题。

老龄健康期望寿命的问题

在 1999 年,我国 60 岁以上的老人已经大于人口的 10%了,也就是进入了老龄化社会。2015 年,60 以上的老年人已经有两个亿,占人口的 14.3%,其中 80 岁以上的有 2 300 万,失能老人已有 3 700 万。预计在 2025 年,我国老年人口可达 3 个亿以上。

如何让这些老年人安度晚年,健康老龄化,同时又能够发挥他们的余热,给社会带来更多的贡献？早在 1979 年，上海已经进入老龄化的阶段，60 岁以上的人已经接近 30％人口，80 岁以上达到了 5.2％。

老年人越来越多，他们的赡养、健康等，都带来一些新的问题。在上海 60 岁以上人群中，慢性病的患病率已经高达 50％。虽然我们期望的寿命已经从 39 岁到 78 岁，但是还有一个期望，就是健康期望寿命。

健康期望寿命，是我们努力去实现的一个目标，即健康期望寿命的损失率越来越小，有非常高的健康预期寿命。

据计算，60 岁以上男性，预期寿命是 24.9 岁，但是健康的预期寿命只有19.1 岁，我们的健康寿命损失值是 23.4％。有哪些疾病会危害老年人的身体健康？

首位是循环系统疾病，例如冠心病；第二是恶性肿瘤；第三就是呼吸系统疾病，最主要的就是慢性阻塞性肺疾病；第四是机械性的损伤，包括中毒；第五是内分泌营养和代谢性疾病。如何防治老年人死亡率明显增加的这些疾病，是我们将来努力的一个方向。

老龄化是全球的问题，美国约在 1980 年代就已经进入了一个年龄比较固化的状态，他们已经完成了老龄化的过程。

但是在中国，我们要完成整个老龄化的过程，大概要到 2050 年。目前我们是在一个逐渐老龄化的过程中，将来的社会将会面临着非常大的压力。现在，中国的糖尿病患病率大概 11.6％，但是当我们按照年龄结构去分析 60 岁以下人群，糖尿病的患病率不到 8％，60 岁以上的患病率是 25％。如果我们能够在中青年时代做好预防工作，老年人中糖尿病的患病率将会显著下降。

中国老年人群中，60 岁以上的男性老人的心血管健康率只有 7.6％，即92.4％的男性心血管健康有问题，在女性中 89.9％有心血管健康问题。在生活中的失能也是重要的问题，构成了家庭、社会的负担。健康老龄化需要社会、经济、家庭的多重参与，尽量减少未富先老的压力。

以医老促健康老龄化

我们可以从四个方面给健康老龄化下个定义。

首先，健康老龄化的人，应该是没有肥胖、高血压，没有关节炎，没有癌症，没有慢性肺疾病，也没有糖尿病、心脏病、精神疾患或者中风，这是健康老龄化的第一个、最重要的指标。

第二,不论是工具性的评分,还是生活能力的评分,均没有失能。

第三,生理性功能没有损伤。

第四,认知功能没有损伤。

健康老龄还可分成三个水平。水平一,可以有些疾病,但是没有肥胖、高血压、肿瘤。水平二,虽然有上述疾病,但尚未发病。水平三,有上述疾病,用药物就可以控制。

国际方面,美国 1974 年就成立了老年医学研究所,牛津大学 1998 年就成立了老龄化研究机构。20 年代以后,在加拿大和德国相继都有老年医学的一些研究机构了。

在中国,1989 年在社科院下成立了老龄化的科学研究中心,1998 年在北京大学成立了老年与家庭研究中心,1999 年成立了中国老年医学学会,在北京医院成立了卫生部老年医学研究所。近来在上海,华东医院已经成立了老年医学的重点实验室。虽然我们的起步晚,但是跟上的步伐还是较快的,能够跟上社会的需求。

现在,在老年医学学科发展上也存在问题,如缺乏一些专业人才,教育和研究的体系尚不很完善,服务的对象不够明确,更重要的是研究手段、学科比较单一。

原来大家可能会听到养老,但是很少听到"医老"。医老的内涵,就是能有一种高效的、服务老龄群体为目的所建立的科学的、综合性的医学系统工程。它应该包含完善的组织管理体系、精湛的学术研究体系、整合性的防治体系、高效的产业化体系和切实可行的保障体系。

只有这样做,我们才可以投入比较少的成本,获得更佳的效益。但是现在,我们的养老受到的重视程度远高于医老,应该把养老和医老作为并举的措施。

医老是基础,养老是保障,两者之间相互依存又能够相互促进,医老和养老的作用和分工才能够更加明确,才真正能够达到医老是健康老龄化的基础,养老是健康老龄化的保障。在建设发展中,前者是处于上游,开源节流,并且能够创新改革,使我们进入养老的人群减少,给社会带来的压力减少,给老年人真正带来一个健康和快乐的晚年。

为此,我们就要对老龄进行科学研究。

生老病死是人生的四部曲。最后谁都不可能逃过自然的规律——死亡。在这个四部曲过程中,激素的作用非常有意思。我是内分泌医生,可能偏爱内分泌的内容,所以我先把病因向大家作一个介绍。

在整个增龄的过程中，我们的内分泌系统，在刚刚出生到青春期以前，不管是雄性激素，还是雌性激素，都是处于一个比较低的水平。当青春期发动以后，男孩子的雄性表征就开始明显，雄性激素开始明显增多；而女孩子从月经的到来作为一个非常重要的开始，女性表征和女性的激素就分别明显地增加，就可能具有了生育的能力。生育能力逐渐逐渐往前走，女性就逐渐停经步入到更年期，我们的肾上腺也会有更年期，我们的垂体也会有更年期。然后逐渐就进入老龄。内分泌系统所分泌的激素是决定我们整个增龄过程中一个不可或缺、甚至是起着决定性作用的因素。

最近，全世界对于衰老的细胞分子机制研究也有非常多的过程，包括干细胞、端粒酶、表观遗传学，甚至包括蛋白质组学的损伤，包括细胞对于外界的敏感度等等。所有这些过程，都有可能是因为最后效应减低、效率减低，而使得这些分子累积，就导致了老龄化的过程。可以大概分成三大类。

第一大类，在最初的过程中，是一些损伤；第二大类，就是人体对于损伤的一些反应；第三大类，则是累积的表征。

由此我们对衰老的分子生物学就有了比较深刻的理解。其中，非常有意思的现象，就是脂肪的分布。当我们亭亭玉立的时候，是一个英俊少年的时候，肌肉的量比脂肪的量要多，但是逐渐地出现将军肚，其实那就是中心性肥胖发生了。脂肪累积的过程，是和老龄化非常有关系的，脂肪的累积其实最后导致了器官的损伤，包括现在的阿尔茨海默病，原来大家都认为它是一个非常重要的神经系统疾病，现在发现它也出现了淀粉样的沉积，很多人现在把阿尔茨海默病称为 3 型糖尿病，为什么呢？因为糖的累积、脂肪的累积、淀粉的累积，导致了这样一种疾病。

线粒体，就是我们人体的一个小马达，是我们能量最重要的提供者，我们的三大物质的代谢，最后的结局都会在线粒体上产生能量。老年人产生能量的能力会逐渐下降，标志就是解偶联蛋白 1(UCP1)的下降。

在研究老龄过程时，从动物界可获得提示，如蝙蝠有非常长的寿命，像果蝠，可以活到 35 岁，但是另外一种食肉蝙蝠，大概只能活到十几年。果蝠最重要的一个特点就是它基本上是吃素的，第二个特点就是它有冬眠的过程，因为这个过程使它的代谢明显减速，可使它的寿命大大延长，很有提示价值。

在代谢减速方面，还有两个非常有意思的例子。第一个是将老鼠的生长激素受体敲除后，因为生长激素不能起作用，老鼠明显变小了，它的代谢开始减低了。一个令人惊奇的结果，就是它的寿命明显延长了。我们如果能够做到代谢减速是否也对于延长寿命有良好的结果？

另外,如果给一组猴子喂食完全限制的饮食,让它的能量(卡路里)明显减少;另外一组猴子则吃正常饮食,它想吃什么就给它吃什么。结果当这组猴子已是老态龙钟,毛都脱落了的时候,吃限制性卡路里的猴子毛发还是非常光亮。用统计学的数据分析,喂食限制饮食的猴子,寿命会明显地延长。因此,如果我们能够做一些代谢的减速或者是代谢的限制,也许可以做到延缓老龄化的过程。

我也想给大家提一些疑问,这些疑问,也是我个人的疑问,甚至于我们整个老年医学界的疑问:如通过限制卡路里,使机体的代谢减速,限制剧烈运动,或用一些新的抑制剂,比如"importazole",或二甲双胍,一种治疗糖尿病的药,使得人体增龄。其他如阿卡波糖、黄连素,也可以看到有增龄的作用,是否也能用这些药物来干预衰老?

此外,如端粒酶、环境、肠道的菌群、线粒体的靶向药物等,都是我们可研究的抗衰老方向,也是我和大家能够共同进行的一些工作。我们可否将老龄学改称衰老学?我们有没有潜在的能力去干预衰老的一些方向?

除了医学研究以外,还有一些医老产业化的方向,这些方向看起来不起眼,其实非常的重要。比如老年疫苗,用疫苗防止一些老年性的疾病;老年的信息与文化产业,比如屏幕更大、字体更大的手机;另外,还有老年人所用的一些辅助工具,这个方面其实也很重要。

对于老年人需要维生素等以及其他一些药品,老年人的药物剂量该怎么去掌握?所有这些应该讲都是在发展医老事业中,一种产业化的方向。

在此呼吁大家从事老年医学的研究,因为我们不仅需要教育,不仅需要基础研究、保健工作、护理工作,我们也需要一些流行病学和社会医学的工作,就像一棵大树,我们大家都在一个枝叶上,希望这棵大树能够繁荣,能够更加茂盛,因为它可能会给我们的老年人,我们每个人都要经历的过程带来繁荣。

最后,我想和大家做一个总结。在整个的医老过程中,第一,我们需要认识老年、健康老龄化的重要性,因此我们需要做一些体制的改革和创新,在国家层面上的工作;第二,我们需要把养老和医老并举,如果单纯养老,会使老年人做不到健康的老龄化和快乐的老龄化,如果把养老和医老放在一起,使老年人有一个健康和快乐的晚年。

我们需要去构筑一个老年医学学科,在医疗、护理、康复等方面都有计划、有步骤地凝练这个学科的发展。同时,我们需要去发展医老产业化的方向,发明更加适合于老年人的药品、辅助工具等等。

总之,只要我们大家共同努力,就会有一个不断带来希望的老龄化社会。

第二十三章　小康与健康

胡善联

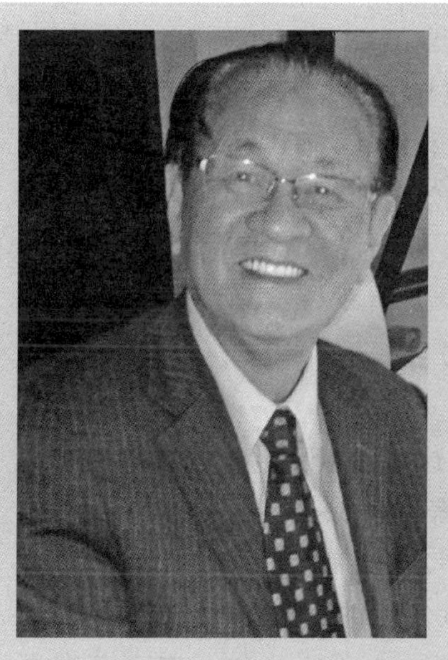

胡善联

复旦大学公共卫生学院卫生经济学教授，博士生导师。国家卫生和计划生育委员会公共政策专家咨询委员会委员，上海市卫生发展研究中心首席顾问，中国消灭脊髓灰质炎认证专家委员会委员。曾任第一届国务院深化医药卫生体制改革专家咨询委员会委员(2011—2015)，上海市卫生发展研究中心主任(2008—2016)，中国卫生经济研究所副所长(1993—2000)，世界银行和卫生部组建的中国卫生经济培训与研究网络中方协调人(1992—2005)，上海公共卫生学院副院长、卫生管理培训中心主任，复旦大学药物经济学评价和研究中心主任。

关于小康与健康，不仅涉及医学专业，更广泛地涉及政治、经济、社会各个学科。诺贝尔文学奖获得者莫言有一段名言：有一天，“我”字丢了一撇，成了一个“找”字，为找回那一撇，我问了很多人，那一撇代表什么？商人说是金钱，政客说是权力，明星说是名气，军人说是荣誉，学生说是分数。最后，生活告诉我，是健康和快乐。我们常讲健康是“1”，你有再多的财富，后面都是“0”，没有“1”，都是浮云一片。莫言的这个名言可以让我们进一步认识小康与健康的关系。

什么是健康?

1948 年世界卫生组织(WHO)成立的时候,就对健康有一个定义。健康是指人身体上、心理上以及社会上的完美状态,而不仅仅是没有疾病和虚弱的现象。

1989 年,WHO 又进一步阐述了健康的定义。所谓的健康不仅没有疾病,而且要包括躯体的健康,心理的健康,有社会适应的良好状态,以及道德的健康。

评价一个国家、一个人群的良好健康状况主要有四个指标。

第一个,当地出生时的平均期望寿命(岁)。2001 年,日本女性出生时的期望寿命大概是 82 岁,是全球最高的,当时各国计算都按照这个标准。

第二个,出生以后一年以内的婴儿死亡率(‰)。当时儿童基金会(UNICEF)资助的国家,其婴儿死亡率在 200‰以上,表明妇幼卫生存在很大的问题。

第三个,孕产妇的死亡率(1/10 万)。

第四个,整个儿童时期的死亡率,国际上计算的是 5 岁以下儿童的死亡率(‰),代表这个国家的妇幼卫生健康水平。

目前还有进一步分析健康的期望值,就是这个人不仅活着,还应该没有伤残,没是卧床,如果存在这两项,一般要比期望寿命多 6—10 年。还有低体重儿百分比,代表一个地区的营养状况。还有慢性病、结核病的死亡率。

我们国家出生时的期望寿命,2014 年是 75 岁左右,2015 年是 76.34 岁,到 2020 年还要再增加 1 岁;婴儿死亡率是 8.9‰;小于 5 岁的儿童死亡率是 11.7‰;孕产妇的死亡率从 60 多/10 万下降到 21.7/10 万。这是 2014 年,"十二五"规划后期时的数据。"健康中国 2030"规划纲要提出到 2030 年,人均预期寿命要达到 79 岁,婴儿死亡率 5‰,5 岁以下儿童死亡率 6.0‰,孕产妇死亡率 12/10万。

健康指标可以反映一些问题,比如上海市的出生时期望寿命已经达 82.75 岁,其中女性比男性多 5 岁,平均 85 岁。婴儿死亡率、孕产妇死亡率,与我们所居住环境的经济条件、社会条件、医疗保障以及医疗服务的享受条件完全有关。上海户籍人口的孕产妇死亡率只有 4.16/10 万,而非户籍人口要高两倍左右。说明在大城市,我们对流动人口的公共卫生工作要引起足够的重视,要均等化。

最近,"十三五"规划中提出要建设健康中国,强调的是大健康、大卫生。过去提的是以病人为中心，以人为本。现在是以人民的健康为中心，来推动整个健康中国的建设。至少应该包括八个方面，有几个比较重要。

第一个是深化医疗卫生体制的改革，改革是不断深化的；第二个是价格问题，包括医疗价格、药品价格；第三个是食品安全战略；第四个是健康扶贫速度要加快。

习近平总书记提出在2020年应该消除贫困，通过各种形式的帮扶，让7 000多万的贫困人口能够脱贫，这对建成小康社会非常重要。另外，是可持续发展的社会保障制度。我们要实行城乡居民的社会保障制度，特别是大病保险制度，防止因病致贫。目前特别强调各个部门的配合，将健康融入所有的政策，"三医"联动，就是指医疗、医保、医药改革的联动。还特别强调要实行现代化的医院管理制度，公立医疗机构的改革，实施食品安全的战略，计划生育的政策，一对夫妇可以生育两个孩子的政策。

什么是小康?

《诗经》有五章，每一章中都有两句话谈到人民生活的劳苦，头上8个字最重要，"民亦劳止，汔于小康"，说明老百姓太劳苦，矛盾已经太尖锐了，应该有安心生活的条件了。小康是《诗经》最早提出来的。

习近平总书记对建成小康社会有一系列的论述，比如没有全民健康，也就没有全面小康。2020年建成小康社会，在中国特色的情况下就是要有更好的教育，更稳定的工作，更满意的收入，更可靠的社会保障，更高水平的医疗卫生服务，还有适宜的居住条件，更优美的环境。现在非常强调的"四个全面"，第一个就是全面建成小康社会，当然深化改革、依法治国、从严治党其他三个全面也很重要。

观察一个国家、一个地区人民的生活状况，有一个恩格尔系数，分成贫困、温饱、小康、相对富裕、富足以及极其富裕6个等级。分子是家庭中食品消费，分母是个人消费的总支出。非食品的消费，才是真正能够用于投资的。

假定一个月所有收入的60％、70％、80％都花在吃的上面，这属于贫困。我们在上世纪50年代到70年代末，处于贫困和温饱之间，现在全国城镇东部、南部部分地区基本上属于平均小康水平。家庭的食品消耗大概30％—40％。

大家网上可以查一下20世纪90年代到2013年我们国家恩格尔系数的变动趋势，1990年是54.20％，一般的温饱水平，2013年35％，2014年31％，2015年

30%左右。我们国家已经列入低水平发达国家的水平了。

但是也要看到差异。在农村,1987—2007 年,恩格尔系数基本上在 50%—60%,城市大概 37%—40%。扶贫就是要缩小差别。

2002 年,党的十六大提出要全面建设小康社会,建设小康社会有 10 条标准。2014 年前后,我们已经超过 2002 年提出的目标,比如人均 GDP 3 000 美元,2014 年已经到 7 260 美元,2015 年达到 8 300 美元。美国是接近 6 万美元,全世界最富的卢森堡人均达到 10 万美元以上。另外,我们城镇居民的人均可支配收入、恩格尔系数、平均住房面积、计算机普及率、大学入学率、每千人的医生数都已经达标。十八届五中全会,党中央提出要全面建成小康社会,还有进一步的指标要求。当然有些指标要求是比较定性的,比如经济要保持 6%的增长水平,2020 年人均 GDP 在城乡居民中要翻一番,现代化的农业,城镇化,农村贫困人口脱贫,国民素质,社会文明,生态环境等,要建成一个比较成熟、更加定型的基本医疗卫生制度,基本的社会保障制度。

什么是幸福?

幸福"Happiness",也是一种快乐。习近平总书记提出要不断提高人民群众的安全感和幸福感。联合国 2012 年第一次发表了全球各国的幸福报告,现在基本上每年发表一次。2017 年的全球幸福报告将特别强调两个方面,一个是强调非洲的,一个是专章来讨论中国的。3 月 20 日是全球幸福日,每到这一天就要注意报刊如何宣传幸福感。

幸福是一个主观的判断,是一个分值,从 0—1,也可以是 0—100。有六个方面。

第一,人均 GDP。我们国家现在是 8 113 美元(2016 年国际货币基金组织统计),跟其他国家不能比,但跟自己比,还是有很大增长。

第二,健康的期望寿命。今年我们要列入卫生统计分析指标。全球范围大概差 6 岁,80 岁的平均期望寿命,健康的期望寿命大概只有 74 岁。我们要缩短这个差距,不仅寿命延长,还要提高我们的生命质量。

第三,社会的支持。你碰到困难后,是不是感受到了社会的支持?感受不到,那是 0。有社会支持,那就是 1,这是 0—1 之间的数值。

第四,信任和反腐。我们国家现在反腐做得比较好。问两个问题,一个是你认为你们政府有没有腐败现象？第二个是你的企业有没有腐败现象？每个人都是 0—1 之间，全国的调查汇总起来后做个平均，可能 0.7、0.8 吧。

第五，自由做出生活的决定。也是 0—1 变量。

第六，有没有捐赠。你上个月有没有捐钱？只是 1 个月，不是 1 年。

这六条是在全球范围内不同人群广泛抽样调查得出的结果，当然有一些是二手资料，比如人均 GDP、健康期望寿命，那肯定是所在国家卫生部门的统计数据。

2015 年全球的平均幸福指数是 5.38，分数最高的是丹麦，7.5 左右。中国是 5.25，处于 83 位。我们的人均健康期望寿命是 62.35 岁，社会支持是 0.8，捐赠问题是 0.01，说明 100 个人中就有 1 个人在前一个月做了些捐献。

也有国内评价。北师大首先在全国 31 个省市，除了香港、澳门、台湾以外，做了老年政策环境的评价，包括各个省市老年人的社会服务、福利待遇情况，社会救助，最低生活保障线，养老金，老人健康，教育各方面。评价以后，选出全国比较好的省市，浙江、北京、上海、山东、江苏、福州、贵州、福建、陕西、甘肃、山西，老人的幸福感获得指数是比较强的。

要使人民有安全感、幸福感，食品安全、药品安全是非常重要的。近 10 年来，我国食品安全问题平均每天大概发生 62.3 起，50%以上的问题出在生产加工环节，75%是人为因素，非法添加违禁物或者色素，欺诈，销售过期产品，无证经营。

什么是全民健康覆盖？

全民健康覆盖，Universal Health Coverage，简称 UHC。现在 98%以上的人都已经有健康保险。但是广义上讲，包含了疾病的预防、治疗、康复，特别是老年医学强调的康复问题，更重要的是不会因病致贫。

我们国家有的地方是公费医疗，全民覆盖，但实际上享受的程度很低。印度是免费医疗，但是药品很有限，大量的还是发展私立医院或者私营服务。所以，我们还要看全民覆盖后自费比例是多少。韩国已经是全民健康保险了，但实际上个人的支付达到 40%左右。

2013 年，WHO 总干事陈冯富珍女士在介绍什么叫全民覆盖时特别强调，各个国家应该根据自己的国情来讨论全民健康覆盖，没有全世界通用的模式，也不可能有一套模式适合于所有的国家。

2009年,中共中央、国务院发表了《进一步深化医疗卫生体制改革的指导意见》,实际上是迈向全民健康覆盖的一个里程碑。当时提出来大概有五项重大的改革。第一,加快推进基本医疗保障制度;第二,初步建立国家的基本药物制度;第三,健全基层医疗卫生体系;第四,公共卫生的均等化;最后,也是现在改革难度最大的,就是推进公立医疗机构的改革。

一个国家的健康保障制度分成三个层次。第一个层次就是基本的医疗保险制度,就是社会保险制度;第二是除此以外,有没有补充医疗保险制度;第三,贫困人口有没有安全网的覆盖或者救助。中国最早建立的是城镇职工基本医疗保险制度,全国统一从2008年以后开始全面推行。家属怎么办?当时有两套制度,一套是新型农村合作医疗制度,城镇居民则加入城镇居民的健康保障制度。从2015年开始,合在一起叫城乡居民基本医疗保险制度,这是社会保险制度。补充医疗保险在我们国家有公务员的补充保险,有企业自主做的各种补充保险,比如总工会的补充医疗保险,特殊人群的保险,还有商业医疗保险。安全网就是要建立全国城乡社会医疗救助制度来托底。

2011年国家有个大法《社会保险法》,社会医疗保险制度的覆盖率已经到98%左右(原来是95%)。

再来看一下中国卫生总费用的构成。1990—2012年,低谷是在SARS流行的2002—2003年。2012年的国家支出大概占到30%左右。

医疗保险在90年代有公费医疗保险、劳保医疗保险,后来变成城镇职工医疗保险,现在占35%左右。

还有的是我们自己掏腰包的钱。最严重的时候,在2001—2002年,60%—85%是自费的,现在33%左右,WHO要求各个国家能够降低到30%以下。

财政补助经费,从医改前的2008—2013年,2013年已经达到3 900亿左右。这几年,政府的投入绝对值是增加的。

政府投入除了支持供方以外,还支持需方。凡是城乡居民,每人每年补贴过去最早的时候只有10元、30元,2016年420元,公共卫生经费人均是45元。但不同地区之间还有很大差距。

最后,讲未来的目标。联合国的千年发展目标,Millennium Development Goals,简称MDG,提出了8个,其中大概3个半到4个左右是属于卫生方面的。2015年又制定了一些新的指标,叫可持续发展目标,Sustainable Development Goals,简称SDG,有17个指标,其中1个指标跟卫生有关,就是卫生总目标,中文翻译是“确保健康生活，促进全人类的福祉”。含义就是重视慢性病，重视创伤，全民的卫生覆盖，公平，社会的包容。

最近，国家卫生和计划生育委员会主任李斌同志在第69届联合国世界卫生组织大会上向全球传达了健康中国的一系列想法，非常值得我们注意。

现在，我做一下结论。第一个结论，健康与小康的关系实在是太密切了，就是习近平总书记所讲的没有全民的健康，也就没有全民的小康。所以我们要把健康提到全民小康的战略高度来理解。

第二个，“十三五”时期是全面建成小康社会的最后决胜阶段，任务非常多。重点在农村，在边远地区，在贫困地区，使差距能够缩小，这个很重要。

最后，要推进健康中国2030的建设，促进人口的均衡发展，任务还很艰巨。到2020年，我们要建成一个覆盖城乡居民的基本医疗卫生制度，我们还在设想制定国家的基本医疗卫生法，来提升人民群众更多的幸福感和获得感。

第二十四章　医学科学研究中的人文元素

王红阳

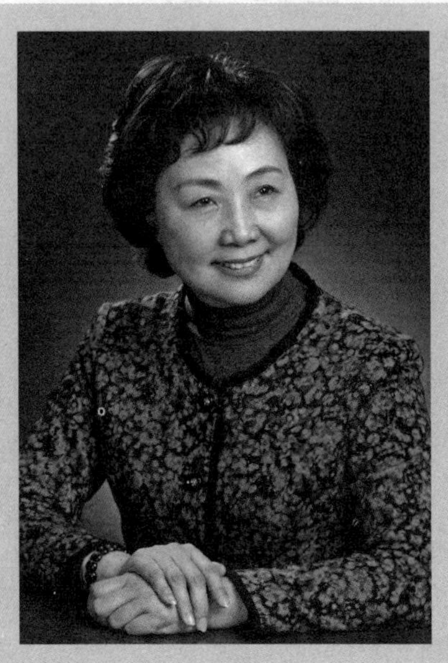

王红阳

中国工程院院士，发展中国家科学院(TWAS，原称第三世界科学院)院士。国家自然科学基金委“杰出青年基金”获得者，教育部“长江学者奖励计划”特聘教授，国家肝癌科学中心主任，第二军医大学国际合作生物信号转导研究中心主任，上海东方肝胆外科医院教授、主任医师、博士生导师，国家自然科学基金委员会医学科学部主任，中国医师协会临床精准医疗专业委员会主任委员。

什么是医学科学研究？主要是指运用和医学相关的知识进行与生命健康、人类疾病、药物研发应用、流行病防控等相关的研究。什么是人文元素？人文元素内涵非常深刻，外延很宽广。实际上文明的基础包括人文元素，文明的开始就与人文因素密不可分，人文因素包括人的习性、性格、宗教信仰、文化素养和审美观念等等。

大科学大健康时代的医学需要创新研究

我们处在一个多学科交叉、跨领域合作、大数据整合的大科学时代。这是一个崭新的时代,大家都非常渴望要做“大学问”。一个人能不能在有限的一生中做出大学问,有很多未知因素,也受很多条件所限,欲速则不达,但是一个人能不能做“好学问”,是我们每个人自己能够要求和掌控的。

从科技论文来看,在临床医学和基础医学的领域,中国分别发表了美国《科学引文索引》(SCI)收录论文 30 752 篇和 18 315 篇,排位在全球第二和第六位,其中有参与国际性大项目的合作研究,高学术影响力、高被引论文和热点论文数量都进入了世界前三位,体现了我国医学研究的进步。但是也应该看到,与发达国家相比,我国医学科学研究的发展还是非常艰难、缓慢的。

制约我们医学科学发展的因素有很多。首先,我们的科学家群体和社会还缺少足够的原始创新科学精神;另外,我们缺少协同创新的平台以及一大批既懂基础科学研究,又懂临床的医学科学家。近年,比较急功近利的评价体系也是制约我们医学科学研究发展的一个很重要的因素。

希波克拉底曾论述说,“医术是一切技术中最美和最高尚的。医生应当具有优秀哲学家的一些品质,利他主义,热心,谦虚和冷静的判断。”医学是一个与人文精神密不可分的学问,从事的是面对人类生老病死的科学探索。因此,医学科学人员需要集医者和科技工作者的素质于一身,兼具医者之仁爱公平与科学家之严谨求实和创新的素质。

创新精神是国家竞争力的核心,原始创新是指前所未有的重大的科学发现。技术发明、原创性的主导技术,都属于原始创新。原始创新对于引领重大的科技突破是至关重要的。例如胰岛素的发现,改变了糖尿病病人的命运。糖尿病病人的数量众多,更重要的是糖尿病病人的代谢紊乱与某些肿瘤的发病有关联,所以糖尿病是一种广受关注且需要积极治疗的多发病、常见病。治疗糖尿病的胰岛素的发现就是一个原始创新的实例,而且推动了后续很多拓展研究的进展,这项研究获得了 1923 年的诺贝尔生理和医学奖。又例如表皮生长因子及其受体的发现也是原始创新。虽然它是非常基础的研究,但是却在迷茫中为治疗肿瘤带来了光明。在恶性肿瘤中,表皮生长因子受体发生了很多改变,包括过量表达和基因突变。科学家在 1951 年发现了神经生长因子,1960 年发现了表皮生长因子。发现生长因子的两位科学家科恩和蒙塔尔奇尼在1986年获得了诺贝尔奖。研究人员相继研发了相关受体的靶向药物,从而能够针对一些肿瘤病人进行有效治疗,如凯美纳、特罗凯、易瑞沙等都是针对表皮生长因子受体的抑制剂,是肺癌、乳腺癌的有效的靶向药物。

我国是一个肝癌高发地区,每年新发肝癌病人占全球50%以上,我们国家有9 300万的乙肝病毒携带者,慢性乙肝患者5年肝硬化累积发生率是8%—20%,乙肝病毒携带者发生肝癌的风险是非乙肝携带人群的100倍。

许多研究机构和我们实验室都在试图阐明病毒性肝炎如何向肝癌转化的关键科学问题,希望形成对乙肝病毒携带者或感染者早期预警肝癌的方案,同时研发提高早期诊断率的方法,从而能够早期防控,降低肝癌病死率。

通过参加国家传染病防治科技重大专项,我们发现了可以用做肝癌诊断的基因,并且制备了特异性抗体,进而研发出肝癌诊断试剂盒,目前该诊断试剂盒已经获国家审批应用于临床肝癌诊断。同时,我们还研发了用血清循环小RNA来预警肝癌的一种新方法。

医学科学研究需团队协作

医学发展是集体智慧的结晶。中国的第一部医学经典著作《黄帝内经》实际上概括了诸多医学家的经验和智慧,是由很多科学家共同完成的。两千多年前儒家"合"的思想,实际上指的是协同、合作。可见,团体合作的理念在中国有非常深厚的底蕴和基础。现代医学发展当然更需要协同创新。

美国梅奥医师的重要贡献之一在于创建了梅奥医院,梅奥医院现在是全世界最著名的医院。我去参观过梅奥医院,也看过他的很多著作。他说,"患者的最大利益就是我们最根本的关注点。"为了使所有的病人都能享受先进知识带来的好处,协同合作是必要的。现代医学发展必须协同攻关,如人工合成结晶牛胰岛素是1960—1965年间我国最重要的一次国家协同创新战略举措,到现在已经有50多年的历史。该项目由中科院上海生化所联合中科院上海有机所、药物所,北京大学,复旦大学等单位完成,几百位科研工作者共同参与。该项中国协同创新的成果为患者带来了最大的利益。国际间、多学科协同合作推动着医学科学的不断进步。大型的医疗科研设备的研发成功,有赖于很多科学家的共同努力。例如,医学、物理学和计算机科学的交叉才产生了电子计算机断层扫描

(CT)和磁共振技术,用于很多疾病的诊断。1901 年,德国物理学家伦琴发现了 X 射线。1979 年,获得诺贝尔生理学和医学奖的是一位英国生物医学工程师,他研发成功了第一台头颅 CT。英国物理学家和美国化学家劳特布尔共同发明了磁共振成像技术,他们共同分享了 2003 年的诺贝尔生理学和医学奖。此外,我国首位诺贝尔生理学和医学奖获得者屠呦呦老师更是最具说服力的例证,她带领的团队于 1972 年发现青蒿素,有效减低了疟疾患者的死亡率。她的获奖不仅是她个人的成就,更说明了医学科学研究的成功离不开大团队的合作。

随着社会的进步和科学的发展,医学的各个学科之间,医学与其他学科之间,包括社会科学之间的相互交叉和渗透,直接影响和推动医学学科的进步。我的实验室是主攻肝癌研究的,华东理工大学化学与分子工程学院的田禾院士也有一个非常强大的团队,他们专注于分子机器与分子器件、超分子化学、有机光电材料和分子探针领域。看上去我们这两个团队完全是两股轨道上行进的列车,但是有一次在共同参加发展中国家科学院会议的时候,我们俩随意的聊天形成了一个一拍即合的新思路,可称为“碰撞出了思想火花”。经过不到一年的努力,合作研究就有了交叉协作的科研成果。学生们利用田禾院士团队开发的荧光多肽和复合探针材料,对我的实验室筛选出的一组新的肝癌标志物组合进行标记,通过验证发现这组标志物在临床组织上可以实现癌和癌旁的严格的荧光区分。这个合作论文很快就发表在 *Advanced Materials*,杂志影响因子将近 19 分。有的研究生可能做 5 年科研,也很难发表一篇有影响的论文,但是两个实验室的研究人员一次“头脑风暴”,就成功地展示出重要进展结果。这是一个很好的协同创新例子。

当然,这篇文章发表之前还有过激烈的讨论,因为两位学术带头人都希望让对方做论文的通讯作者,大家都强调对方的贡献是主要的。合作的确是 1 加 1 大于 2,这种协同创新的精神值得我们倡导!与多个团队的协同合作也让我们这个研究肝癌的团队获得了 2012 年首届国家科技创新奖团队奖。

道德规范是医学科学研究的根本

学术道德是指在从事科研工作和进行学术活动时所应遵守的道德规范。令人遗憾的是,在当前的学术研究中出现了很多学术道德不规范问题,笼统称为学术不端的行为(research misconduct)。学术不端行为指的是在科研课题立项、实施、评审或者报告研究结果活动中,伪造、篡改数据或者剽窃他人成果的行为。科研活动中的代笔(ghostwriting)也是学术不端行为之一。考试有人代笔,写论文有人代笔,写项目申请书也请人代笔,现在甚至有代笔公司来做商业化的运作。这些都是属于严重的学术不端的行为。近年来,许多国际期刊被撤销的论文也在逐年增加,这说明学术不端的行为是全球性的问题,引起国际学术界高度关注。学术界对学术不端是零容忍的,个别著名学者也因学术不端行为不仅导致个人名誉扫地,还给所在单位与合作研究者造成严重不良影响。

最近一起学术不端行为事件是2016年9月曝光的,美国有一个著名的抄袭监测网站叫"Plagiarism Watch",能够发现一些学术论文发表中学术不端的行为。该网站接到举报以后,通过全力搜索、调查,发现了一个策划英文论文造假的公司,该公司通过和巴西一个SCI收录期刊编辑部合作,大量收费,录用抄袭造假的论文。这个网站还发现在某杂志同一期上有好几篇中国学者的论文涉及学术不端,他们建议中国政府、大学、科研机构和期刊出版商采取相应的措施阻止中国的科学研究滑向深渊。这一事件已得到我国相关单位的高度重视。在当前学术道德规范面临严峻挑战的形势下,国家有必要呼吁加强学术规范、法律制度建设,加强学术道德教育,强化自律意识,同时进一步完善学术评价体系和制度,提高各种防范的技术措施。

抵制学术不端,要倡导科研诚信和严谨治学。现在研究生在论文递送外审之前都要经过导师、科室和学校等各级反复检查、核对。同时,科研人员和相关组织机构中也加大了抵制学术不端行为的力度。例如2015年国家自然科学基金委处理了一些有学术不端行为的科技人员,撤销了19项已获资助的项目,根据学术不端程度,给予24人取消申请资格1—5年不等的处理,给予20余人通报批评,另有违纪人员受到书面警告处分,同时对这些学术不端行为人所在的单位给予内部通报批评等。值得注意的是,处分并不是目的,最重要的还是倡导科研诚信的教育。一个年轻科研人员的成长是非常不容易的,如果我们忽视这些人文元素的灌输和教育,他们可能会在一些问题上犯错误,断送自己的学术生涯。我们要时刻提醒自己,任何投机取巧都只会给自己带来非常严重的后果,同样任何违背科研诚信的行为都应该避免。科学上面没有平坦的大路可走,只有那些在崎岖小路上攀登、不畏劳苦的人,才有希望到达光辉的顶点。

第二十五章　将心比心

葛均波

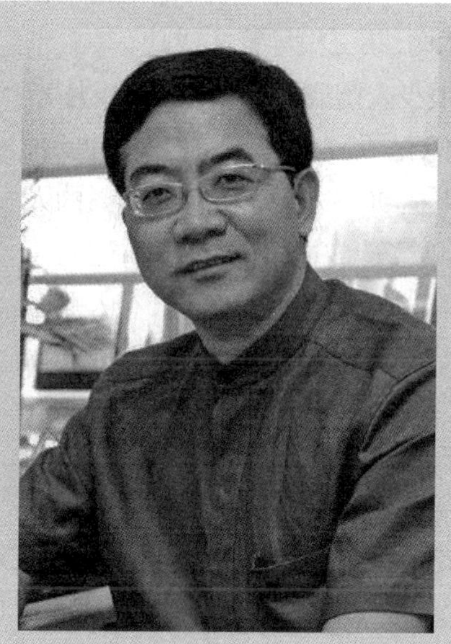

葛均波

中国科学院院士。复旦大学附属中山医院心导管室主任，心内科主任，教授，主任医师，博士生导师。上海市心血管病研究所所长，复旦大学干细胞组织工程研究中心主任，中华医学会心血管病学分会主任委员，复旦大学生物医学研究院双聘 PI，教育部长江学者奖励计划特聘教授。九三学社第十一、十二届中央委员会委员，上海市第十五届委员会常委。第十一届全国政协委员。曾任同济大学副校长。

今天,我讲几个小故事。

好医生应该学一些人文关怀

1977年,已能诊断心肌缺血和冠心病了,但是没有方法治疗。德国法兰克福有个年轻医生发明了一个方法,希望用到人身上,但他的主任不认可。无奈之下,他到了瑞士苏黎世。1977年9月14日,一个病人冠状动脉造影发现前降支重度狭窄,病人愿意试一试他的新方法。但当时没有工厂能造导管,他就自己在厨房里用酒精灯加热、焊接,做了3根导管。手术时,第三根导管才成功。

1980年,他到了美国的医院做导管室主任,很少人挑战他。1985年10月27日,天气不大好,但他急着要去给一个病人做手术,结果飞机失事了。他去世后,他的学生们就起来挑战老师。当时的手术成功率在90%左右,为什么10%的人不成功?因为球囊扩张血管后造成内膜撕裂,可能会造成血管急性闭塞;还有可能选择球囊太大,扩张以后造成血管穿孔从而导致心包填塞。1986年,有人用激光镂空不锈钢的管子,装到球囊上,放到血管里支撑可能由于内膜撕裂造成的血管闭塞,竟然证实是有效的。这才有了今天治疗冠心病的支架技术。

2007年,世界上最大的心血管介入会,30年前首次治疗的病人还活着,被请到大会上,老先生西装革履地讲了这个故事。主持人问,你当时怎么会让他在你身上做治疗呢?他说如果手术成功,就解决了我的病痛;如果不成功,我就会说,小伙子,你可能还要再改进一下。当时,感觉这个病人怎么这么好。将心比心,现在中国的医患关系,据说有病人来看病,口袋里装个录音笔,把医生的话录下来,将来哪一天告医生一下,讹医生一下。情况怎么会变成这样?

我做医生这么多年,好像从来没和病人或者家属红过脸。一方面是我把病人当做亲人;另一方面我确实将心比心,让别人理解你。我也有失败,抢救病人没有抢救过来,出来跟家属讲,对不起,我真是尽力了,家属也很理解。

我记得很清楚,中央电视台播放过一个片子,是我一个真实的故事。有个患儿是先天性二叶式主动脉瓣狭窄,7岁时做了一个主动脉瓣再造手术。10岁时发生心衰,在学校里稍微剧烈跑跳就会晕厥。我仔细看了外院的主动脉造影,模模糊糊地看起来左冠状动脉没有显影。我想会不会先前手术是成功了,但是愈合的过程中形成瘢痕挛缩,造成了左冠状动脉狭窄或者闭塞?心脏有3根血管,左边2根,右边1根,左冠状动脉缺如的话,就会发生心肌缺血。我们又做了心超检查,射血分数只有 28%,正常孩子在 60%以上。而且这个孩子肝大,大量腹水。

我们制订了治疗方案,试图开通闭塞的左冠状动脉主干。所有术前准备都做好了,但是有一点没有想到。他才 10 岁,由于长期患病,比同龄孩子要矮小,而我们做冠心病的导管都是成人的。手术时我试遍了所有型号的导管,换了 17 根,都太大了。手术进行了近 1 小时,孩子很烦躁而且不配合了,由于介入治疗通常是在导管穿刺部位局部麻醉,现在患儿在床上哭闹,大腿根部穿刺部位就呼呼出血。本来那天是六一儿童节,我们为了孩子做一个节目,有电视台录像。这时我们赶紧叫外科麻醉,做诱导麻醉时,一下心跳、呼吸骤停。一般的孩子,复苏是没有问题的,但他因为心功能不好,20 多人轮流按压进行心肺复苏,抢救了 3 个多小时,用了大剂量的药,总算抢救回来了。

后来我跟孩子父母说,对不起,我用了所有的导管,都太大,手术没有成功,他现在插管了。他妈妈讲,我孩子 4 个小时的罪白受了吗?我眼泪一下出来了,我说,我现在还不敢确定他能不能醒过来,万一脑缺血缺氧成植物人咋办?你要说这个话,我真的无法回答你,但是他要是不冒风险治疗也是没有出路的。他爸爸比较好,说:你看,教授为了给咱们孩子治疗累得满身是汗。孩子肚子里都是水,吃不进东西,不治也没有希望的。

有同事给我发短信:主任,没有人否认你是我们最好的医生,其实你没有必要去碰这个烫手的山芋。但我一直在想,怎么帮助这个孩子?我给一个日本教授打电话,询问日本的川崎病怎么做造影。他告诉我导管要定制,我问能不能给我定制?他说他们定制一个导管的费用,可以造几万个、几十万个导管,一定是赔本的。过了半个小时,他打电话回来说,他和日本的导管公司商量了,公司愿意做几个型号的导管。下午,孩子醒过来了,恢复得跟原来一样。

导管送到了,我对孩子父母讲,这导管是没有证的,是水货。假如你去告我的话,你一定会赢;但假如不治的话,孩子真是没有希望。要不要找律师公证一下?这是良心活。后来用了 2.0 的导管,很顺利,左主干 95%的狭窄,扩张了一下,放了一个药物支架。1 周后,孩子的左心室功能就恢复到 47%,大量腹水 1 天以后就消失了,孩子活蹦乱跳了。他父母送给我一面锦旗,"华佗在世,妙手回春",我一直留着。华佗"在"世,应该是"再",写了这个"在",我觉得也对。

这片子在中央台播放后,大家都说好医生应该就是这样。我觉得好医生没有标准,但我们把病人当做亲人对待,很多矛盾就可以化解。医学教育不光是学解剖、生理等,作为好医生应该学一些人文关怀。

互联网时代的医学教育

互联网时代怎么看待医学教育？我现在是《内科学》的主编，我希望医学生的所有课程都能放到网上，可以随时复习、听课、互动、交流。

这个叫慕课(massive open online course, MOOC)也好，叫“coursera”也好，都是在线教育，是美籍华人吴恩达和一个叫达芙妮·科勒的女孩创办的。在线教育的诞生，把全球变成了一个课堂。2012年，美国斯坦福大学的校长说，在线课程像一场数字海啸，像海啸把传统大学全部冲走。

美国教育协会Don Knezek博士写了一本书，叫*National Educational Technology Standard for Students*。里面有一句话，全球信息化一日千里的今天，我们的学生(我们的医生，医学生)，应该具备什么知识、哪些能力，才能有效学习和高效生活？我们传承的教学模式，一直是难、偏、旧，单向传授，记忆性考试。现在，我们以能力和德育为重，最主要的是多了一个互动。融合沟通能力可能更重要。21世纪的医学教育会发生根本的改变。

我们回顾一下医学的起源。我们培养哲学和医学的“doctor”，还有，为什么叫“nurse”？或者叫“sister”？因为护士是教堂里的修女。中世纪有了传染病，18世纪有了战争，有了大规模流行病，希望把病人放在一起治疗。真正的医学发展，可能还是19世纪德国有了医院，有了床边教学。20世纪出现了哈佛医学院的问题导向的教学。

21世纪的医学教学是什么？信息化时代，我们怎么认识医学？我觉得现在的数字化教育，尤其是多媒体教学，完全可以模拟当时的尸体教学，使医学生很早期就了解到医学的复杂性。

我在德国跟我的教授一起去给学生上课，大部分的知识是学生自己在图书馆里获得的。老师提供一个病例，提出问题。下一次课，就来解决这些问题，教授给一些辅导。我觉得这样能更利于学生掌握扎实的知识。

2011年，美国康奈尔大学生物医学院院长阿塔拉(Atala)教授打印了一个肾脏，接到动物身上，竟然有小便出来。我一直在想，未来组织工程，干细胞也好，组织再生也好，3D打印把器官打印出来，将来的医学就完全是另外一个世界。很多疾病，一些需要器官替代治疗的疾病，完全可以通过新型的数字技术和3D打印一起来解决。

我对医学科学的理解

现在回过头来看医学科学的来源。16 世纪有一个科学家提出了一个概念："I think, therefore I am"，叫"我思故我在"。把一个复杂的整体解剖成一个个小单元，把身体分成系统，系统分成器官，器官到组织、细胞、再到细胞器——蛋白质，认为在这个水平上可能更可以反映主体。

60 年代，有一个科学家研究气象，后来他提出了一个学说，混沌效应。他举例说，在南美洲亚马孙河有只蝴蝶扇一下翅膀，两三个星期后在德克萨斯有一场龙卷风的发生。这是因为系统是开放的，开放的系统改变一个条件，完全有可能发生连锁反应。现在临床治疗心脏的药，完全有可能用药后引起其他连锁反应。贝塔朗菲提出了系统论，认为世界是以系统形式存在的，是有机整体，系统内部由不同层次构成。系统既然是开放的，就会存在着物质、能量、信息交换。

我们来讲讲整体医学。不能因为心脏有病，只去解决心脏问题，可能心脏问题反映了机体其他器官的一些问题。有的病人治疗后，感觉还不舒服，因为心理的问题没有解决，包括与社会之间的相处。要从一个有机整体，自然和社会来协调把握人的生存与健康。要把病人作为一个人去看待。

我被选为院士的时候，记者想采访。我说我和昨天一样的啊，今天多了张纸，这张纸是同行、老师、科学家们对我原来工作的一个认可。我迈出这个门去，还是原来的我，不过是我将来要求自己可能更高。任何成就，必须天时、地利、人和，一定有好多人帮你，有一个团队一起做，尤其是现在。

1958 年 10 月 30 日，美国医生 Sones 做心导管检查，不小心导管滑到了右冠状动脉开口，他的助手推了 30 毫升造影剂，等他看到图像的时候，吓了一跳，赶快把导管拽出来，还好病人没事。但是当时教科书上讲，导管进到心脏里是要死人的。

如果放在今天，我们很可能在病历中记录这个病人没有出血，没有感染，没有心律失常，安全返回病房。但 Sones 第二次故意把导管放到冠状动脉开口，打少量造影剂，可以看清血管，又可以使病人不死亡。1959 年他写了一篇《选择性 X 光冠状动脉造影术》。从那天开始，我们可以非常精确地通过选择性造影诊断冠状动脉狭窄，才有了 1977 年 Gruntzig 发明的经皮腔内冠状动脉成形术，才有了今天的介入心脏病学。

作为一个好的科学家，好的医生，要发现问题、解决问题。发生错误的时候，包括发现青霉素，脑子必须“prepared”，去捕捉一些别人观察不到的信息。

1929 年，25 岁的德国小伙子 Werner Forssmann 说，既然我们知道在动物身上可以监测血液的变化，能不能把导管放到心脏里去，来监测人的心脏血液变化。后来他就让助手从自己肘正中静脉把 70 厘米的导尿管插到了上腔静脉，到了右心室里。当时他这个举措被很多人认为是大逆不道的，后来 Werner Forssmann 被迫离开了医院。近 30 年以后，两个美国人重复了 Werner Forssmann 的实验。1956 年，这 3 个人获得了诺贝尔生理学和医学奖。我给大家讲的这几个故事，这些推动医学发展的大事件，其实都是一些偶然。当然有必然性，勇于献身，勇于突破传统的禁锢。

多年前我考陈先生学生的时候，他是《内科学》的主编，是我心目中的神，我想主编应该是最厉害的。现在，我是第八版的主编，没有发现自己多厉害。我尊重我的老师胜过尊重我的父亲，但我觉得我一定会超过我的老师，否则人类不可能进步，社会不可能发展。

我对医生的理解

确切地说，我觉得世界上最可怕的不是失败而是成功以后的考验。失败了可以爬起来再奋斗，但能够战胜成功确实属不易。改革开放时有两个典型，华西村书记吴仁宝用国家政策带着人们致富，让华西村变成最好的农村，成为全国的榜样。但是大邱庄书记禹作敏以为自己非常成功，用自己的武装抗税，他的后半生在铁窗里度过。

2005 年，世界上最大的心血管介入年会，中国第一次被邀请手术转播到美国的 TCT，当时我们手术的成功率是 60% 左右。8 点转播，有 12 000 人看。我 7 点多钟上台，设想先把手术做得差不多成功一半，开始转播的时候就心里有底了，但是手术结果是不可预料的，这个病人非常复杂，距离转播开始还有 15 分钟，一点希望也看不到。好在我还另外准备了一个病人，在隔壁手术室。我对我的技术员同事说，给那个病人消毒，万一不成功，我们就做那个病人，那个病人稍微简单一点。

技术员对我说，要不你试试倒过来做？这个病人左主干完全闭塞，但是建立了非常好的侧支循环，右冠状动脉是好的。我认为病人能活下来，是因为侧支循环的建立。我狠狠看了他一眼，说你不懂，不能帮倒忙。因为学病理生理的时候，老师告诉我们，侧支循环在心肌梗死以后几个小时就可以建立，我们解剖的时候是看不到这个血管的，技术员告诉我你尝试这么长时间没有希望，可能做不成的。后来我想反正做不成了，就采取他的建议试试看。竟然就成功了，这时卫星镜头也转过来了。我很容易地开通血管，扩张球囊，放了支架。从此，我们有了逆向导丝技术开通闭塞冠状动脉的方法，使原来对慢性闭塞病变的成功率从原来的60%左右提高到90%。

后来我想，好多的创造发明，一定要把你脑子里那些在书上学的、也有可能是不正确的东西忘掉，才能成功。12年以后，我手术的成功率从60%多提高到了90%以上，今年又转播到美国的TCT。创新需要“keep yourself naive”。

马云说过一句话，It’s not the technology that changes the world，It’s the dreams behind the technology that change the world。我觉得中国梦也好，复兴梦也好，改变世界的是“dreams behind the technology”。

第二十六章 健康中国与当代大学生的使命和作用

巴德年

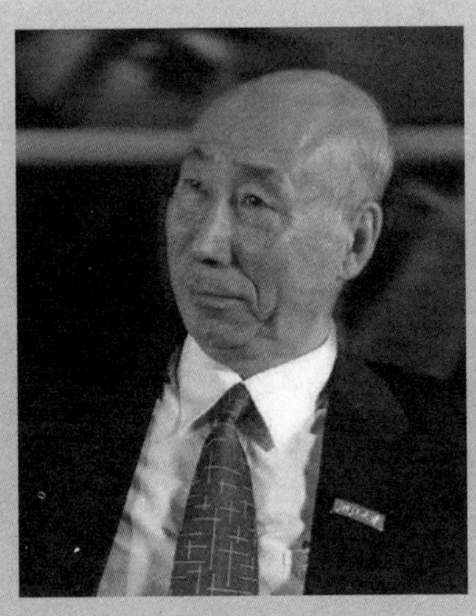

巴德年

中国工程院院士。免疫学家,医学教育家。原中国医学科学院院长,中国协和医科大学校长,浙江大学医学院院长。中华医学会副会长,《中华医学杂志》总编,中国免疫学会名誉理事长,中国生物医学工程学会名誉理事长,国务院学位委员会委员。第九届、第十届全国政协委员。

要珍惜健康中国

上个月,国务院已经全文发了“健康中国2030年规划”。我们应该对健康中国2030年采取什么态度? 我认为是八个字“珍惜、贯彻、完善、发展”。这八个字中最重要的是“贯彻”。对大学生来讲,要特别值得珍惜。

习近平主席谈两个一百年,一百年前的中国是半封建、半殖民地的国家。外国人把中华民族叫“东亚病夫”,而一百年后,我们要建立一个有中国特色的强大的社会主义国家,要通过这一百年从“东亚病夫”变成一个伟大的、健康的中华民族。健康成为中华民族的主旋律,追求健康,是所有人最大愿望。从这个意义上,不管你学什么,围绕健康中国建设你会发挥更大的作用。

这个大家注意,我为什么讲“珍惜”? 2000年世界卫生组织发了一文。2000年,我们国家经济已经翻两番,但是我们的健康水平仍然很差,整个中国的卫生水平在世界上排第144位,而卫生公平被排到第188位。为什么? 请看看这条曲线,一条是老百姓自己掏钱看病,大家看随着年限的增长,老百姓掏腰包越来越多。另一条是政府在医药卫生的投入,逐年下降(图1)。这就是看病贵、看病难的基本原因。这些问题不解决,老百姓不会满意,卫生改革当然也不会成功。2015年10月份,把推进健康中国建设写进了中共中央举行第十八届五中全会公报。

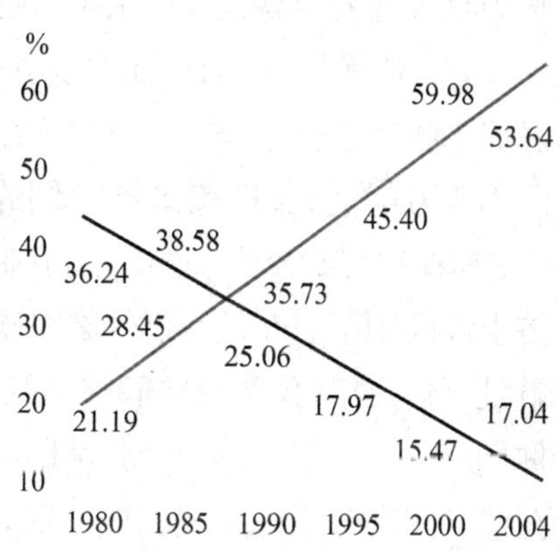

图1　中国政府投入与个人投入在卫生总支出的额比例

健康中国包含什么内容? 它包含着健康环境、健康国民和健康覆盖。将来就是要把美丽中国和健康中国密切结合,使全国老百姓人人享受基本的医疗保障。婴幼儿死亡率降到6‰,所有妊娠妇女能够适当地得到一定的产前检查,并且最好让所有的产妇能到合格的医院生产,两个指标都会下降——婴幼儿死亡率会下来,孕产妇死亡率也会下来。整个“健康中国2030”是了不起的进步,是全国人民非常期待的一个关于健康的规划。但是有些问题还需要我们继续努力。

第一,中国需要有一个统一并且是强有力的领导机构。我的想法就是争取成立一个国家人口与健康委员会,要把医疗、医保、医药统一在一个口径。这次习近平主席的报告当中提出,就是医疗、医保、医药,叫“三医联动”。现在,医疗归卫生部管,医保归人事部管,医药归医药总局管,很难联动。但如果把这 3 个都放到人口与健康委员会,那就可以联动了。第二,为了人民,健康中国还应有一个健康保障法。能不能完成健康中国主要指标和任务,关键是人才。国家已经下了大工夫,但是我们仍然感到人才不足。在这方面,医生的数量没有问题,但是护士的数量现在还缺 400 万。特别是随着老年社会到来,社区、养老院这些地方,不一定配置固定的医生,但是护士绝对要配置的,而我们现在都没有,所以护士急缺。而医生当中,全科、精神科、儿科还是显得非常紧缺。

为什么缺全科、缺精神科、缺儿科?主要是岗位吸引力不够。李克强总理提出让科技人员的收入进入我们国家中高水平。我就说一句,应该首先让医务人员的收入进入中高收入的水平,我认为可以做到,我算过账。

有一次美国人问我,他说俄罗斯都实行了全民医疗,中国为什么不能呢?刚好那年我算了一下,全国医药卫生总开支相当于 0.4 万亿美元。而我们借给美国 1.4 万亿美元,把美国借我们的 0.4 万亿拿回来,我们立刻可以实现全民医疗,美国人不吱声了。说实话,我们中国能不能全民医疗不决定于经济水平,经济上没问题了。而是我们什么时候实现?怎么实现?健康中国 2030 到后半期,就是再过几年,我希望你们转达我这些问题,你们有全国最好的公共卫生学院,你们应该为国家拿出一个非常切实可行的方案。现在又提出来一个口号:分级医疗。其实分级医疗现在的办法,包括什么专家下乡、两边互联等等,这些都是办法,但最好的一个办法就是如果有这么一天让老百姓到基层看病,医生是合格的,医生是国家批准合格的,条件是可以的,看病是不要钱的。我估计老百姓立刻就会上基层去看病,就会逐步达到良好的分级医疗效果。而在这时候,暂缓在大医院实行免费,到大医院看病暂时还要钱。实行那么两三年以后,大医院也免费。这样一个过程,我估计分级医疗效果立刻就会良好。

医学:自然科学与人文科学最完美的结合

大家都知道科学,科学求真,人文讲善。不管小说、诗歌、散文,只要是人文,全都是在弘扬善,弘扬爱。而艺术讲美,艺术就是要美。医学是自然科学和社会科学,或者说和人文科学最完美的结合。医学又是科学和艺术的高度融合。如果说科学是真,人文是善,艺术是美,那么医学是什么? 医学就是集科学之真、人文之善、艺术之美为一体的真善美的伟大学识和技艺。我一直为我们这些从事医学事业,也为未来你们在座的不知有多少人去做医学事业的人而感到骄傲,感到自豪。

正因为这样,我在协和做校长期间,我希望我的学生能养成一颗人文的心,能练就一个科学的脑,应该具有宽阔的、正确的世界观,还应该有一双温暖、灵巧、勤劳的手。

判断好医学生的标准

我在做协和校长期间,我注意观察、跟踪协和这些学生,最后是不是在学校里考分最高,或者是答卷子最好的那些学生最有出息? 我下边总结出“最有出息”的几条。

第一条,看这个人爱国敬民,国家主人的担当能力。就要有担当,有没有肩膀。有的人很出名,但是一来点难事、大事,他就垮了。这样的人将来不会有大出息。没有担当的人,大出息没有。

第二条,就是你是不是学啥会啥,干啥像啥,而不在于老师教啥你会啥,而在于你学啥你会啥。不在于你在学期间你就会做阑尾炎手术了,或者你就会做疝气手术了,不是这样。而是看你将来能干啥,你将来有这悟性做啥都是把好手。

第三条,人包括你我他,私心恐怕都会或多或少有。但是有一种心什么时候都得有,那就是良心。在这种情况下,你善于合作共事,当副手你是一把非常有用的参谋助手,或者是整个班子的重要成员。当一把手你是敢作敢为,干净利索。在台上的时候你可以指挥哪儿打到哪儿,你下来的时候一身正气、两袖清风。不要在台上的时候你横行霸道,下来的时候逮起你来。

第四条就是要保证百折不挠、宠辱不惊。我曾经遇到一个学生,吉林省的,我老乡。小学考第一,中学考第一,到协和考不了第一。考不了第一了,就要跳楼。我说,“遇到这么点事儿你就承受不了,你还有出息嘛。”结果给说哭了,但是说这有效,他觉得我说的对啊。我说你从现在起,爱考多少分就考多少,在协和好好当学生,毕业的时候再来看我。

第五条,你们要有一个打不倒、累不坏,还得气不垮的身体。没有这个,你们想有大出息不可能。因为人是这样的，都是在这个竞争的社会里，你今儿有病，明天不行，后天哮喘，你撑得下去吗？没啥大毛病，苦也能吃得起，累也不怕，还有一个，气也不在乎。

我特别欣赏曾国藩说的一句话。当时在清朝，两个人特别重要，一个是左宗棠，一个就是曾国藩。曾国藩说，你要想成大业，你就得能吃别人所不能吃的苦，你就得容别人所不能容的事，你就得忍别人所忍不了的辱。只有这样，你才能修身齐家治国平天下。学生的意志品质，学生的能力和潜力，学生的团队精神，这些是教育的主旋律。

我这里特别提到，你们记住，你们现在是大学生。大学生念书的时候，无论从学校、老师到学生都要为学生留有相当的时间和空间，在这个时间和空间里让学生自己分配，让学生自己安排。如果你们全部的时间和精力就是听老师讲课、记笔记、答卷子、考分儿，那你们这辈子大出息不会有。

你们如果是细胞，你们是做多能干细胞？还是做已经分化了的、所谓的终末干细胞？培养学生是培养学生将来做什么都行，还是把这个学生培养得除了这样以外别的干不了？说实话，你们从现在开始要有思想准备，学医的也好，学别的也好，都一样。就是要准备一旦国家需要，让你干啥都是把好手。

我昨天还说，我刚调下来当校长的时候，我都没看见过红头文件纸，批文件往哪儿签字我都不知道。人就是这样，人具有巨大的可塑性，能吃苦，能挨累，但是也能浪费时间，也能胡闹。但你们应该把自己变成有用的人。我说这个道理，你是个多能干细胞，到哪儿都能活，到哪儿都活得好，到哪儿都一片精彩。

有的学生问我，巴老师，我对那不感兴趣怎么办呢？我告诉大家实话，所有不感兴趣的都是因为没干好，干好了就都感兴趣。我为什么提这个事儿呢？有些东西不是兴趣，是使命，是任务，是不得不、非得完成不可的东西。我给浙大讲课，有一个学生问我，他开始不同意这上面这观点。后来我举两个例子，他马上同意了。我说董存瑞对炸碉堡有兴趣吗？他也是逼得实在不行了，使命和任务，看到那些战友被机枪扫射，一个一个倒下的时候，他举起炸药包拿下，兴趣吗？是使命、任务，不得不。这就是人生。难道邱少云、黄继光是兴趣吗？都不是。

告诉大家，什么是兴趣？成功的欲望是所有人的兴趣。你试试。你一旦成功了，不管大事小事你马上就来兴趣。我今天讲这个，就告诉你们一个非常重要的道理。你们念书的时候，你们三分之二的知识能力，是跟老师、跟别人、图书馆……各方面学来的。但是有三分之一是老师没教的，是靠什么？靠自己，这是在当大学生的时候。你说你大学生这 5 年也好，8 年也好，你三分之二的时间和精力是跟老师在学，或者是跟有关方面学，包括今天咱们上课。但是在大学的时候，你要没有那三分之一的知识，你说你 100 分，在我这儿判卷子你 66 分，另外那三分之一没学会啊。那三分之一不是老师教的。等你当医生，医生培训，当医生的时候应该有上级医生带着，但是上级医生教你的，即便你全会，那只是三分之一，而三分之二靠你。谁这辈子自学，自我锻炼，自我约束，这方面谁强，谁将来才是真正有出息的，而与你考分没关系。当然你考不及格就没有证书。

现在我们很大的一个问题，从医学教育来讲，主要是为了培养医生，但我并不排除将来这里面会有优秀的教授、优秀的科学家和优秀的管理人员，其他专业也一样。不管你今天学什么，你干什么，衡量有出息没出息的标准对所有专业都有用。

祝大家成功。

后　记

彭裕文

医学是维护人类健康的科学，是融合了人文情怀的科学。

然而，随着现代医学科学技术的迅猛发展，医学的灵魂——医学的人文情怀落在了后面。医学人文与科学技术的失衡，不仅严重挑战着医患关系、影响着社会和谐，也阻碍着医学事业的健康向前发展。

2014 年初，时任复旦大学学术委员会主任的复旦大学上海医学院教授、中国工程院闻玉梅院士敏锐地看到，不断加剧的医患矛盾正影响着医生的从医行为和人们的就医行为。在她的积极倡导下，时任复旦大学学术委员会副主任、著名的哲学家俞吾金教授和复旦大学克卿书院院长彭裕文教授也产生了共鸣。他们三人决定共同尝试开设复旦大学大一新生的一门新课“人文医学导论”。

这是一门通识教育选修课，也是以医学生为主要对象的书院新生研讨课。这门由闻玉梅院士和两位资深教授开设的“人文医学导论”课程，以学科交叉的方式，从哲学和医学不同的角度，对人文医学作初步介绍，并引导学生与三位主讲老师展开热烈的讨论。这门课帮助医学生在进入医学专业课程学习之前，建立起医学哲学思维的习惯和医学道德方面的概念。课程开设后，有大学一年级的医学生来选课，同时也吸引了复旦大学法学院、经济学院和新闻学院的学生。

有位同学在课后的学习心得中这样写道：“我想，三位导师如此尽心尽力，并非主要是灌输给我们知识和一些道理，而是培养我们一种人文的情怀，一种敢想敢言敢于承担的社会责任感，用自己的人生体验和人生感悟给医学打开一个新视阈。原来，从这个角度看医学是如此的广博鲜活灵动有人情味。”

互联网技术的发展和普及，积蕴起一种巨大的“改变教育的力量”。中国式

“慕课”正在努力促进教育公平，让高水平大学的优秀课程惠及更多的学生，包括我国中西部非发达地区的大学生。2014 年底，全球知名的在线教育平台“智慧树”网和“人文医学导论”课程的主创团队都意识到了这门课程对于全国大学生，特别是医学生的特殊意义，他们决定携起手来。

从 2015 年初的春夏学期开始，通过“智慧树”网，以网络共享方式，面向全国的大学生，在“人文医学导论”课的基础上，开设了“人文与医学”共享课程。这门课程，将医学专业知识教育和医学人文素养培育结合在一起，在充满人文精神的氛围中，让医学生和非医学生都能更好地理解人文与医学的天然联系。

至今，“人文与医学”共享课程已经运行了 5 个学期，全国选课的高等学校 161 所，累计修读的大学生 56 886 名，平均满意度达到 96.5%。

“人文与医学”网络共享课程，由每学期 24 学时的在线视频课和 8 学时(分为 4 次)的跨校直播互动见面课组成。教学团队以复旦大学上海医学院各个学院和附属医院不同学科的名师为基础，邀请了复旦大学、北京大学、协和医科大学、中国人民解放军军事医学科学院、上海交通大学医学院、上海健康医学院和第二军医大学等大学和科研机构共 26 位来自医学和人文学科的、不同专业的资深的、知名专家教授作为网络视频教学和公开见面课的主讲嘉宾。其中，有中国科学院和中国工程院院士 9 人。这些知名的院士和专家教授是闻玉梅、巴德年、秦伯益、汤钊猷、葛均波、周良辅、戴尅戎、王红阳、宁光、俞吾金、王登峰、刘华杰、黄钢、王一飞、胡庆澧、彭裕文、王吉耀、杨秉辉、陈勤奋、胡善联、傅华、吴根诚、王宾、汤其群、刘学礼、朱伟。

北京大学心理学教授、国家教育部体育卫生与艺术教育司王登峰司长亲自担任了见面课的主讲嘉宾。教育部高教司张大良司长在课程运行质量汇报会上高度评价“是一个很好的推进教学方式方法改革和学生学习方式方法改革的示范性课程”。

“人文与医学”是一门起点高、开局好的课程。虽然才摸索、实践了两年多，但是因为“智慧树”网和闻玉梅院士领衔的教学团队、所有的参与者都充分理解到这门课程的意义和重要性，都投入了很多的时间和精力认真备课，准备的讲稿理论紧密联系实际，学生们普遍反映老师们的教学水平高、教学效果好，收获很大。

有学生说：“医学其实是很锋利的刀，它可以切除病患，也可以伤害患者。”有学生说：“有句古语，假如你的医术不如仙就不可为医，道德不如佛也不可为医。”他们说：“我们希望有一颗人文的心，有一副科学的脑。”

复旦大学新闻系一位一年级新生说:“媒体往往成为医患关系推波助澜的推手。媒体的终极目的是揭露真相、报道事实,而不是有倾向性地无中生有地制造舆论。媒体在报道中应当承担一个怎样的角色呢?正如医学应当往人文方向发展,媒体也应当试着向人文报道方面发展。”

今年,正逢由中国人自己创建的第一所现代高等医学院校——复旦大学上海医学院(原上海医科大学)90 周岁生日。为了庆祝这个值得纪念的节日,也为了把具有重大意义的我国医学人文教育继续向前推进,在复旦大学出版社的鼓励和支持下,我们决定把近两年来参加“人文与医学”在线视频教学和公开见面课的 26 位主讲嘉宾的上课内容,加工整理、编辑出版。

这本书里每一篇文章的内容都是关于医学和人文的,既具科学性,又富人文性。每一位作者都是来自不同专业岗位的医学学科或者人文学科的知名专家教授,他们都是从自己丰富的人生阅历出发,在深思熟虑之后,畅谈对医学和人文的认识,娓娓道来,生动亲切,宛如一首首和谐动人的乐曲。

经过与复旦大学出版社讨论,大家一致同意本书的书名为《医学与人文交响曲》。

图书在版编目(CIP)数据

医学与人文交响曲/闻玉梅,彭裕文主编. —上海：复旦大学出版社,2017.8
ISBN 978-7-309-13159-8

Ⅰ. 医…　Ⅱ. ①闻…②彭…　Ⅲ. 医学-人文科学　Ⅳ. R-05

中国版本图书馆 CIP 数据核字(2017)第 183179 号

医学与人文交响曲
闻玉梅　彭裕文　主编
责任编辑/贺　琦

复旦大学出版社有限公司出版发行
上海市国权路 579 号　邮编：200433
网址：fupnet@fudanpress.com　http://www.fudanpress.com
门市零售：86-21-65642857　团体订购：86-21-65118853
外埠邮购：86-21-65109143　出版部电话：86-21-65642845
常熟市华顺印刷有限公司

开本 787×1092　1/16　印张 16　字数 264 千
2017 年 8 月第 1 版第 1 次印刷

ISBN 978-7-309-13159-8/R・1627
定价：58.50 元